Egal, ob wir auf einer Hochzeit gemeinsam mit der Braut
zu Tränen gerührt sind oder im Kino mit dem Helden
mitfiebern, die Emotionen anderer können zu einem Teil
von uns und damit zu unseren Emotionen werden – als
würde das, was anderen widerfährt, auf uns übergreifen.
Doch wie stellt unser Gehirn das an? Warum sollten die
Gefühle anderer so großen Einfluss auf uns haben?
Der Hirnforscher Christian Keysers, Experte in Sachen
Spiegelneuronen, gibt Einblick in sein Forschungsgebiet:
unser Gehirn – und wie wir intuitiv verstehen und
nachempfinden, was andere fühlen.

CHRISTIAN KEYSERS, 1973 in Belgien mit französisch-
deutschen Eltern geboren, studierte Psychologie und Biologie
in Deutschland und den USA. Als Postdoktorand kam er
2000 nach Parma, wo er bei Giacomo Rizzolatti
Untersuchungen an Spiegelneuronen durchführte. Seit 2004
forscht und lehrt er in Groningen, wo er auch mit seiner
Frau Valeria Gazzola das Social Brain Lab gründete, das seit
2010 in Amsterdam angesiedelt ist. Hirnforscher von
internationaler Reputation ist Christian Keysers vor allem
aufgrund seines Nachweises, dass sich das
Spiegelneuronenkonzept auch auf unser Verständnis der
Emotionen anderer anwenden lässt. »Das empathische
Gehirn« wurde 2012 mit dem Independent Publishers Book
Award als bestes Wissenschaftsbuch ausgezeichnet.

CHRISTIAN KEYSERS

Unser empathisches Gehirn

Warum wir verstehen, was andere fühlen

*Aus dem Englischen übertragen
von Hainer Kober*

btb

Die Originalausgabe erschien 2011 unter dem Titel
»The Empathic Brain. How the Discovery of Mirror Neurons
Changes our Understanding of Human Nature« bei Social
Brain Press.

Die Rechte an allen Abbildungen in diesem Buch liegen bei
Valeria Gazzola.

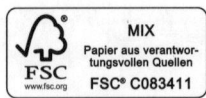

Verlagsgruppe Random House FSC® N001967
Das für dieses Buch verwendete FSC®-zertifizierte
Papier *Lux Cream* liefert Stora Enso, Finnland.

1. Auflage
Genehmigte Taschenbuchausgabe November 2014,
btb Verlag in der Verlagsgruppe Random House GmbH, München
Copyright © 2011 by Christian Keysers
Copyright © der deutschsprachigen Ausgabe 2013 by
C. Bertelsmann Verlag, München, in der Verlagsgruppe Random
House GmbH
Umschlaggestaltung: semper smile, München, nach einem
Umschlagentwurf von buxdesign, München, unter Verwendung
eines Motivs von © Shutterstock
Druck und Einband: CPI – Clausen & Bosse, Leck
LW · Herstellung: sc
Printed in Germany
ISBN 978-3-442-74857-0

www.btb-verlag.de
www.facebook.com/btbverlag
Besuchen Sie auch unseren LiteraturBlog www.transatlantik.de

Für Julia

Inhalt

Was Menschen verbindet

Der schönste Tag meines Lebens begann mit einem Ereignis, das man als Misserfolg bezeichnen könnte. Auch die unbedeutendsten Einzelheiten dieses Augenblicks werden mir immer im Gedächtnis bleiben. An einem Samstag im Januar 2004 waren die schroffen Grate der Dolomiten rund um die kleine Südtiroler Ortschaft Kastelruth mit Neuschnee bedeckt. Valeria und ich saßen in einer winzigen Kirche vor zwei katholischen Geistlichen. »Sie können jetzt Ihr Ehegelübde ablegen«, sagte einer von ihnen. Mein Herz begann, heftig zu klopfen.

Die Worte, die ich sagen sollte, – ich hatte sie im Kopf unzählige Male wiederholt und eingeübt – hatte ich natürlich parat, aber jetzt, da mir Valeria in die Augen schaute und die Blicke meiner engsten Freunde und Angehörigen auf mir ruhten, hatte ich plötzlich einen Kloß im Hals und Tränen in den Augen. Ich versuchte, ein Wort zu formen – eher das Fragment eines Wortes –, und schon brach mir die Stimme. Alles wartete darauf, dass ich etwas sagte; das Schweigen wurde lauter und lauter. Also begann ich erneut und hörte mir wie von außen zu, als wäre ich ein Fremder.

Und dann geschah etwas. Immer noch um Worte ringend, blickte ich die Menschen um mich her an. Anstelle der erwarteten Ungeduld sah ich, dass ein guter Freund von mir in der ersten Reihe ein Taschentuch hervorgeholt hatte. Ich schaute meinen Vater an und bemerkte, dass sein Gesicht tränenüberströmt war. Sogar unser Fotograf hatte aufgehört zu knipsen. Diese Menschen schienen – zumindest teilweise – zu fühlen, was ich fühlte. Als ich das begriff, vermochte ich fortzufahren.

Zwar schwankte meine Stimme noch immer, und mir schien, als brauchte ich Minuten, um die Formel endlich herauszubekommen, aber schließlich brachte ich sie zustande (– und Valeria sagte »Ja«).

Bei dieser Geschichte geht es mir nicht darum, was mir passierte, sondern was mit den anderen Menschen in der Kirche geschah. Wir alle haben schon Augenblicke wie diesen erlebt, Augenblicke, in denen wir nicht um unsertwillen, sondern um anderer willen gerührt waren.

Die Emotionen anderer können ein Teil von uns werden – können unsere Emotionen werden, als würde das, was anderen zustößt, auf uns übergreifen. Um das zu empfinden, bedarf es keiner Anstrengung. Es geschieht einfach – automatisch, intuitiv und weitgehend unserem Willen entzogen. Unser Gehirn ist der Akteur, der Handelnde. Tatsächlich ist diese Fähigkeit unseres Gehirns – eine emotionale Verbindung zu anderen Menschen herzustellen – ein Großteil dessen, was uns zu Menschen macht. Doch wie stellt unser Gehirn das an? Warum sollten die Gefühle anderer so großen Einfluss auf uns haben? Darum geht es in diesem Buch.

Natürlich teilen wir nicht nur glückliche Augenblicke. Wie Sie gleich sehen werden, wirken andere Emotionen genauso. Gelegentlich werde ich zu Vorträgen eingeladen, um meine Forschungsarbeiten vorzustellen. Hin und wieder führen mich diese Einladungen in ferne Weltgegenden, wo ich vor Zuhörern mit einem grundsätzlich anderen kulturellen Hintergrund spreche. Trotzdem scheinen alle intuitiv die Filmsequenz zu verstehen, mit der ich beginne.

Die Sequenz stammt aus einem der Lieblingsfilme meiner Kindheit: *Dr. No* mit Sean Connery als James Bond. Bond liegt im Bett, ein weißes Laken bedeckt seinen schlafenden Körper. Plötzlich kriecht eine handtellergroße Tarantel unter dem Laken hervor und bewegt sich in Richtung seines Kopfes. Jeder Schritt der Spinne scheint dort, wo die scharfen Krallen Halt finden, kleine Dellen in Bonds Haut zu hinterlassen. Von dieser krib-belnden Empfindung wach geworden, verkrampft sich Bond. In seinen Ohren dröhnt das rhythmische Pochen seines Herzens. Kleine Schweißtropfen treten auf sein Gesicht, während seine Augen das Bett nach einem Gegenstand absuchen, mit dem er die Spinne abstreifen kann.

Inzwischen habe ich die Sequenz mindestens hundertmal ge-sehen und schaue längst nicht mehr hin. Stattdessen beobachte ich die Zuschauer. Ich suche mir ein paar Leute heraus, die ich gut im Blick habe. Wenn ich ihre Gesichter und Körper be-trachte, brauche ich nicht zu fragen, was in ihrem Inneren vor-geht. Ich kann es sehen. Ich kann ihr Unbehagen fühlen. Tatsäch-lich ist es eine Mischung aus Unbehagen und Lust, denn obwohl sie die Spinne sehen und Sean Connerys Spannung spüren, wis-sen sie alle, dass ihnen nichts passieren kann. Trotzdem bewirkt der Anblick der Szene, dass ihre Herzfrequenz steigt, sie ein biss-chen schwitzen, ihr Körper sich verspannt und sie ein Kribbeln auf den Armen fühlen, als würde die Spinne dort ihre Krallen ansetzen. Wir fühlen uns mit James Bond verbunden, das heißt, wir fühlen, was er fühlt. Aber warum? Warum bewegen uns die bewegten Bilder so sehr? Warum löst der Anblick eines Films bei uns, die wir gemütlich auf dem Sofa in unserem Wohnzimmer sitzen, physiologische Reaktionen aus, die nur angebracht wären, wenn wir uns selbst in Gefahr befänden?

Natürlich feiern wir nicht an jedem Tag Hochzeit, und zum Glück werden wir auch nicht ständig von überdimensionalen Spinnen angegriffen. Doch täuschen wir uns nicht. Selbst in der Routine des Alltags würden wir auf die Fähigkeit, uns in andere einzufühlen – ihre Emotionen zu verstehen –, sicherlich nicht verzichten wollen. Ohne diese Fähigkeit würde das soziale Leben zweifellos zusammenbrechen.

Wenn ich morgens aufwache und meine Frau Valeria an-schaue, muss mein Gehirn augenblicklich eine Reihe kompli-zierter und für meine Ehe lebenswichtiger Fragen beantwor-ten, etwa: Was verbirgt sich hinter ihrem schläfrigen Gesicht?

Der Wunsch nach einer Umarmung, weil sie gerade aus einem bösen Traum erwacht ist? Die unausgesprochene Bitte, dass ich das Frühstück mache? Am Arbeitsplatz muss ich entscheiden, ob mein Dekan in der richtigen Stimmung ist, sodass ich das Sabbatjahr von ihm erbitten kann, das ich brauche, um dieses Buch zu schreiben. Zu Hause würde ich mich liebend gern aufs Sofa fallen lassen, muss aber herausfinden, ob Valeria das Angebot zu kochen ernst meint oder das Abendessen in Wahrheit von mir erwartet. Den ganzen Tag hindurch hängt der Erfolg in Beziehungen und Berufstätigkeit von unserer Fähigkeit ab, die Emotionen und Befindlichkeiten anderer zu erkennen. Sehr häufig gelingt es uns, die innere Verfassung anderer nachzuempfinden, obwohl sie diese zu verbergen trachten. Wir spüren die Traurigkeit hinter einem künstlichen Lächeln oder die fragwürdigen Absichten hinter scheinbar großzügigen Handlungen. Wie machen wir das? Wie gelingt es uns, zu fühlen, was eigentlich verheimlicht werden soll?

Die moderne Hirnforschung begann in der zweiten Hälfte des 19. Jahrhunderts mit einer Reihe grundlegender Fragen: Wo die Sprache im Gehirn lokalisiert ist, wie wir uns etwas merken und wie unser Gehirn unseren Körper bewegt. Mehr als hundert Jahre später, in den achtziger und neunziger Jahren des 20. Jahrhunderts, wandte man sich den Emotionen zu. Doch nach wie vor wurde fast ausschließlich an einzelnen Individuen geforscht. Die Frage, wie wir die Gedanken anderer lesen und von ihren Gefühlen beeinflusst werden, blieb weitgehend ausgeklammert.

Und das mit gutem Grund. Man verzichtete darauf, das Gehirn bei sozialen Interaktionen zu untersuchen, weil dies sehr schwierig ist. Komplexe menschliche Interaktionen lassen sich kaum erfassen, indem man Tiermodelle verwendet oder eine einzelne Person beobachtet, die unbeweglich in einem Hirnscanner liegt.

Außerdem interessierte sich lange Zeit niemand für die Frage, da sie trivial erschien. Die meisten Kinder können schon mit sieben Jahren hervorragend die Gefühle anderer erkennen, und wenn wir die Gefühle unserer Mitmenschen nachempfinden oder teilen, geschient dies meist ohne unser bewusstes Zutun. Sie müssen nicht überlegen, um zu verstehen, was Bond durchmacht, wenn ihm die Spinne über die Haut kriecht, weil Sie ihn intuitiv verstehen. Die Aufgabe scheint so leicht, so trivial zu sein – verglichen mit »schwierigen« Dingen wie der Integralrechnung, die praktisch kein Mensch vor seinem sechzehnten Lebensjahr bewältigen kann –, dass wir diese Fähigkeit selbstverständlich hinnehmen. Paradoxerweise sind Computer seit den fünfziger Jahren zur Integralrechnung fähig, während sich die Aufgabe, festzustellen, ob jemand Glück oder Furcht empfindet, als so schwierig erweist, dass kein moderner Computer oder Roboter des 21. Jahrhunderts dazu in der Lage ist. Warum fällt uns das Verstehen anderer Menschen, das Computern so viel Mühe bereitet, leichter als Aufgaben wie die Integralrechnung, die Computer im Handumdrehen erledigen?

Genau betrachtet, müsste es eigentlich sehr schwer sein, andere Menschen zu verstehen. Das menschliche Gehirn ist wohl das komplexeste Organ im bekannten Universum. Und doch spüren bereits Siebenjährige, dass sie mühelos erfassen können, was im Geist – und damit im Gehirn – der Menschen ihres Umfelds vor sich geht. Wenn ich würfelte und Sie nach dem Ergebnis fragte, würden Sie sagen: »Ich kann eine Vermutung äußern, aber woher soll ich es mit Sicherheit wissen?« Doch wenn Sie einen jungen Mann und eine junge Frau bei einer Party kichernd in einem Schlafzimmer verschwinden sehen, können Sie mit fast absoluter Sicherheit auf ihren inneren Zustand und das nachfolgende Geschehen schließen. Merkwürdigerweise hat es die Natur so eingerichtet, dass es uns leichter fällt, das Ergebnis komplexer Gehirnprozesse vorherzusagen, als einfache Bewegungen eines Würfels zu prognostizieren.

Lange Zeit hatten wir keine Ahnung, wie das Gehirn diese Aufgabe bewältigt oder wie es die Fähigkeit erworben hat, die Vorgänge in anderen zu verstehen. Erst als Kollegen von mir Anfang der neunziger Jahre im italienischen Parma spezielle Gehirnzellen, die sogenannten »Spiegelneuronen«, entdeckten, veränderten sich nicht nur unsere Vorstellungen vom Gehirn, sondern auch die von unseren sozialen Interaktionen grundlegend.

Spiegelneuronen »spiegeln« das Verhalten und die Gefühle der Leute in unserer Umgebung dergestalt, dass die anderen Menschen ein Teil von uns werden. Das Wissen um solche Zellen kann viele Rätsel menschlichen Verhaltens lösen. Beispielsweise, warum es so schwierig ist, an einer Diät festzuhalten, wenn man ständig Leute all die Dinge essen sieht, die einem selbst verboten sind. Die Spiegelneuronen liefern eine Antwort. Wenn Sie sich ein Stück Schokolade nehmen und es essen, wird ein bestimmtes Netz von Gehirnzellen aktiviert – nennen wir es das »Iss-die-Schokolade-Netz«. Einige dieser Zellen weisen eine Besonderheit auf: Sie werden nicht nur aktiv, wenn Sie Schokolade essen, sondern auch, wenn Sie jemand anderen Schokolade essen sehen. Das sind die Spiegelneuronen. Wie wir im vorliegenden Buch sehen werden, veranlassen uns diese Neuronen, die Erfahrungen anderer zu teilen. Der Anblick von Leuten, die Schokolade essen, löst in uns ein Gefühl aus, das uns sagt, wie es wäre, das Gleiche zu tun. Das hilft uns zu verstehen, was sie tun, löst aber leider auch die Neigung aus, es ihnen nach zu tun. Spiegelneuronen machen aus uns – im Guten wie im Bösen – zutiefst soziale Wesen.

Seit der Entdeckung der Spiegelneuronen Anfang der neunziger Jahre haben wir genauere Einblicke in unsere soziale Natur gewonnen. Spiegelneuronen helfen uns nicht nur, andere Menschen zu verstehen, sondern liefern uns auch überraschend neue Antworten auf sehr alte Fragen – beispielsweise, wie die Evolution die menschliche Sprache hervorgebracht hat und in welcher Beziehung unser Körper zu unserem Denken steht.

Die Untersuchung der Spiegelneuronen verändert also unsere Auffassung von der menschlichen Natur, gibt aber auch Aufschluss über alltägliche Aspekte unseres Lebens: Warum wir etwa mit dem Fuß zucken, wenn wir beobachten, wie unser Lieblingsstürmer den Ball im Tor versenkt, oder warum es einem Pianisten so schwerfällt, seine Finger stillzuhalten, während er einem

Klavierstück lauscht, oder wie wir bestimmte Fertigkeiten lernen, indem wir einfach beobachten, wie andere sie ausüben.

Da Spiegelneuronen uns innerlich mit anderen Menschen verbinden *(connect)*, kann eine Funktionsstörung dieser Zellen zu einer »Gefühlstrennung« von anderen führen. Autistische Menschen sind von ihrer mitmenschlichen Umwelt abgeschnitten. Spiegelneuronen helfen uns, nach den Ursachen solcher Trennungen zu suchen und neue Therapien zu entwickeln.

Psychopathen wie Ted Bundy schlachten Menschen ab, als mache es ihnen nicht das Geringste aus – auch hier können Spiegelneuronen unserem Verständnis auf die Sprünge helfen.

Ich möchte in dem vorliegenden Buch zu diesen und anderen Geheimnissen neue Erklärungen vorschlagen. Empathie ist in der Architektur unseres Gehirns tief verankert. Was mit anderen geschieht, wirkt sich auf fast alle Regionen unseres Gehirns aus. Wir sind von unseren Anlagen dazu bestimmt, uns empathisch zu verhalten, die Verbindung zu anderen zu suchen. Ich möchte zeigen, wie elegant und einfach das Gehirn verfährt, wenn es uns zu empathischen Geschöpfen macht. Denn wenn wir begreifen, was uns wirklich zu Menschen macht, können wir nur Ehrfurcht und Staunen empfinden.

KAPITEL EINS

Entdeckung der Spiegelneuronen

»Leo, non può essere!« Ungläubig schüttelt Vittorio seinen bärtigen Kopf. »Leo, das kann nicht sein!« Er nimmt eine Rosine von dem Tablett, das vor dem Affen steht. Aus dem Lautsprecher kommt ein Geräusch, das an ein Maschinengewehr erinnert. Natürlich ist es keins. Es ist das Geräusch einer einzelnen »feuernden« Nervenzelle. Im Gehirn des Affen ist eine haarfeine Elektrode implantiert worden. Bei Aktivierung der Nervenzelle wird der schwache Strom, den die Elektrode misst, umgewandelt, zum Geräusch aus dem Lautsprecher verstärkt und als grüne Spur auf den Bildschirm eines Oszilloskops sichtbar gemacht. »Hast du das auch gehört? Kann es dieselbe Zelle sein?« Vittorio scheint verwirrt, während er auf die Oszilloskope blickt. Alles wirkt vollkommen normal – leuchtend grüne Spikes vor schwarzem Hintergrund. Jetzt nimmt sich der Affe die Rosine vom Tablett, die Reaktion ist akustisch und visuell identisch mit derjenigen, die Vittorio mit seinem Griff nach der Rosine auslöste. »Das ist erstaunlich!«, sagt Leo.

Als mir Vittorio von den Ereignissen dieses Tages berichtete, fand auch ich das aufregend und erstaunlich. Doch an jenem warmen Augustabend des Jahres 1990 an der Universität Parma machten sich Leonardo Fogassi, Vittorio Gallese, Giacomo Rizzolatti und der Rest der Forschungsgruppe im ersten Augenblick nicht klar, was sie soeben entdeckt hatten. Jahre später sollte der namhafte Neurowissenschaftler Vilayanur Ramachandran die umwälzende Entdeckung, auf die die italienischen Wissenschaftler mehr oder weniger zufällig gestoßen waren, mit der Entdeckung der Doppelhelix durch Jim Watson und Francis Crick vergleichen. »Ich prophezeie, dass die Spiegelneuronen eines Tages für die Psychologie sein werden, was die DNA für die Biologie ist«, sagte er.

Das Team hatte das erste »Spiegelneuron« entdeckt, eine Gehirnzelle besonderer Art. Diese Zellen sind einzigartig, weil sie nicht nur reagieren, wenn der Affe eine bestimmte Tätigkeit ausführt – etwa nach einer kleinen Rosine greift –, sondern auch, wenn das Tier jemand anderen bei einer ähnlichen Handlung beobachtet. Spiegelneuronen haben unsere Vorstellungen von den Funktionen des Gehirns grundlegend verändert.

Vor ihrer Entdeckung hatten die bis dahin gewonnenen Erkenntnisse über die Grundfunktionen vieler Hirnregionen eine Vorstellung von der Arbeitsweise des Gehirns begründet, die sich an strenger Arbeitsteilung orientierte (die wichtigsten Regionen, die in diesem Buch eine besondere Rolle spielen, sind auf der Seite 285 abgebildet). Von der hintersten Kortexregion, dem primären visuellen Kortex (der primären Sehrinde), wusste man, das er die Bilder der Netzhaut in winzige Ausschnitte zerlegt, indem er sich auf Kanten und Winkel an bestimmten Stellen des Bildes konzentriert. Diese Ausschnitte werden dann von Arealen im temporalen visuellen Kortex (grau-schraffiert in der Abbildung 4 S. 285) zusammengesetzt. Dort reagieren bestimmte Neuronen auf die Merkmalskombination, die eine Rosine kennzeichnen, und andere Neuronen auf die Merkmale, die charakteristisch für Ihre Großmutter sind. Bei den weiter im vorderen Teil des Gehirns gelegenen prämotorischen Regionen (PM und IFG in der Abbildung) und den supplementären motorischen Arealen (SMA) beobachtete man, dass ihre Aktivität einsetzt, bevor eine bestimmte Handlung ausgeführt wird. Offenbar legen sie fest, was wir in Zukunft tun. Dagegen wird der primäre motorische Kortex (M1) aktiviert, wenn wir unseren Körper tatsächlich bewegen. Diese Hirnregion steuert unsere Muskeln unmittelbar. Alle diese Erkenntnisse wurden zu einem erfreulich übersichtlichen Bild des Gehirns zusammengefasst. Danach hatte das Gehirn zwei Teile. Die Welt wahrzunehmen oder eine Rosine zu sehen, fiel in die Zuständigkeit des hinteren Teils, während das

Einwirken auf die Welt, das Ergreifen der Rosine, vom vorderen Hirnteil (M1, PM, IFG und SMA) erledigt wurde.

Die Entdeckung der Spiegelneuronen veränderte diese Auffassung von der Arbeitsteilung im Gehirn. Spiegelneuronen erfüllen einen doppelten Zweck: Sie nehmen die Welt wahr, und sie wirken auf sie ein. Die von der Forschungsgruppe in Parma entdeckte Nervenzelle befindet sich im prämotorischen Kortex (dem Areal unmittelbar vor dem primären motorischen Kortex), wo die Neuronen nach damaliger Meinung der Wissenschaft nur damit befasst waren, die eigenen Handlungen des Affen zu programmieren. Doch das entdeckte Neuron war nicht nur aktiv, wenn der Affe nach einer Rosine griff, was bei einer prämotorischen Nervenzelle nicht überrascht, sondern auch, wenn der Affe sah, wie jemand anders diese Handlung ausführte. Das war eine Überraschung, weil man bisher angenommen hatte, dass für die Reaktion auf das Verhalten anderer Menschen ein anderes Hirnareal zuständig sei: der temporale visuelle Kortex. Nun schien es, als gebe das Gehirn des Affen vor, die lediglich beobachtete Handlung auszuführen.

Die Entdeckung eines prämotorischen Neurons, das auf den Anblick von Handlungen reagierte, war etwa so überraschend, als fänden Sie heraus, dass Ihr Fernsehapparat, von dem Sie annahmen, er zeige nur Bilder, in all den Jahren ein Doppelleben geführt und alles, was Sie taten, aufgenommen habe. Die einfache Dichotomie von Input- und Output-Funktion ergab plötzlich keinen Sinn mehr, weil die Forscher herausfanden, dass in bestimmten Hirnregionen Tun und Sehen offensichtlich dasselbe ist.

Zunächst traute die parmesische Gruppe ihrem Ergebnis nicht. Nachdem die Forscher die Aktivität der ersten Spiegelneuronen aufgezeichnet hatten, nahmen sie an, der Affe habe sich einfach zufällig bewegt, während er zuschaute, wie die Rosine ergriffen wurde. Doch sorgfältige Beobachtungen des Affen und Aufzeichnungen seiner Muskeltätigkeit zeigten, dass die Spiegelneuronen auf den Anblick des Greifens auch dann reagierten, wenn der Affe ganz ruhig war. Langsam begann die Gruppe an die Möglichkeit zu glauben, dass einige prämotorische Neuronen – die Spiegelneuronen – tatsächlich eine Funktion haben, die vom offenen Verhalten des Affen völlig losgelöst ist.

Doch was bedeutet es für ein prämotorisches Neuron, dass es feuert, während Sie die Handlungen anderer Menschen beobachten? Werden prämotorische Neuronen künstlich stimuliert, indem man einen schwachen elektrischen Strom durch die Elektrode schickt, die normalerweise zur Aufzeichnung der Neuronenaktivität verwendet wird, unterbricht der Affe seine jeweilige Tätigkeit und streckt unvermittelt den Arm aus, um nach etwas zu greifen.[1] Zwar wird dadurch bestätigt, dass prämotorische Neuronen tatsächlich zu den eigenen Handlungen des Affen gehören, doch die Frage bleibt, was der Affe »fühlt«, wenn er greift. Einige unserer eigenen Bewegungen können uns unwillkürlich erscheinen. Wenn Sie beispielsweise auf einer Tischkante sitzen und einer Stelle unter Ihrer Kniescheibe mit einem Hammer einen leichten Schlag versetzen, schnellt Ihr Unterschenkel nach vorn, doch Sie haben den Eindruck, dass sich die Bewegung unabhängig von Ihrem Willen vollzieht. Wenn Sie dagegen das Bein willentlich strecken, fühlt sich die gleiche Bewegung ganz anders an – Sie wollten Ihr Bein strecken, und die Gliedmaße hat Ihrem Willen »gehorcht«. Was fühlt der Affe also, wenn ein Versuchsleiter seine prämotorischen Neuronen aktiviert? Empfindet er die Greifbewegung als ebenso unwillkürlich wie wir den Kniesehnenreflex oder hat er das Gefühl, er wolle greifen?

Die Antwort auf diese Frage konnten wir finden, weil bei chirurgischen Eingriffen gelegentlich eine Elektrostimulation bestimmter Hirnareale vorgenommen wird. Beispielsweise erleiden manche Epilepsiepatienten so viele Anfälle pro Tag, dass sie kein normales Leben mehr führen können. Wenn sich die Medikamente nicht mehr auf die Anfallshäufigkeit auswirken, bleibt den Patienten oft nur noch eine Operation. Epileptische Anfälle beginnen in einer genau umschriebenen Region des Gehirns und greifen langsam auf die übrigen Regionen über. Wenn also der Herd, in dem der Anfall beginnt, genau bestimmt ist, kann eine chirurgische Entfernung dieser Region die Häufigkeit der Anfälle enorm verringern oder die Epilepsie sogar gänzlich heilen. Doch das zu entfernende Gewebe ist mit irgendeiner Hirnfunktion verknüpft, sodass der Eingriff diese Funktion verändern wird. Um die Veränderung wichtiger zerebraler Fähigkeiten zu vermeiden, stimulieren Neurochirurgen manchmal verschiedene Hirnregionen, um auf ihre Funktionen schließen zu können. Zusammen mit dem Patienten kann der Chirurg dann entscheiden, ob die Hirnregion entfernt werden soll oder nicht; je nachdem, ob der Patient bereit ist, diese Fähigkeit zu opfern, um die Epilepsie zu lindern. Ein Eingriff in Sprachareale oder grundlegende motorische Systeme kann beispielsweise eine so starke Beeinträchtigung zur Folge haben, dass die meisten Patienten wohl die Epilepsie vorziehen.

Wenn Neurochirurgen den primären motorischen Kortex unmittelbar hinter der Region stimulieren, in der sich die Spiegelneuronen befinden, beginnt der Körper des Patienten, sich zu bewegen. Die Stimulation kann vorgenommen werden, während der Patient bei Bewusstsein ist, weil das Gehirn selbst keine Schmerzrezeptoren (Nozizeptoren) besitzt. Gefragt, was sie fühlen, berichten die Patienten: »Meine Hand hat gezuckt«, als sei der Ursprung der Bewegung ihrer Kontrolle entzogen – wie der Kniesehnenreflex. Wenn Chirurgen die vor dem primären motorischen Kortex liegenden Hirnareale stimulieren (das heißt, die prämotorische oder supplementäre motorische Region), führen die Patienten kompliziertere Handlungen aus – sie beugen beispielsweise ihren Arm oder greifen nach etwas. Fragt man die Patienten, was während der Bewegung in ihrem Bewusstsein vor sich ging, sagen sie, sie hätten »den Drang verspürt, das zu tun«.[2] Manchmal haben Patienten sogar das subjektive Gefühl, ein Arm bewege sich, obwohl das körperlich nicht der Fall ist. Im Licht dieser Ergebnisse lässt sich die Aktivität der Spiegelneuronen im prämotorischen Kortex des Affen, während er menschliche Handlungen beobachtet, wohl am besten als Einfühlen in das Verhalten anderer verstehen, als Nachempfinden eines Handlungswunsches – ähnlich dem Drang, von dem menschliche Patienten nach elektrischer Stimulation der gleichen Hirn-region berichteten. Um auf unser Beispiel zurückzukommen: Der Anblick von jemandem, der Schokolade isst, würde dem-nach bei uns prämotorische Spiegelneuronen aktivieren; die wie-derum ließen uns den Plan fassen, Schokolade zu essen, sodass wir am Ende einen starken Drang dazu verspüren würden.

Ist Wahrnehmung wie ein Sandwich?

Als Vittorio Gallese und seine Kollegen ihre Entdeckung Ende der neunziger Jahre veröffentlichten, saß ich noch an meiner Magisterarbeit. Einige Jahre später, als ich in dem mittelalterli-chen schottischen Städtchen St. Andrews für meine Promotion forschte, besuchte ich einen Vortrag, bei dem Vittorio von sei-nen Entdeckungen berichtete. Ich war sofort fasziniert. »Für die meisten Menschen ist die Art und Weise, wie wir andere Men-schen wahrnehmen und auf sie reagieren, ein Sandwich«, sagte Vittorio. »Die obere und die untere Schicht sind das Sehsystem, das uns ermöglicht, andere Menschen zu sehen, und das moto-rische System, mit dessen Hilfe wir angemessene motorische Re-aktionen ausführen. Wenn wir bedenken, wie wir die Gedanken anderer Menschen lesen, sind diese Schichten notwendig, aber relativ uninteressant, wie die Brotscheiben eines Sandwiches«, sagte er lächelnd. »Die meisten Menschen glauben, dass wir an-dere Menschen nicht mittels des visuellen und des motorischen Systems verstehen, sondern durch einen speziellen Prozess zwi-schen dem Augenblick, da wir sehen, was andere Menschen tun, und dem, da wir auf sie reagieren. Niemand weiß, wo dieser spe-zielle Prozess stattfindet, aber er gilt als der interessanteste Teil des Problems – wie der Belag des Sandwiches.«

Vittorio hatte recht. In den neunziger Jahren begann man in der Neurowissenschaft die Mechanismen der visuellen Verarbei-tung zu verstehen, die unserem Gehirn ermöglichen, eine Reprä-sentation von dem anzulegen, was es in der Welt sieht. Doch es gibt ein Problem: Zu sehen, was in der Welt ist, ist nicht gleichbedeutend damit, die Welt zu verstehen. Wenn ich beispielsweise sehe, wie Sie ein Stück Schokolade nehmen, es in den Mund stecken und lächeln, verstehe ich zweierlei: Dass Sie Schokolade gegessen haben und dass Sie zufrieden sind. Abgesehen davon, dass ich sehe, was Sie tun, begreife ich auch intuitiv, was Sie fühlen. In den neunziger Jahren wussten wir, dass es Neuronen in der Sehrinde gibt, die auf den Anblick von Menschen reagieren, die etwas zum Mund führen. Sie feuern, wenn – und nur wenn – jemand ein Objekt dorthin bewegt. Doch das Sehsystem selbst hat keine Ahnung, was Schokoladeessen wirklich bedeutet: Es weiß nichts vom köstlichen bittersüßen Geschmack im Mund, von der cremigen Konsistenz, von dem Verlangen, das sie auslösen kann, dem köstlichen Nachgeschmack…

Vom motorischen System dagegen nahm man an, dass es für die komplizierte Handlungsprogrammierung zuständig sei. Wenn Sie sahen, wie jemand Schokolade aß und Sie dann das Gleiche taten, nahm man an, an diesem Nachahmungsverhalten sei das motorische System erst beteiligt, *nachdem* Sie die andere Person hatten essen sehen, *nachdem* Sie analysiert und erkannt hatten, was der andere getan hatte, und *nachdem* Sie für sich entschieden hatten, dass Sie ebenfalls ein Stück wollten. Nach dieser Auffassung war das motorische System nur die ausführende Instanz kognitiver Prozesse, die an anderer Stelle abliefen. Natürlich muss der interessanteste Aspekt für das Verstehen anderer ein Prozess sein, der abläuft, *nachdem* wir gesehen haben, was eine andere Person getan hat, aber *bevor* wir eine entsprechende Handlung ausführen. Sehr verbreitet war in den neunziger Jahren die Vorstellung, es gebe im Gehirn eine spezialisierte Region, die »mentalisiere«, das heißt, die anderen Menschen mit Hilfe des Sehsystems innere – »mentale« – Zustände zuschreibe. Diese Region schlage angemessene Reaktionen vor, so diese Theorie, woraufhin sich der motorische/prämotorische Kortex einschalte und diese Handlungen ausführe. Viele Forscher machten Jagd auf das »Mentalisierungsmodul«.

Von der Autismus-Forschung erhoffte man sich einen Schlüssel zum Verständnis dieses Mentalisierungsprozesses. Allem Anschein nach haben Autisten normale Sehsysteme (es fällt ihnen nicht schwer zu beschreiben, wie die Welt um sie her aussieht) und normale motorische Systeme (sie bewältigen die meisten motorischen Aufgabe ebenso gut wie vergleichbare nicht-autistische Menschen). Dagegen scheinen sich ihre Mentalisierungsprozesse von denen der meisten anderen Personen zu unterscheiden. Wenn ich Ihnen eine M&M-Tüte zeigte und Sie fragte, was sich darin befände, würden Sie sagen: »M&Ms.« Öffnete ich die Tüte dann, um Ihnen zu zeigen, dass sie in Wirklichkeit Münzen enthielte, wären Sie überrascht. Käme Ihr Freund zum Zimmer herein, und ich fragte Sie: »Was wird Ihr Freund antworten, wenn ich ihn frage, was in der Tüte ist?«, würden Sie antworten: »Na, M&Ms natürlich.«

In Frankreich hat mein Freund und Kollege Bruno Wicker einen ähnlichen Test an autistischen Patienten durchgeführt. Als ich ihn besuchte, arbeitete er mit einem jungen Mann namens Jerome. »Er beendet gerade seine Dissertation in theoretischer Physik. Ein wirklich kluger Bursche!«, sagte Bruno, als wir auf ihn warteten.

Als Bruno mich mit Jerome bekannt machte, blickte dieser im Zimmer umher, schaute mir aber nie in die Augen. Bei der Begrüßung hatte seine Stimme einen flachen, fast mechanischen Klang. »Wir möchten Sie etwas fragen«, sagte Bruno und nahm eine dänische Keksschachtel von seinem Schreibtisch. »Was, denken Sie, befindet sich in dieser Schachtel?«, fragte er. »Kekse«, antwortete Jerome. Bruno öffnete die Schachtel, um ihm zu zeigen, dass anstelle der erwarteten Kekse Buntstifte darin waren. »Ah«, sagte Jerome. Bruno schloss die Schachtel, als seine Forschungsassistentin den Raum betrat. »Was, denken Sie, wird sie denken, dass sich in der Schachtel befindet?«, fragte Bruno Jerome. Die Frage erschien mir beleidigend trivial. »Himmel noch mal«, hätte ich fast gesagt, »der Mann studiert theoretische Physik.« Doch Jerome schien nicht beleidigt. »Buntstifte«, erwiderte er. Ich war fassungslos. Obwohl ihm komplizierte mathematische Gleichungen nicht die geringste Mühe machten, war seine Fähigkeit zu verstehen, was andere wussten oder nicht wussten, beeinträchtigt. Von Beobachtungen wie diesen fasziniert, machte sich eine wachsende Zahl von Forschern Ende der neunziger Jahre auf die Jagd nach einer spezialisierten Hirnregion, die dafür zuständig war, die Gedanken anderer zu verstehen: Es ging um den schmackhaften Sandwichbelag, von dem Vittorio gesprochen hatte.

Vom Sehen zum Tun

»Die Spiegelneuronen verraten uns«, sagte Vittorio in seinem Vortrag, »dass diese Mentalisierungsprozesse nicht der einzig schmackhafte Teil sind. In ebenden motorischen Vorgängen, mit denen wir auf die Handlungen anderer Menschen reagieren – das langweilige Brot im klassischen Sandwich –, scheinen die faszinierendsten Prozesse überhaupt stattzufinden: Deine Handlungen werden meine Handlungen. Ich fühle, was du fühlst. Aus irgendeinem Grund scheinen wir nicht immer mentalisieren zu müssen, um die Handlungen anderer zu verstehen. Spiegelneuronen in unserem prämotorischen Kortex, dieser überaus pragmatischen Region, scheinen uns ein intuitives Verständnis für die Handlungen anderer zu vermitteln.«

Als ich an diesem Tag zu Mittag aß, schmeckte mein Sandwich anders als sonst. Mir wurde klar, dass Vittorio und seine Forschungsgruppe den Schlüssel zum größten Rätsel der sozialen Interaktionen gefunden hatten, der Frage nämlich, warum Menschen so leicht erkennen, was sich im Geist anderer Menschen abspielt. Diese scheinbar philosophische Frage ist sehr alt, doch jahrhundertelang hatte sich die Forschung auf explizite, logische Lösungen konzentriert, die keine befriedigende Antwort lieferten. Jetzt hatte die Neurowissenschaft ein Phänomen entdeckt, das ein neues Licht auf die Debatte warf; dem, was das Sehsystem entdeckt, wird Bedeutung zugewiesen, indem es mit unserem eigenen Handeln verknüpft wird. Sobald ich den Anblick von jemandem, der nach einem Stück Schokolade greift und es zum Mund führt, mit meiner Fähigkeit, das

Gleiche zu tun, verknüpfe, ist das, was ich sehe, kein abstrakter, bedeutungsloser Eindruck. Das Wissen, wie man Schokolade isst, wird mit dem Bild der Handlung (das beobachtete Schokoladeessen) verknüpft, wodurch das, was das Sehsystem entdeckt, eine sehr pragmatische Bedeutung erhält. Wenn ich Ihnen einen neuen Segelknoten zeigte und Sie fragte: »Kapiert?«, könnten Sie mir am überzeugendsten beweisen, dass Sie meine Demonstration verstanden hätten, indem Sie den Knoten vor meinen Augen knüpfen würden. Spiegelneuronen, die den Anblick einer Handlung mit dem an ihr beteiligten motorischen Programm verbinden, leisten genau dies, indem sie, was Sie sehen, umwandeln in das Wissen, wie es getan wird.

Ich war so fasziniert von dieser Entdeckung, dass ich mich um ein Stipendium bewarb, um mit der parmesischen Gruppe forschen zu können. Ein Jahr später, zwei Wochen, nachdem ich die endgültige Fassung meiner Dissertation abgegeben hatte, traf ich mit einem Auto voller Kartons und einem Kopf voller Ideen in Parma ein.

Ich fuhr meinen alten Golf und den Anhänger, der die lange Fahrt von Schottland nach England, auf die Fähre, durch Belgien, Deutschland und die Schweiz kaum überlebt hatte, zu einem neuen Gebäude knapp außerhalb des Stadtzentrums von Parma, gleich neben dem großen Krankenhaus der Stadt. Das moderne dreistöckige Gebäude hatte vor Kurzem das alte Bauwerk ersetzt, in dem zehn Jahre zuvor die ersten Spiegelneuronen entdeckt worden waren. Vittorio führte mich herum, bot mir einen Kaffee aus der kleinen Espressomaschine an, dem Mittelpunkt des sozialen Lebens im Institut, und zehn Minuten später waren wir im Labor.

Das Erste, was ich hörte, war das Maschinengewehrfeuer. Dann sah ich zwei Forscherinnen – Alessandra Umiltà und Evelyne Kohler –, die vor den Augen eines Affen Papierbögen zerrissen. Ich konnte der Versuchung nicht widerstehen – ich musste mein erstes Spiegelneuron testen. Nachdem ich beobachtet hatte, wie ein Affe eine Erdnuss nahm, und die Aktivität des Neurons im Verstärker gehört hatte, nahm ich selbst eine Erdnuss, woraufhin das Neuron des Affen erneut feuerte. Ich war verblüfft. Lächelnd meinte Alessandra: »Ist doch was anderes, ein Spiegelneuron selbst zu erleben, als Artikel darüber zu lesen, oder?« Ich versuchte es mit einer weiteren Erdnuss, aber dieses Mal mit der anderen Hand und aus einem anderen Winkel – trotzdem feuerte das Neuron erneut, als wollte es sagen: »Ist mir egal, wie du greifst. Ich bin doch nicht blöd: Ich sehe, dass du greifst, und deshalb feuere ich!«

Hirnfunktionen, die auf Verbindungen zwischen Neuronen beruhen

Um Spiegelneuronen verstehen zu können, müssen wir wissen, wie Neuronen im Allgemeinen arbeiten und wie das Gehirn seine vielen Neuronen nutzt, um eine bestimmte Funktion wahrzunehmen. Die Neuronen in unserem Gehirn sind kleine Einheiten, die als Elemente in einer Verarbeitungskette mitwirken. Sie erhalten Input von Neuronen, die vor ihnen liegen, und schicken Output an Neuronen, die nach ihnen kommen. Diese Input- und Output-Signale sind chemischer Natur. Ein Neuron setzt an seinen Nervenendigungen, sogenannten Synapsen, kleine Dosen von Neurotransmittern frei, also von chemischen Stoffen, die Nachrichten zwischen Neuronen übertragen. Diese Stoffe fließen zum nächsten Neuron in der Kette. Wird nur eine einzige Dosis des Neurotransmitters freigesetzt und gelangt zum nächsten Neuron, geschieht nicht viel. Wenn hingegen das sendende Neuron sehr aktiv ist, indem es mehrere Dosen ausschüttet, und/oder andere Neuronen sich beteiligen und ihren eigenen Ausstoß an Neurotransmittern beisteuern, addieren sich diese Inputs. Überschreitet die Summe dieser Dosen die Schwelle des nachgeschalteten Neurons, löst dieses einen kurzen Impuls elektrischer Aktivität aus, ein sogenanntes »Aktionspotenzial«, was einen doppelten Effekt hat. Erstens bewirkt es die Ausschüttung von Neurotransmittern an der Synapse dieses Neurons, das damit ein sendendes Neuron wird. Zweitens ist das Aktionspotenzial ein so starkes elektrisches Ereignis, dass es von einer kleinen Elektrode aufgefangen werden kann, die man unweit dieses Neurons ins Gehirn eingeführt hat. Verstärkt und an einen Lautsprecher weitergeleitet, erzeugt es das »knallende« Geräusch, das wir in unserem Labor hören. Je mehr Input eine Zelle erhält, desto öfter kommt sie über die Reaktionsschwelle und erzeugt den Knall. Die Häufung dieses Schallereignisses lässt das charakteristische Geräusch eines Gewehrfeuers entstehen, das eine hohe Neuronenaktivität anzeigt. So können wir erkennen, wie groß die Erregung eines Neurons ist, das heißt, wir können eine Vorstellung von der Aktivität an diesem Punkt der Verarbeitungskette gewinnen.

Neben den exzitatorischen (erregenden) Synapsen, die die Aktivität einer Zelle verstärken, gibt es andere Synapsen, die sogenannten inhibitorischen (hemmenden) Synapsen, die den gegenteiligen Effekt haben, die also die Aktivität der empfangenden Nervenzelle verringern.

Das Gehirn enthält rund einhundert Milliarden Neuronen (eine eins mit elf Nullen), die durch 10^{15} Synapsen verbunden sind, und das Muster dieser Verschaltungen bestimmt die Funk-

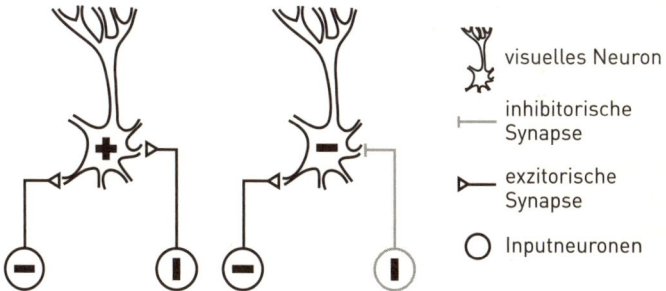

Abbildung 1.1

Ein Schaltschema, das veranschaulicht, wie ein und dasselbe Neuron (oben) entweder als »+«-Detektor fungieren kann, wenn es exzitatorischen Input von zwei visuellen Neuronen empfängt – das erste auf einen waagerechten und das zweite auf einen senkrechten Balken reagierend –, oder als »–«-Detektor, wenn es von jenem Neuron exzitatorischen und von diesem inhibitorischen Input erhält.

tionen des Nervensystems (vgl. Abbildung 1.1). Wenn ein Neuron einen exzitatorischen Input von einem anderen Neuron, das auf einen senkrechten Balken reagiert erhält und von einem weiteren, das auf einen waagerechten Balken anspricht, feuert es in der Regel, wenn es ein Plus-Zeichen sieht. Empfängt ein ähnliches Neuron exzitatorische Inputs von dem Neuron, das auf waagerechte Balken reagiert, jedoch inhibitorischen Input von dem auf einen senkrechten Balken ansprechenden Neuron, reagiert es nicht mehr auf ein Plus-Zeichen, sondern auf ein Minus-Zeichen. Entscheidend ist dabei, dass sich die Plus-Detektorzelle nicht von dem Minus-Detektor unterscheidet; die Differenz ist durch das Verschaltungsmuster mit anderen Neuronen gegeben.

Die Physiologen David Hubel und Torsten Wiesel haben als erste Elektroden in die Gehirne von Affen implantiert, die die Aktivität einzelner Neuronen aufzeichnen konnten. Im okzipitalen Kortex, im hinteren Kopfbereich, fanden sie genau den oben beschriebenen Detektortyp. Doch als sie die Elektroden einsetzten, wussten sie nicht, welche Verbindungen die betreffenden Neuronen aufwiesen und mit welchem Reiz sich ihre Aktivität steigern ließ. Da war ein wenig Detektivarbeit erforderlich, weil es eine Riesenzahl von Reizen gibt, die sich auf eine bestimmte Zelle anwenden lassen. Eine Zelle könnte am heftigsten auf Bilder oder auf Geräusche, Tasterlebnisse, Gerüche, Bewegungen oder auf eine Kombination dieser Sinnesreize reagieren. Vielleicht spricht ein bestimmtes Neuron auf den Geschmack von Zucker an; doch Sie können den ganzen Tag mit dem Vergleich von senkrechten und waagerechten Balken verbringen, ohne der Erkenntnis, dass für dieses Neuron ein süßer Geschmack der geeignetste Reiz ist, einen Schritt näherzukommen.

Die Entdeckung der Spiegelneuronen ließ so lange auf sich warten, weil es unmöglich war, alle denkbaren Reize zu testen. Die Zellen liegen im prämotorischen Kortex, wo fast alle Neuronen reagieren, wenn der Affe bestimmte Handlungen ausführt, also beispielsweise nach einer Rosine greift. Niemand kam auf die Idee, sich vor den Affen hinzustellen, um auszuprobieren, ob die Neuronen auch auf eine vollkommen andere Klasse von Reizen reagieren: den Anblick von jemand anderem, der eine Rosine nimmt. Stellen Sie sich vor, Sie würden in einem Supermarkt nach Wein suchen, in einen Gang hineinblicken und sehen, dass in allen Regalen Bierflaschen stehen. Da kämen Sie doch sicherlich nicht auf die Idee, hinter dem Bier nach versteckten Weinflaschen zu suchen.

Als der Versuchsleiter einmal eine Rosine nahm, um sie dem Affen zu geben und so zu prüfen, ob ein bestimmtes Neuron feuerte, wenn der Affe einen kleinen Gegenstand ergriff, bemerkte die Gruppe in Parma zufällig, dass das Neuron auch reagierte, während der Forscher die Rosine nahm. Zunächst maß man diesen zusätzlichen Aktivierungen keine Bedeutung bei, weil sie nicht in die herrschende Auffassung von der Funktion dieses Hirnareals passten – so wie wir die Weinflaschen im Bierregal übersehen würden. Hinzu kommt, dass 90 Prozent der Zellen in dieser Region tatsächlich nicht reagieren, wenn das Individuum andere handeln sieht. Erst als diese Aktivität immer wieder auftrat, begann das Team die Beobachtung ernst zu nehmen. In gewisser Hinsicht war es reines Glück, dass die Forschungsgruppe diese Entdeckung machte, doch erst ein tieferes Verständnis ermöglichte ihr, deren Bedeutung zu erkennen

Das Gehirnvokabular des Handelns

Fast alle Neuronen im prämotorischen Kortex sind an der Ausführung einer bestimmten Handlung beteiligt, allerdings schwankt die Selektivität der Neuronen. Die »Selektivität« eines Neurons gibt an, wie heftig es auf jeden möglichen Reiz reagiert. Ein Vergleich: Ich könnte Ihre Selektivität für Musik messen, indem ich Ihnen verschiedene Stücke aus den Bereichen Pop, Rock, Jazz und Klassik vorspielte. Würden Sie positiv auf Klassik reagieren, aber nicht auf alle anderen Musikarten, käme ich zu dem Ergebnis, dass Sie sehr selektiv sind, und zwar selektiv für klassische Musik. Jemand anders würde vielleicht nur auf Jazz positiv reagieren, auf alle anderen Musikarten, einschließlich der Klassik, hingegen nicht. Auch dieser Mensch wäre selektiv, allerdings für Jazz. Wieder eine andere Versuchsperson würde eine gemäßigte Reaktion auf jede ihm vorgespielte Art von Musik zeigen – diese Person wäre weniger selektiv.

Gleiches gilt für Nervenzellen. Einige reagieren nur dann stärker, wenn der Affe ein Objekt zwischen Zeigefinger und Daumen nimmt, und sonst bei keiner anderen Handlung, andere feuern nur – und nur dann –, wenn der Affe einen Gegenstand aufnimmt, indem er alle Finger um diesen schließt, und schließlich gibt es Neuronen, die bei beiden Greifbewegungen aktiviert werden – obendrein sogar, wenn das Tier den Gegenstand mit den Lippen ergreift.

Durch ihre unterschiedliche Selektivität bilden Neuronen ein »Vokabular« von Handlungen, die sich zu größeren Handlungseinheiten zusammenfügen lassen. Die Handlungssequenz »Erdnussessen« lässt sich beispielsweise durch die Kombination verschiedener Neuronen bilden: Zunächst feuern bestimmte Neuronen selektiv beim Aufbrechen der Schale, andere, wenn die Erdnuss aus der Schale geholt wird, dann welche, während die Nuss zum Mund geführt wird, und so fort. So erzeugt die Aktivitätssequenz in diesen Zellen mit unterschiedlichen Selektivitäten eine komplexe Handlung. Die Neuronen ähneln Wörtern, und die Sequenz neuronaler Aktivierung ähneln Sätzen. Aus einer bestimmten Menge prämotorischer Neuronen lassen sich verschiedene Handlungssequenzen zusammensetzen. Beispielsweise können viele der am Erdnussessen beteiligten Neuronen auch zum Rosinenessen verwendet werden, wobei allerdings die für das Aufbrechen der Schale zuständigen Neuronen übergangen würden. In gewisser Weise manifestiert sich in der Aktivität der prämotorischen Neuronen die Handlungssprache. In diesem Vergleich entsprechen mehr oder weniger selektive Neuronen Wörtern mit unterschiedlicher Spezifität. Die selektivsten Zellen stehen für sehr spezifische Verben, etwa »mit-den-Fingerspitzengreifen«, weniger selektive ähneln eher dem Verb »nehmen«, das nicht festlegt, wie es geschehen soll.

Einführung des Sehens in die Welt der Bewegung

Nur ungefähr 10 Prozent der prämotorischen Neuronen sind Spiegelneuronen, die reagieren, wenn der Affe still sitzt und das Verhalten anderer beobachtet. Es gibt keine Möglichkeit zu entscheiden, ob ein Neuron ein Spiegelneuron oder ein gewöhnliches prämotorisches Neuron ist, während der Affe selbst eine Handlung ausführt. Gegenwärtig gibt es keinen Grund zu der Annahme, dass diese Spiegelneuronen eine andere Gestalt haben als andere Neuronen. Wahrscheinlich unterscheiden sie sich von anderen Neuronen nur durch ihre Verschaltung.

Irgendwie empfangen Spiegelneuronen exzitatorische Inputs aus visuellen Regionen des Gehirns, die auf den Anblick handelnder Individuen reagieren. Durch diese Verschaltungen »übersetzen« sie die visuelle Sprache in die motorische Sprache der eigenen Handlungen des Affen.

Recht bedacht, ist diese Übersetzung ein ziemliches Wunder. Stellen wir uns das Foto eines Schafs und den Klang des Wortes »Schaf« vor. Diese beiden Dinge sind vollkommen verschieden, und doch verknüpft unser Gehirn sie äußerst nachhaltig, weshalb uns erst nach einigem Nachdenken klar wird, dass sie vordergründig nichts gemein haben und dass ein französischer Sprecher beispielsweise nicht erkennen würde, dass sie zusammengehören. Irgendwie übersetzt unser Gehirn den Laut des Wortes in ein Vorstellungsbild vom Aussehen des Tiers und umgekehrt.

Das Gleiche gilt für unsere Handlungen. Während wir eine Handlung ausführen, veranlasst unser Gehirn unsere Muskeln, sich zu bewegen. Wenn wir dagegen die Handlungen von jemand anderem sehen, liegt es daran, dass Licht in unsere Augen fällt. Auch das sind zwei völlig verschiedene Dinge. Und doch assoziiert unser Gehirn sie sehr stark, weshalb wir ziemliche Schwierigkeiten haben, uns darüber klar zu werden, dass es keine Gemeinsamkeit gibt zwischen den Muskeln, die unseren Körper bewegen, und dem Licht, das auf unsere Netzhaut trifft. Wenn Spiegelneuronen in beiden Fällen reagieren – während der Affe bestimmte Handlungen vornimmt und während er beobachtet, wie andere die gleichen Handlungen ausführen –, muss das neuronale Verschaltungsmuster zwischen der Sehrinde und den Spiegelneuronen die visuelle Sprache des Anblicks anderer in die motorische Sprache des eigenen Handelns übersetzt haben.

Wie das Gehirn Ziele verschlüsselt

Spiegelneuronen unterscheiden sich hinsichtlich der Genauigkeit, mit der sie beobachtete Handlungen in ausgeführte Handlungen übersetzen. *Allgemein kongruente (broadly congruent)* Spiegelneuronen übersetzen die Handlungen anderer Individuen auf ziemlich allgemeine Weise. Oft haben sie eine recht breite, allgemeine Selektivität, indem sie beispielsweise reagieren, wenn der Affe eine Erdnuss nimmt, egal, ob es mit der Hand oder mit dem Mund geschieht. Entsprechend reagieren sie auf den Anblick von Greifbewegungen in einer Vielzahl von Fällen und übersetzen sie sehr allgemein, etwa als »nehmen« oder »greifen«. Eine solche Umwandlung ist bemerkenswert, weil das Greifen mit Hand oder Mund sehr unterschiedlich aussieht, trotzdem werden diese verschiedenen visuellen Beschreibungen in ein einziges Wort der motorischen Sprache der prämotorischen Neuronen übersetzt: »nehmen«. Einige der allgemein kongruenten Spiegelneuronen sind sehr spezifisch, wenn der Affe selbst handelt – dann reagieren sie beispielsweise nur, wenn er einen Gegenstand mit Daumen und Zeigefinger der rechten Hand ergreift. Andererseits reagieren sie immer dann, wenn der Affe jemand anderen greifen sieht, unabhängig davon, ob es mit Hand oder Mund geschieht.

Während bei diesen Spiegelneuronen die Entsprechung zwischen beobachteter und ausgeführter Handlung ziemlich allgemein ist (daher die Bezeichnung) – auf einer begrifflichen Ebene von »Nehmen« oder »Greifen im Allgemeinen« –, sind andere Spiegelneuronen weit genauer. Einige feuern nur, während der Affe mit der rechten Hand greift, und reagieren auch nur, wenn jemand anders mit der rechten Hand greift. Andere sind nur dann aktiv, wenn ein Individuum mit dem Mund greift. Wieder andere, noch selektivere, feuern, wenn der Affe einen Präzisionsgriff ausführt, aber nicht, wenn er das Objekt mit der ganzen Hand nimmt – und das auch nur, wenn der Präzisions-griff beobachtet wird. Diese selektiveren Neuronen heißen streng kongruente *(strict congruent)* Spiegelneuronen.

Ein so vielschichtiges System mag redundant und überflüssig erscheinen. Wozu sind Neuronen von so unscharfer Spezifität wie »Nehmen« erforderlich, wenn die Einzelheiten von streng kongruenten Spiegelneuronen korrekt übersetzt werden? Die Antwort könnte einfach sein. Stellen Sie sich vor, Sie besuchen einen Tangokurs und sollen den Gancho (Beinhaken) lernen, den Ihr Lehrer vorführt. Da Sie noch nie zuvor einen Gancho ge-tanzt haben, fehlt Ihnen ein exaktes motorisches Programm für Ganchos und daher auch streng kongruente Spiegelneuronen für diese Fertigkeit. Allerdings heben Sie Ihr Bein beim Gehen, da-her werden allgemein kongruente Spiegelneuronen bei jeder Be-obachtung eines Ganchos aktiviert; so bekommen Sie zumindest ein annäherndes Empfinden dafür, dass Sie den Fuß nach hin-ten heben müssen. Die annähernd kongruenten Spiegelneuro-nen könnten daher besonders wichtig für neue Verhaltensweisen sein, deren Einzelheiten Sie noch nie ausgeführt haben. Durch Übung können Sie dann, ausgehend vom Heben eines Beins, Ihren Gancho allmählich verbessern. Wenn Sie als Tangotänzer an Erfahrung gewinnen, fordert Ihr Lehrer Sie vielleicht auf, sehr spezifische Ganchos in einer besonderen Sequenz auszuführen. Sobald Sie motorische Programme für einzelne Gancho-Arten erworben haben, verfügen Sie über verschiedene streng kongru-ente Spiegelneuronen für jede dieser Gancho-Unterarten – Neu-ronen, die lediglich und selektiv auf den Anblick und die Aus-führung eines bestimmten Ganchos reagieren, was Sie befähigt, eine solche spezifische Sequenz nachzuahmen.

Mit der simultanen mehrschichtigen Übersetzung, die durch die Kombination von allgemein und streng kongruenten Spiegel-neuronen zustande kommt, ist der Affe mit einer sehr flexiblen

Übersetzung ausgestattet, die dem Zoomobjektiv einer Kamera ähnelt: Er kann die Einzelheiten der Handlungen anderer Individuen gewissermaßen heranzoomen, wenn sie in seinem motorischen Vokabular vorhanden sind, oder wegzoomen, um einen allgemeineren Eindruck des Geschehens zu bekommen.

Was geschieht, wenn wir eine Handlung hören?

Bislang ging es um den Anblick handelnder Individuen. Doch häufig können wir das Handeln anderer verstehen, indem wir ihnen einfach zuhören. In den achtziger Jahren lief eine berühmte Radiowerbung von Coca-Cola mit dem Geräusch einer Flasche, die zischend geöffnet wurde, einem Kronenkorken, der auf den Tisch fiel und dort zitternd zur Ruhe kam, mit Flüssigkeit, die sich in ein Glas ergoss, dem »Gluck-Gluck« gierigen Schluckens und schließlich dem befriedigten »Ah!« eines erfrischten Menschen. Noch heute, zwanzig Jahre später, läuft mir bei der Erinnerung an diese Laute das Wasser im Mund zusammen. Warum wirken sich die Geräusche, die wir von den Handlungen anderer vernehmen, so unwiderstehlich auf unseren Körper aus?

Wir entdeckten die Antwort kurz nach meiner Ankunft in Parma. Vittorio, Alessandra und Evelyne hatten die Aktivität von Spiegelneuronen aufgezeichnet, die nicht nur zu reagieren schienen, wenn der Affe bestimmte Handlungen sah und ausführte, sondern auch, wenn er die Geräusche dieser Handlungen hörte. Wir wollten wissen, wie gut solche Neuronen zwischen verschiedenen Handlungen unterscheiden können und inwieweit sich ihre visuellen und auditiven Reaktionen entsprechen. Wenn solche Neuronen uns helfen sollen, die Handlungen anderer zu verstehen, müssen sie natürlich Ihr Zerreißen eines Papierbogens in mein Zerreißen und Ihr Trinken eines Glas Wassers in mein Trinken übersetzen. Denn es soll ja nicht sein, dass Ihr Zerreißen mein Trinken oder mein Zerreißen Ihr Trinken auslöst – wie könnten Sie sonst wissen, ob ich trinke oder zerreiße?

Zunächst zeichneten wir die Aktivität eines Neurons auf, das reagierte, wenn der Affe einen Bogen Papier zerriss. Dann weichte ich das Papier in Wasser ein, sodass das Zerreißen unhörbar wurde, bedeckte dem Affen die Augen und gab ihm das Papier, das er rasch zerriss. Trotz der Unfähigkeit des Affen, zu sehen oder zu hören, feuerte dieselbe Zelle, was darauf schließen ließ, dass es sich wirklich um ein Motorneuron für Papierzerreißen handelte. Dieses Neuron feuerte nicht, wenn der Affe eine Erdnuss aufbrach, und stellte damit seine Selektivität unter Beweis. Um nun die Reaktion des Neurons auf Handlungen zu testen, die der Affe lediglich hören konnte, stellten wir uns hinter ihn und zerrissen geräuschvoll einen trockenen Papierbogen. Das Neuron feuerte, als hätte der Affe gerade selbst einen Papierbogen zerrissen. Hinter dem Affen und für ihn nicht sichtbar brachen wir die Schale einer Erdnuss auf, und nichts geschah; das legte den Gedanken nahe, dass die Zelle selektiv war: Sie reagierte auf Papierzerreißen und nicht auf Erdnussaufbrechen. Zum Abschluss der Testreihe weichten wir wieder Papier ein, stellten uns vor den Affen, zerrissen lautlos den nassen Papierbogen. Abermals feuerte das Neuron. Doch als wir eine Erdnuss aufbrachen – wir hatten die Schale vorher eingedrückt, damit die Bewegung kein Geräusch hervorrief –, zeigte das Neuron keine Aktivität.

Aus diesem Ergebnis folgt, dass Spiegelneuronen Anblick, Geräusch und Ausführung einer Handlung zu kombinieren scheinen. Sie sind »dreisprachig«. Die wichtigste Erkenntnis aber war, dass Spiegelneuronen in allen drei Sinnesmodalitäten selektiv sind. Nachdem wir viele ähnliche Neuronen gefunden hatten, begriff ich, dass Radiowerbungen wie der Coca-Cola-Spot in uns das Verlangen nach bestimmten Produkten wecken, weil auditive Spiegelneuronen selektiv die motorischen Programme aktivieren, die wir mit dem Konsum dieser Erzeugnisse und der Lust an ihnen assoziieren.

Intuitionsvermögen

Paradoxerweise ist die größte Hürde für das Verständnis des menschlichen Geistes die obsessive Fixierung auf Rationalität im Geist der ihn erforschenden Wissenschaftler. Die zweite Hürde sind Computer. Gemeinsam haben die beiden die Vorstellung eines Gehirns geschaffen, das alle Information bewusst, logisch und abstrakt verarbeitet – wie es Computer tun. Die Entdeckung der Spiegelneuronen veränderte diese Vorstellung.

Hätte ich meine Großmutter gefragt, woher sie wisse, dass ich verliebt war, hätte sie geantwortet, sie habe es eben »gespürt«. Sie wusste, dass die Prozesse, mittels derer wir andere Menschen verstehen, nicht logisch, sondern intuitiv sind. Hätten Sie Wissenschaftler in den achtziger Jahren gefragt, hätten die Ihnen etwas von beobachtbaren Fakten erzählt (zum Beispiel Tagträumen oder Lächeln) und diese mit einer Theorie der »Liebe« verbunden (etwa, dass Liebe Tagträume und Glück einschließt), als wäre Intuition ohne Bedeutung.

Solche Unterschiede verweisen auf ein systematisches Problem: Die Forscher, die uns das Gehirn erklären, werden gute Wissenschaftler, weil ihnen rationales, empirisches Denken Freude macht, daher neigen sie zu der Auffassung, rationales Denken sei wichtiger als Intuition. Vor der Entdeckung der Spiegelneuronen waren unsere Vorstellungen über Hirnfunktionen und soziales Verständnis daher von der Vorstellung geprägt, unser Gehirn verstünde die Welt wie ein Wissenschaftler, indem es Beweise sammle und anhand dieser empirischen Evidenz eine Theorie von der (sozialen) Welt entwickle.

Die abstrakt-rationale Auffassung der Forscher setzte sich

noch stärker in der allgemeinen Vorstellung fest, weil es jene Falle gab, die man den »Gehirn-Computer-Fehlschluss« nennen könnte. Wie die meisten biologischen Objekte sind Gehirne für uns schwer zu verstehen, weil wir sie nicht konstruiert haben. Da sind Computer viel einfacher zu verstehen, zumindest für die Ingenieure, die sie entwickelt haben. Als Computer in den siebziger und achtziger Jahren allgemein verfügbar wurden, suchten viele Informatiker bei den Neurowissenschaften Anregungen für die Entwicklung guter Rechner. Das ist völlig in Ordnung, doch Neurowissenschaftler beschäftigten sich ihrerseits auch mit Computern, um Hinweise auf die Arbeitsweise des menschlichen Geistes zu finden. Dabei gingen sie von folgender Überlegung aus: Wenn ein Computer sich verhält wie wir, dann müsste uns das, was dieses Gerät »intelligent« macht, Hinweise liefern auf das, was uns intelligent macht.

Natürlich ist der Vergleich unseres Gehirns mit einem Computer ein Fehlschluss. Sowohl Leoparden als auch Ferraris sind schnell, aber sollen wir deshalb annehmen, dass irgendwo im Leoparden ein Verbrennungsmotor verborgen ist? Wohl kaum. Leider sind viele Kognitionswissenschaftler mehr oder weniger bewusst zu entsprechenden Theorien gelangt. So hat beispielsweise Doug Lenat, der namhafte amerikanische Pionier auf dem Gebiet der Künstlichen Intelligenz, ein Computerprogramm entwickelt, das menschliches Denken simulieren sollte. Lenats Forschungsgruppe fütterte das Programm (»Cyc«, Kurzform für engl. encyclopedia) mit Millionen Daten enzyklopädischen Wissens, von denen viele aus analog strukturiertem Wissen über die nichtsoziale Welt (zum Beispiel »Alle Autos sind Maschinen« und »Alle Maschinen hören irgendwann auf zu arbeiten«) sowie über die menschliche Welt bestanden (»Alle Menschen sind Tiere« und »Alle Tiere werden irgendwann müde«). Wenn Sie »Cyc« fragen, ob Sie Ihr Auto ewig fahren können, wird es zu dem Schluss gelangen, dass Ihr Auto, da es eine Maschine ist und da alle Maschinen irgendwann nicht mehr arbeiten, dieses Schicksal teilen werde und dass die Antwort daher »Nein« lauten müsse. Fragen Sie das Programm, ob Sie ewig funktionieren können, wird es aufgrund derselben Überlegung schlussfolgern, dass Sie irgendwann ermüden und nicht mehr funktionieren werden. An sich ist »Cyc« ein großartiger Erfolg. Dank seines Wissens kann es das Internet durchsuchen und auf viele Fragen relevante Antworten liefern. Unglücklicherweise wurde der Erfolg solcher Expertenprogramme als Beweis dafür gewertet, dass das rational-abstrakte Denken von »Cyc« eine brauchbare Erklärung für die Arbeitsweise unseres Gehirns liefere.

Doch wie wir sehen werden, beweisen uns Spiegelneuronen, dass wir uns nicht nur an abstraktem Denken orientieren, wenn wir das Verhalten anderer Organismen beobachten. Ironischerweise könnte die intuitive Antwort unserer Großmutter, »weil ich es spürte«, unsere Geistesverfassung besser beschreiben als die meisten von Forschern entwickelten Erklärungsversuche des menschlichen Geistes, die ihn als logische, körperlose Informationsverarbeitungsmaschine darstellen.

Unsere Vorhersagen von Handlungen anderer beruhen auf dem, was wir tun würden

Wie sagt ein Affe die Handlungen anderer Affen oder Menschen voraus? Verwendet er abstrakte Regeln? Vermutlich nicht. Wenn der Affe die Handlungen anderer Individuen verfolgt, feuern einige prämotorische Neuronen, die normalerweise bei Ausführung dieser Handlung aktiviert werden.

Handelt der Affe selbst, folgt, wenn er die Hand nach einer Erdnuss ausstreckt, gewöhnlich der Akt des Ergreifens nach. In der Schaltstruktur der prämotorischen Neuronen breitet sich die Aktivität also in der Regel von den für das Handausstrecken verantwortlichen Neuronen auf die Greif-Neuronen aus. Wird nun die Beobachtung des Handausstreckens von Spiegelneuronen in prämotorische Aktivität umgewandelt, kommt es vermutlich zur Aktivierung desselben Schaltkreises, sodass die Aktivität auch in diesem Fall die Greif-Neuronen erfasst. Diese würden also feuern, bevor das Greifen selbst beobachtet werden könnte. So wäre der Affe in der Lage, das Verhalten anderer anhand der Regeln vorherzusagen, die sein eigenes Handeln bestimmen.

Um zu überprüfen, ob Vorhersagen dieser Art im Spiegelneuronensystem stattfinden, zeichneten wir die Aktivität eines Spiegelneurons auf, das reagierte, wenn der Affe eine Apfelsine ergriff. Als jemand aus dem Team vor den Augen des Affen eine Apfelsine ergriff, feuerte dasselbe Spiegelneuron in dem Augenblick, als der Mensch zugriff. Das ist natürlich nichts Ungewöhnliches für ein Spiegelneuron. War die Apfelsine schon fort und griff der Versuchsleiter nur dorthin, wo sie gelegen hatte, blieb das Neuron bezeichnenderweise stumm, woraus folgte, dass die Zelle tatsächlich auf das Ergreifen eines Objekts reagierte und nicht einfach auf das Öffnen und Schließen der Hand. Es folgte der entscheidende, die Vorhersage betreffende Test. Wir stellten einen undurchsichtigen Schirm vor die Apfelsine, sodass der Affe nur noch sah, wie eine Hand sich auf den Schirm zubewegte und hinter ihm verschwand. Die Hälfte der Spiegelneuronen feuerten im Fall der verborgenen Frucht, als könnten sie aus dem Anblick der sich ausstreckenden Hand schließen, dass sie die Apfelsine ergreifen würde, weil der Affe das normalerweise selbst getan hätte.[3]

Es leuchtet ein, dass solche Vorhersagen sehr nützlich sein können. Wenn ein Affe sieht, wie ein Leopard in langen Sprüngen auf ihn zukommt und dann hinter einem Busch verschwindet, kann ihm die Fähigkeit, die Greifbewegung mit dem Maul vorherzusagen, die nötige Zeit verschaffen, um auf einen Baum zu springen. Oder nehmen wir den weniger dramatischen Fall, dass ein Affe eine schöne Frucht gefunden hat. Wenn er nun sieht, dass ein anderer Affe nach ihr greift, kann das dazu führen, dass er seinen fruchtigen Leckerbissen einbüßt, wenn er das Verhalten seines Artgenossen nicht vorhersagt und die Frucht in Sicherheit bringt. Im komplexen Lebensraum der Affen hat das Individuum, welches das Verhalten anderer Tiere besser vorhersagen kann, unter Umständen mehr Zeit, auf eine bevorstehende, aber eben vorhergesehene Situation zu reagieren.

Die Methode des Affen unterscheidet sich grundsätzlich von

der Art und Weise, wie ein Computer Verhalten vorhersagen würde. Computer ergreifen oder essen keine Früchte; daher können sie nicht auf das eigene Verhalten zurückgreifen, um das von Tieren vorherzusagen. Affen dagegen führen in der Regel die Handlungen aus, die auch von anderen Affen vorgenommen werden könnten. Sie können das Verhalten ihrer Artgenossen auf den eigenen Körper und dessen Handlungen abbilden. Die Vorhersage beruht nicht mehr auf einem Satz von Schlussregeln, die speziell erworben wurden, um das Verhalten anderer Individuen vorherzusagen, sondern verwendet unmittelbar den Apparat, der für das Handeln und den Körper des Beobachters zuständig ist. Damit simuliert dieser, was er selbst als Nächstes tun würde, und schreibt das derart vorhergesagte Verhalten dann dem beobachteten Tier zu. Die klassische Trennlinie zwischen Selbst und anderem, zwischen Körper und Geist wird bei diesem Prozess verschwommen und durchlässig. Die geistige Funktion, das Verhalten des anderen vorherzusagen, wird nun auf die neuronale Repräsentation von Körper und Handeln des Beobachters verlagert, es wird »verkörperlicht«, das heißt, im Körper gegründet und verankert.[1] Der andere Organismus wird also in Teilen des Beobachter-Gehirns repräsentiert, von denen man annahm, sie seien für das Selbst des beobachtenden Affen zuständig.

Das Selbst als Simulation anderer Individuen zu verwenden, ist eine sehr sparsame und elegante Form der Informationsverarbeitung, denn anstelle eines Satzes expliziter Regeln über andere verwendet es den auf das eigene Handeln spezialisierten Apparat, um das Handeln anderer vorherzusagen. Die Entdeckung, dass das Gehirn sich tatsächlich dieser Form verkörperlichter Simulation bedient, verändert unsere Auffassung von diesem Organ. Zum ersten Mal ist soziale Kognition nicht irgendeine altbekannte Form rechnergestützter Informationsverarbeitung, sondern ein sehr spezielles Verfahren, das auf der Ähnlichkeit zwischen Organismen beruht. Jetzt wird auch verständlich, warum es uns so viel leichter fällt, das Verhalten eines Paars vorherzusagen, das kichernd in Richtung Schlafzimmer tänzelt, als das von Würfeln zu prognostizieren – weil wir Menschen sind und keine Würfel.

Andere verstehen: Was für ein Gefühl wäre es, das Gleiche zu tun

Wie oben gesehen, führt die Stimulation von prämotorischen Neuronen beim Menschen nicht automatisch zu Körperbewegungen; sie erzeugt auch geistige Zustände, die mit Handlungen assoziiert sind, etwa das Gefühl, dass sich der eigene Arm bewegt, auch wenn es nicht der Fall ist, oder das Empfinden, etwas Bestimmtes tun zu wollen (»Ich spüre den Drang, etwas mit meiner Hand zu tun«[2]). Die Aktivierung, die in diesem Bereich gemessen wird, während Affen die Handlungen anderer beobachten, könnte also ein bewusstes »Gefühl« für die beobachteten Handlungen erzeugen, ein inneres Empfinden für sie, ähnlich dem Handlungswunsch, der durch die Reizung des Gehirns ausgelöst wird. Wenn wir bedenken, dass die Selektivität mancher im prämotorischen Kortex gelegener Neuronen für bestimmte Handlungen häufig von der exakten Ausführung der Handlungen unabhängig ist (das heißt, dass es keine Rolle spielt, ob mit der rechten oder linken Hand oder auch mit dem Mund gegriffen wird), erkennen wir, welche Aspekte der Handlung in den prämotorischen Aktivierungen repräsentiert werden: eher das Ziel der Handlung als die Muskeln, die im Einzelnen bewegt werden. Wenn der Affe beispielsweise sieht, dass Sie mit dem linken Arm eine Apfelsine nehmen, vermittelt die prämotorische Aktivität dem Affen in erster Linie das Gefühl, dass Sie die Apfelsine nehmen, und weniger die Erkenntnis, in welcher Art und Reihenfolge Sie den Trizeps kontrahieren, die Finger strecken, einen Finger beugen, den Bizeps kontrahieren und so fort. Insofern sind die prämotorischen Zellen nicht so sehr detaillierte Vorhersagefaktoren künftigen Verhaltens, sondern vermitteln eher einen Eindruck davon, welche Zielsetzung oder Intention dem Verhalten zugrunde liegt. Damit kommen wir der Fähigkeit, »die Absichten anderer zu verstehen«, ein Stück näher.

Das Wort »Intention« oder »Absicht« hat hier eine sehr bodenständige Bedeutung – es bezeichnet das, was der Akteur erreichen möchte. Ob Affen solche Absichten haben, lässt sich schwer entscheiden, aber ihr Verhalten ist mit der These, dass es der Fall sei, durchaus vereinbar. Einmal habe ich Florence, einem meiner Affenweibchen, ein Marshmallow gegeben. Sie mochte Marshmallows und griff eifrig danach. Als ich den Leckerbissen spielerisch wegzog, ruckte sie ärgerlich den Kopf nach vorn. Bei Menschen ist dieser Ärger mit dem Gefühl verbunden, dass jemand mit ihren Absichten spiele. Das veranlasst mich – durch Simulation in meiner eigenen Vorstellung – zu der Annahme, dass bei Affen ähnliche Absichten im Spiel sind wie bei mir.

Auch das Wort »verstehen« hat hier eine sehr pragmatische Bedeutung. Der Affe dürfte die beobachtete Handlung (zum Beispiel die Hand, die nach der Apfelsine hinter dem Schirm greift) ganz so »fühlen«, wie Patienten bei Elektrostimulation ihrer höheren motorischen Areale fühlen, dass sich ihr Arm bewegt. Das bedeutet nicht, dass der Affe unsere Absichten in ihrem ganzen Umfang versteht (warum wir die Apfelsine ergreifen möchten), aber es zeigt, dass Ziele verstehen und Handlungen vorhersagen eng zusammenhängende Phänomene sind und dass Spiegelneuronen uns möglicherweise ein Gefühl für die unmittelbare Zielsetzung einer beobachteten Handlung (zum Beispiel die Apfelsine bekommen) vermitteln.

An sich ist selbst diese pragmatische Form des Verstehens von Absichten ein kleines Wunder. Mein Wunsch, die Apfelsine zu bekommen, ist in meinem Kopf verborgen, aber durch Beobachtung meines Verhaltens spürt der Affe meine verborgenen Absichten. Durch die Spiegelneuronen erwerben Affen praktisch »telepathische« Fähigkeiten. Noch einmal: Statt einen komplexen Satz von Schlussregeln zu verwenden, mit denen der Affe Absichten aus Verhaltensweisen ableiten müsste, bildet er das Verhalten anderer Individuen auf das eigene ab und aktiviert dadurch ein Empfinden für die beobachteten Handlungen. Dazu stützt er sich auf eine verkörperlichte Simulation, bei der er sich stärker am Apparat der Bewegungssteuerung orientiert als an abstraktem Denken.

Die neue, durch das beschriebene Paradigma ermöglichte Perspektive weist eine viel größere Nähe zu unserer Lebenserfahrung auf: Wir sind nicht fortwährend gezwungen nachzudenken, während wir uns einen James-Bond-Film anschauen, vielmehr scheint sich unser Körper anzuspannen, wenn Bond angespannt ist, und wir fühlen, was Bond fühlt. Natürlich kann abstraktes Denken eine solche verkörperlichte Simulation auf wichtige Weise ergänzen, indem es uns ermöglicht, verborgene Faktoren (die wir nicht aus unmittelbarer Erfahrung kennen) in unseren Überlegungen zu berücksichtigen. Doch das ist offenbar nicht der einzige Weg, Einsicht in andere Individuen zu gewinnen. Die vorbewusste verkörperlichte Simulation, die von Spiegelneuronen geleistet wird, ist möglicherweise von grundlegender Bedeutung für unsere soziale Intuition.

Wie Spiegelneuronen die Nachahmung bahnen

Als ich Vittorio zum ersten Mal über Spiegelneuronen sprechen hörte, dachte ich, diese Nervenzellen müssten die Grundlage jenes Lernens sein, das auf der Beobachtung anderer beruht. An der School of Psychology der University of St. Andrews, wo ich mich auf meine Promotion vorbereitete, wirkten damals mit Andy Whiten und Dick Byrne zwei der weltweit bedeutendsten Fachleute auf dem Forschungsfeld der kognitiven und sozialen Fähigkeiten von Primaten. Durch sie erfuhr ich, dass Tier- und Menschenaffen bestimmte Fertigkeiten erlernen können, indem sie einander beobachten.

Ein bekanntes Beispiel ist das Kartoffelwaschen. Wenn ein junger Affe eine Kartoffel im Boden findet, könnte er sie natürlich sofort verspeisen, hätte dann aber den unangenehm knirschenden Sand zwischen den Zähnen. In Japan hat man Affen beobachtet, die ihre Kartoffel in Salzwasser wuschen – eine einfache Verrichtung, die den Sand entfernt und Salz hinzufügt, das, wie wir alle wissen, Kartoffeln schmackhafter macht. Interessanterweise sind diese japanischen Affen die einzige Gruppe, von der bekannt ist, dass sie Kartoffeln wäscht. Also müssen die Affenjungen von den erwachsenen Tieren lernen, wie Kartoffeln gewaschen werden. Das Waschen ist eine lokale Tradition geworden und wird häufig als Beispiel für Kultur – das heißt, der Wissensvermittlung in einer Gesellschaft – herangezogen. Da die Kultur für unsere eigene Spezies so eminent wichtig ist, wurde der Kulturvermittlung bei Affen großes Interesse entgegengebracht, wobei die Frage, wie die Schüler-Affen von den Lehrer-Affen lernen, von entscheidender Bedeutung war.

Wenn man von Spiegelneuronen hört, könnte man denken: »Kein Problem. Wenn ein Affe einen anderen seine Kartoffeln waschen sieht, werden seine Spiegelneuronen aktiviert, und der Schüler beginnt das Verhalten nachzuahmen: Er wäscht seine eigenen Kartoffeln.« Das glaubte ich auch. Doch alle Primatologen erzählten mir, dass Affen möglicherweise Spiegelneuronen haben und durch Beobachtung lernen, aber dass sie nicht im strengen Wortsinn nachahmen. Ich war überrascht, doch sie sagten, strenge Nachahmung bedeute nicht nur Lernen durch Beobachtung, sondern auch die Fähigkeit, die Bewegungen, mit denen das Vorbild die Handlung ausführt, genau zu kopieren. Affen lernen zwar, Zielsetzungen anhand von Beobachtungen umzusetzen, entwickeln dabei aber in der Regel eigene Wege. Der Unterschied zwischen strenger Nachahmung und zielorientiertem Lernen bereitete mir jahrelanges Kopfzerbrechen. Ich verstand ihn erst viel später, nachdem wir zahlreiche Studien an Menschen durchgeführt hatten.

KAPITEL DREI

Spiegeln beim Menschen

Valeria und ich lernten uns in Parma bei einem Kletterkurs kennen. Sie beendete ihr Biologiestudium, und ich arbeitete über Spiegelneuronen bei Affen. Nach diesem ersten Kennenlernen entwickelte sich unsere Beziehung nur langsam. Wir trafen uns von Zeit zu Zeit, doch erst auf einer gemeinsamen Reise nach San Francisco wurden wir uns darüber klar, dass wir eine gemeinsame Zukunft wollten. Nach Italien zurückgekehrt, zogen wir schon bald zusammen. Zwei Jahre später heirateten wir, und 2004 gingen wir nach Groningen in den Niederlanden, wo wir gemeinsam ein hochinteressantes Projekt in Angriff nahmen: Am neu gegründeteten NeuroImaging Center schickten wir uns an, in einem eigens dafür geschaffenen neurowissenschaftlichen Labor das Spiegelneuronensystem des Menschen zu untersuchen. Doch während wir alle Hände voll damit zu tun hatten, unsere Hochzeit vorzubereiten, ein neues Leben zu beginnen und unser Labor herzurichten, setzte die Erforschung der Spiegelneuronen ihre rasante Entwicklung stürmisch fort und lieferte uns die Grundlagen für unsere eigene wissenschaftliche Tätigkeit.

Der Anblick einer Handlung aktiviert unseren Körper

Kurz nachdem die Gruppe in Parma Spiegelneuronen bei Affen entdeckt hatte, stellten sich weltweit Neurowissenschaftler, die sich für soziales Bewusstsein interessierten, die Frage, ob es ein ähnliches System beim Menschen gebe. Leider ist es schwieriger, dessen Existenz beim Menschen nachzuweisen, weil wir Spiegelneuronen dort selten direkt messen können. Gegenwärtig kann man die Aktivität einzelner Neuronen nur messen, indem man dünne Drähte im Gehirn implantiert – so wie wir es bei Affen gemacht haben. Natürlich birgt eine solche Implantation gewisse Risiken. Die dünnen Drähte können dem Hirngewebe leichte Verletzungen zufügen, ähnlich einer dünnen Subkutannadel, die bei einer Insulininjektion die Haut beim Durchbohren etwas beschädigt. Doch im Gegensatz zur Haut ist die Regenerationsfähigkeit des Gehirns minimal. Ein Stich in der Haut heilt schnell, doch ein Schlaganfall im Gehirn hat, wie wir nur allzu gut wissen, oft genug dauerhafte Folgen. Implantierte Drähte können auch den Weg für Infektionen bahnen, und diese sind im Gehirn besonders schwer zu bekämpfen. Daher ist beim Menschen die Implantation solcher Drähte allein zur Erforschung von Spiegelneuronen auf keinen Fall zu rechtfertigen.

So mussten wir bei der Erforschung des menschlichen Spiegelsystems zweigleisig vorgehen, indem wir einerseits heranzogen, was wir über das Spiegelsystem bei Affen wussten, und andererseits mit nicht-invasiven Methoden arbeiteten. Häufig verwendet man Gehirnscans – Neuroimaging oder bildgebende Verfahren –, um Daten über die Spiegelneuronen des Menschen zu sammeln. Statt eine erschöpfende Liste aller über das menschliche Spiegelsystem vorliegenden Daten zusammenzustellen, möchte ich auf zwei Beispiele eingehen, die zeigen, wie das auditive Spiegelsystem beim Menschen untersucht werden kann.[II]

Magnetisierung des Spiegelsystems

Los Angeles 2002, Ahmanson Lovelace Brain Mapping Center, University of California. Ich folge dem Bericht, den ich später von Lisa Aziz-Zadeh erhielt: Sie steht neben Peter, der bequem in einem Sessel mit Kopfstütze sitzt. Kabel laufen von seinen Händen zu einem Computer in einem Nebenraum. Sie sind an kleine, kreisförmige Elektroden angeschlossen, die auf dem Muskel zwischen Daumen und Zeigefinger sitzen und die Aktivität dieses Muskels messen. »Versuchen Sie, sich zu entspannen«, sagt Lisa zu ihm, aber ihr Lächeln zeigt, dass sie weiß, wie schwierig es ist, sich in einem Labor zu entspannen, währen sie ihm eine außerirdisch aussehende, schmetterlingsförmige Vorrichtung dicht über den Kopf hält.[III]

Der »Schmetterling« ist eine Spule, durch die ein plötzlicher Strom geschickt werden kann, um ein fokussiertes transientes Magnetfeld zu erzeugen, welches das Gehirn stimuliert. »Tock!« Von der Spule ist ein leiser, mechanischer Laut zu hören, der anzeigt, dass das Magnetfeld gerade angelegt wurde. Nichts geschieht. Der Bildschirm mit den Messdaten zur Muskelaktivität von Peters Hand zeigt eine flache Linie. Lisa bewegt die Spule nach hinten. »Tock!« Jetzt zuckt einer von Peters Fingern, und die Kurve auf dem Computer zeigt kleine Spitzen. Lisa befestigt die Spule an einer Halterung. »So, jetzt lauschen Sie einfach den Geräuschen«, sagt sie, verlässt den Raum und schließt die Tür hinter sich.

Das Experiment beginnt. Aus dem Lautsprecher dringt das Geräusch von Schritten, dann das Klacken einer altmodischen Schreibmaschine, ein Gewitter, dann wieder die Schreibmaschine und so fort. Jedes Geräusch wird von dem charakteristischen »Tock« des Transkraniellen Magnetstimulators (TMS) begleitet – des Gerätes also, das die Magnetimpulse aussendet.

Als der Versuchsteilnehmer gegangen ist, analysiert Lisa die Aufzeichnungen des Computers. Wenn Peter Schritte hörte, zeigte die Linie auf dem Bildschirm die gleiche kleine Spitze wie beim Geräusch des Donners. Bei den Durchgängen jedoch, wo der Teilnehmer das Geräusch der Schreibmaschine hörte, führte der gleiche TMS-Impuls zu einer größeren Spitze, und der Finger bewegte sich stärker. Interessanterweise klappte das nur, wenn die Spule sich links vom Kopf des Versuchsteilnehmers befand – das heißt, über dem Fingerareal des prämotorischen Kortex –, und nicht, wenn sie sich rechts befand.[8]

Wenn wir, wie Affen, Spiegelneuronen für Geräusche hätten, wäre zu erwarten, dass das Geräusch von Handtätigkeiten jene prämotorischen Neuronen aktiviert, die Verbindungen zum primär motorischen Areal für Handbewegungen unterhalten. Ohne den TMS würde das Geräusch von Handtätigkeiten nicht ausreichen, um Handbewegungen auszulösen. Der TMS-Impuls alleine rief nur ein leichtes Fingerzucken hervor. Doch als Geräusch und Impuls zusammenfielen, war das Zucken der Finger messbar größer. Das Experiment zeigt, dass das Geräusch von Handtätigkeiten jene Muskeln erreicht, die wir für die gleiche Tätigkeit verwenden würden – es ist lediglich ein wenig Unterstützung in Form eines TMS-Impulses erforderlich, um den Effekt messbar zu machen.

Jahre zuvor hatte Luciano Fadiga an unserem Institut in Parma ein ähnliches Experiment durchgeführt, bei dem er sich mit dem Sehsystem beschäftigte. Mit Hilfe eines TMS stimulierte er die Region des primär motorischen Kortex, die für Fingerbewegungen verantwortlich ist. Die Versuchsteilnehmer sahen Filme von Handtätigkeiten sowie Kontrollreize, beispielsweise Bilder von Gegenständen. Die Ergebnisse ließen darauf schließen, dass der TMS-Impuls stärkeres Zucken der Finger auslöste, wenn die Versuchspersonen Handbewegungen sahen.

Diese TMS-Experimente zeigten, dass visuelle und akustische Wahrnehmungsdaten, die die Handlungen anderer Menschen betreffen, mit den motorischen Programmen des Beobachters zusammenkommen müssen – so wie es zu erwarten war, wenn wir die Existenz von Spiegelneuronen annahmen. Doch an welcher Stelle des Gehirns kommen sie zusammen?

Von Parma nach Holland: Ein Tag im neuen Labor

Frühjahr 2004, Groningen, Niederlande: Valeria, die seit einigen Monaten meine Frau ist, und ich sind in ein neues Land und ein neues Labor gezogen. Der Wecker klingelt. Sechs Uhr morgens. Nach einem schläfrigen Frühstück ziehen wir unsere regenfesten Jacken und Hosen an und holen unsere Fahrräder. Wir müssen kräftig in die Pedale treten, um gegen den Wind und den waagerechten Regen zum »NeuroImaging Center« zu gelangen, an dem wir heute noch tätig sind. Anita, die für die bildgebenden Geräte zuständige Technikerin, hat überhaupt kein Verständnis für Verspätungen und findet ein sadistisches Vergnügen daran, uns für die frühestmöglichen Scanzeiten einzuteilen.

Minuten später liegt Joyce, eine junge Französin in einem pyjamaartigen Outfit, auf einem weißen Bett vor einer großen Röhre, den Kopf festgebunden, Kopfhörer über den Ohren und um den Kopf eine große Spule, die aussicht wie ein Vogelkäfig. Per Knopfdruck befördert Anita sie langsam in die Röhre. Joyce soll im Zuge einer funktionellen Magnetresonanztomografie (fMRT) getestet werden. Wir erhoffen uns andere Informationen von den bekannten TMS-Studien und weitere Belege dafür, dass Menschen ein Spiegelsystem für Handlungen haben, die sie sehen und hören.

Der Raum mit dem Magnetresonanztomografen ist erfüllt von dem Geräusch der Pumpe, die den Magneten mit flüssigem Stickstoff versorgt, um ihn auf eine Temperatur von ungefähr minus 180 Grad Celsius zu kühlen – die für Supraleitfähigkeit erforderliche Temperatur.

fMRT ist eine leistungsfähige Methode zur Messung von Gehirnaktivität, die sich den Umstand zunutze macht, dass Hirnregionen, die gerade aktiv sind, mehr Sauerstoff brauchen. Um diesen Bedarf zu decken, schickt der Körper mehr Blut in diese Hirnregion. Wenn man Menschen in ein starkes Magnetfeld bringt, kann man den verstärkten Blutfluss lokalisieren und messen und dadurch indirekt die Gehirnaktivität bestimmen.

Eine schwere Tür schließt sich hinter Anita, Valeria und mir, als wir den Kontrollraum betreten. Valeria nimmt das Mikrofon: »Denk dran, Joyce, hör genau auf die Geräusche, und wenn du ein Geräusch der falschen Art hörst, drück auf den Knopf.«

Anita gibt Joyce' Gewicht und anonymisierte Teilnehmernummer in den Computer des Scanners ein. Einige Mausklicks später ertönt ein Summen aus dem Scannerraum, und ein Bild von Joyce' Gehirn erscheint auf unserem Bildschirm. Valeria fährt den Stimulus-Computer hoch, Anita den Scanner. Anstelle des

Summens erzeugt der Scanner jetzt einen lauten anderthalb Sekunden dauernden Piepton, dann bleibt er vier Sekunden lang stumm, piept wieder und so fort. Zwischen den Pieptönen hört Joyce verschiedene Geräusche in ihren Kopfhörern, etwa, wie eine Dose Coca-Cola geöffnet und das Getränk in ein Glas gegossen wird, wie ein Reißverschluss geöffnet und ein Bogen Papier zerrissen wird. Nach ungefähr zwanzig Minuten schaltet der Scanner ab. Unser Bildschirm zeigt Schnitte durch Joyce' Gehirn, einen nach dem anderen.

Einige Minuten später beantwortet Joyce, wieder in ihrer normalen Kleidung, eine Reihe von Fragen auf einem Blatt Papier (siehe Anhang). »Bis zur nächsten Woche«, sagt Valeria beim Abschied. Joyce nickt. Sie war schon zweimal im Scanner. Beim ersten Mal zeigten wir ihr Bilder von Gegenständen und Händen. Beim zweiten Mal Filme, in denen Handlungen zu sehen waren, beispielsweise wie eine menschliche Hand nach einem Weinglas greift, wie eine andere Hand eine Zuckerpackung schließt, aber auch, wie eine Roboterhand die gleichen Tätigkeiten ausführt. Das nächste und letzte Mal, wenn Joyce wiederkommt, werden wir sie veranlassen, Gegenstände mit der Hand zu greifen, sie mit dem Mund zu untersuchen und zwischen die Zehen zu klemmen.

Wir verstehen Handlungsgeräusche durch eigenes Handeln

Einige Wochen später halten wir den Atem an, während wir gebannt auf den Bildschirm blicken und auf die Ergebnisse unserer ersten Studie in den Niederlanden warten. Eine Seite des Bildschirms zeigt die Ergebnisse der Versuche, bei denen die Teilnehmer, unter ihnen auch Joyce, bestimmte Tätigkeiten mit den Händen und mit dem Mund ausführten, während auf der anderen Seite die visuellen Ergebnisse zu sehen sind, die allein daraus resultierten, dass die Teilnehmer die Geräusche solcher Handlungen hörten. Was sich auf dem Bildschirm zeigt, ist fast zu schön, um

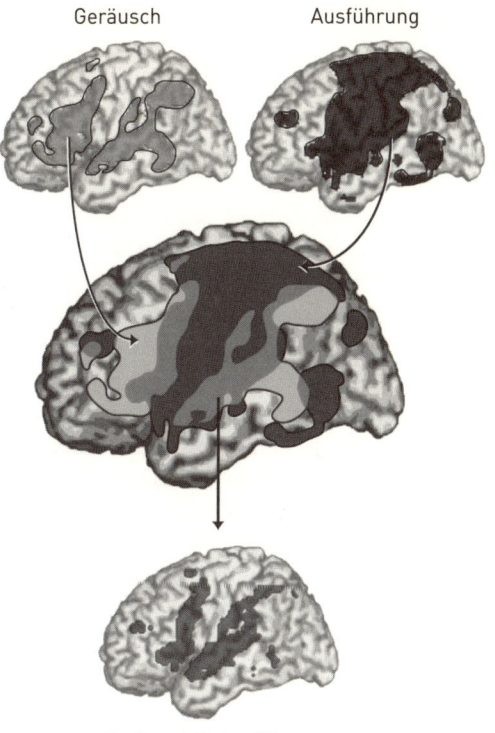

Geräusch   Ausführung

Geräusch & Ausführung

Abbildung 3.1

Die durch das Geräusch von Handlungen hervorgerufene neuronale Aktivität wird als hellgraue Fläche auf einem Querschnitt des Gehirns wiedergegeben (oben links), daneben die Aktivität, die gemessen wurde, während die Teilnehmer Tätigkeiten im Scanner ausführten (oben rechts). Diese beiden Aktivitätsmuster überlagern sich in den prämotorischen, parietalen und temporalen Arealen (unten). Ein direkter Vergleich (Mitte) zeigt, wo sich Handlungsgeräusche und Handlungsausführung »Spiegelareale« teilen (mittelgrau), während andere Areale nur für Handlungsgeräusche (hellgrau) und Handlungsausführung (schwarz) zuständig sind.

wahr zu sein. Die Geräusche der Handlungen aktivierten ganz offensichtlich dieselben Hirnareale wie die Ausführung ähnlicher Handlungen, wenn auch schwächer (Abbildung 3.1) – genau das Ergebnis, von dem auszugehen war, falls es auditive Spiegelneuronen im menschlichen Gehirn gibt.

Um nützlich zu sein, müsste ein Spiegelsystem selektiv sein. Das Geräusch einer bestimmten Handlung müsste ein Areal aktivieren, das an der Ausführung dieser Handlung beteiligt ist. Beim Affen hatten wir festgestellt, dass Neuronen mit verschiedenen Präferenzen für bestimmte Handlungen häufig nahe beieinander lagen. Ein Neuron, das selektiv für Aufbrechen von Erdnüssen war, befand sich nur einen halben Millimeter von einem Neuron entfernt, das selektiv für das Zerreißen von Papier war. Leider ermöglicht die fMRT keine derartige Detailgenauigkeit, weil die begrenzte räumliche Auflösung das Gehirn in dreidimensionale Bildelemente, sogenannte Voxels, unterteilt, deren jedes ungefähr anderthalb Kubikzentimeter groß ist und Millionen von Neuronen enthält. Innerhalb eines solchen Voxels vermischen sich die Signale aller Neuronen miteinander, das heißt, auch wenn Spiegeln stattzufinden scheint, ist der Versuch hoffnungslos, die Selektivität einzelner Neuronen zu bestimmen.

Bei den Affen stellten wir Folgendes fest: Während die Spiegelneuronen im mittleren Teil des prämotorischen Kortex häufig auf Tätigkeiten von Hand und Mund reagieren, weist der obere Teil des prämotorischen Kortex überwiegend Neuronen auf, die auf Handtätigkeiten, der untere Teil hingegen Neuronen, die auf Mundtätigkeiten reagieren. Trotz der eingeschränkten räumlichen Auflösung der fMRT erwarteten wir Ergebnisse, die darauf schließen ließen, dass die höhere Region stärker reagierte, wenn unsere Teilnehmer Tätigkeiten mit den Händen ausführten oder hörten, wie andere Handtätigkeiten vornahmen, und schwächer reagierten, wenn die Versuchspersonen Tätigkeiten mit dem Mund ausführten. Das umgekehrte Ergebnis war in der tieferen Region zu erwarten.

Bei einer genaueren Sichtung unserer Daten kamen wir zu genau diesem Ergebnis.[9] Große Abschnitte des prämotorischen Kortex wurden aktiviert, wenn die Teilnehmer Tätigkeiten mit Hand und Mund ausführten, wobei die obere Region aktiver war, wenn die Hand tätig war, die untere, wenn der Mund in Aktion trat. Das gleiche Muster zeigte sich, wenn die Versuchspersonen Handlungsgeräuschen lauschten.

Wir waren begeistert von diesen Ergebnissen. Nur zwei Jahre nach der Entdeckung des auditiven Spiegelsystems bei Affen zeigt uns die fMRT, dass es ein ähnlich selektives System beim Menschen zu geben scheint.

Nun können aber fMRT-Studien allein die Existenz auditiver Spiegelneuronen beim Menschen nicht beweisen, weil die räumliche Auflösung dieser Methode, wie gesagt, zu begrenzt ist. Der Umstand, dass die gleiche Stelle auf einem fMRT-Bild aktiv ist, *kann* daran liegen, dass Spiegelneuronen in beiden Fällen feuern. Theoretisch wäre aber auch möglich, dass zwei separate Neuronenkomplexe ohne Spiegeleigenschaften beteiligt sind, wobei der eine Komplex nur bei der Wahrnehmung von Handlungen anderer Menschen reagiert, und ein benachbarter, aber unterschiedlicher Komplex nur bei der Ausführung dieser Handlungen aktiv wird. Da ein Neuron weniger als ein hundertstel Millimeter misst und die fMRT eine Auflösung von rund zwei Millimetern hat, reicht diese Methode allein nicht aus, um die beiden Möglichkeiten zu unterscheiden. Um einen Vergleich zu bemühen: Als Kind glaubte ich, dass jeder Bildpunkt unseres Fernsehapparats fähig sei, alle Farben unseres sichtbaren Spektrums zu zeigen. Als ich mir die Sache dann mit einem Vergrößerungsglas genauer ansah, entdeckte ich, dass jeder Bildpunkt in Wahrheit aus verschiedenen Elementen besteht, deren jedes nur eine Grundfarbe wiedergibt. Galt etwas Ähnliches für unsere fMRT-Voxel?

Zwei Gründe veranlassten uns zu der Annahme, dass die Ergebnisse des fMRT-Experiments tatsächlich auf Spiegelneuronen zurückzuführen seien. Erstens, die Region des prämotorischen Kortex, die sowohl während der Ausführung als auch während des Geräuschs der Handlungen reagierte, entsprach den Arealen, in denen wir bei Affen auditive Spiegelneuronen entdeckt hatten, was darauf schließen lässt, dass sie auch beim Menschen Spiegelneuronen enthalten könnten. Zweitens, die TMS-Studie zeigte, dass irgendwo im menschlichen Gehirn Motoneuronen auf das Geräusch von Handlungen reagieren müssen, weil die Kombination von Geräusch und TMS-Impuls, die für die motorische Reaktion in der Hand der Versuchsperson verantwortlich ist, nur zustande kommen kann, wenn das auditive Signal irgendwie mit dem motorischen Signal der Hand zusammenkommt. Die fMRT-Signale zeigten, dass diese Konvergenz aller Wahrscheinlichkeit nach in den Spiegelneuronen des prämotorischen Kortex stattfindet. Alles in allem zeigte uns die fMRT-Studie, wo die Signale zusammenliefen, und die TMS-Studie, dass sie zusammenliefen. Hätten wir die Existenz von Spiegelneuronen nicht beim Affen nachgewiesen, würden die Ergebnisse vielleicht immer noch bezweifelt werden, doch so ließ die Evidenz in ihrer Gesamtheit die Existenz dieser Neuronen beim Menschen praktisch zur Gewissheit werden.

Seither hat eine große Zahl von Studien diese These weiter untermauert. Am spektakulärsten ist eine Untersuchung, die meine Kollegen Roy Mukamel und Marco Iacoboni zusammen mit dem Neurochirurgen Itzhak Fried – alle an der University of California in Los Angeles – 2010 veröffentlicht haben. Der Neurochirurg Itzhak Fried behandelt Epileptiker, bei denen Medikamente nichts mehr ausrichten. Wenn er vermutet, dass die Epilepsie in einer bestimmten Hirnregion ihren Ursprung hat, implantiert er dort einige Tage lang kleine Elektroden, um seine Annahme zu erhärten. Wenn diese Elektroden tatsächlich spontane epileptische Aktivität messen, kann er die Region zur Heilung des Kranken chirurgisch entfernen. Während der Aufzeichnungsphase, die, wie gesagt, mehrere Tage lang dauern kann, liegen die Patienten einfach im Bett und warten auf spontane Anfälle. In dieser Zeit bietet die aus medizinischen Gründen implantierte Elektrode Neurowissenschaftlern die einzigartige Möglichkeit, die Aktivität einzelner Neuronen des menschlichen Gehirns aufzuzeichnen, ohne den Patienten erhöhten Risiken auszusetzen. Viele Patienten, die unter neurologischen Störungen wie Epilepsie leiden, sind sehr daran interessiert, zu einem besseren Verständnis des Gehirns beizutragen, und beteiligen sich gern als Freiwillige an wissenschaftlichen Experimenten. Roy Mukamel und Marco Iacoboni beschlossen deshalb, bei sich bietenden Gelegenheiten mittels solcher Elektroden die Aktivität von Spiegelneuronen im menschlichen Gehirn direkt aufzuzeichnen. Aufgrund der medizinischen Indikation werden vielen Patienten Elektroden im supplementär motorischen Areal (SMA) implantiert, eine ähnliche motorische Region wie der prämotorische Kortex, wo bei Affen erstmals die Aktivität von Spiegelneuronen aufgezeichnet wurde. Begeistert stellten Roy und Marco fest, dass etliche Neuronen in dieser motorischen Region nicht nur aktiv waren, wenn der Patient kleine Gegenstände ergriff, sondern auch, während er Filme anschaute, in denen andere Menschen nach ähnlichen Gegenständen fassten. Mehrere andere Neuronen reagierten einerseits, während der Patient aufgefordert wurde, bestimmte Gesichtsausdrücke zu zeigen, und andererseits, während er diese Ausdrücke bei anderen wahrnahm.[10] Insgesamt liefern uns diese Experimente heute den unwiderlegbaren Beweis dafür, dass auch Menschen Spiegelneuronen besitzen.[11]

Das Spiegelsystem umfasst mehrere Hirnregionen

Studien mittels fMRT und Positronen-Emissions-Tomografie (PET) haben gezeigt, wo genau die Hirnaktivität sowohl beim Hören/Sehen als auch bei der Ausführung von Handlungen ausgelöst wird. Bei zwei der beteiligten Regionen, dem prämotorischen Kortex und dem posterioren Parietallappen, handelt es sich um die gleichen Areale, in denen bei Affen Spiegelneuronen gefunden wurden.

Ein drittes Areal gemeinsamer Aktivierung ist die Sehrinde des Temporallappens. Während meines Promotionsstudiums in Schottland habe ich zusammen mit David Perrett die Eigenschaften von Neuronen in diesem Areal untersucht. Neuronen in der Sehrinde des Affen reagieren auf den Anblick von Gesichtern und Gesichtsausdrücken, auf den Anblick von Bewegungen des menschlichen Körpers und auf das Geräusch von Handlungen. Doch anders als Spiegelneuronen im prämotorischen und parietalen Kortex sprechen Neuronen in dieser visuellen Region nicht auf Handlungen des Affen an. Hietanen und Perrett untersuchten die Neuronen, die auf den Anblick einer Hand in Aufwärtsbewegung reagierten, und stellten fest, dass nur die Hälfte dieser Neuronen stärker auf den Anblick reagierten, wenn der Affe die eigene Hand hob.[12] Wären die Neuronen nur visuell gewesen, hätten sie auf beide Anblicke gleich ansprechen müssen. In gewisser Hinsicht leuchtet ein, dass sie es nicht tun. Wenn ich meine Hand bewege, brauche ich mir den Anblick der bewegten Hand nicht bewusst zu machen, weil ich bereits weiß, was ich tue. Um diese Herabregulation meiner eigenen Bewegungen zu erreichen, muss das Gehirn eine Kopie des motorischen Signals, das meine Handbewegung auslöst, an den Temporallappen senden und die Neuronen mit korrespondierenden visuellen Eigenschaften selektiv hemmen. Dieser Prozess erfordert Energie und kann den Blutfluss in der Sehrinde verstärken, während die Teilnehmer an den fMRT-Studien bestimmte Handlungen ausführen.

Kitzeln vermittelt uns die Erfahrung, dass unsere eigene Bewegung von der Verarbeitung der sensorischen Signale abgetrennt wird. Sarah-Jayne Blakemore, die das Kitzeln eingehend untersuchte, hat eine Kitzelmaschine entwickelt.[13] Die Teilnehmer kitzelten sich selbst, indem sie einen kleinen Roboter mit Hilfe eines Joysticks steuerten. Bewegte sich der Roboter synchron mit dem Joystick, empfand der Teilnehmer die Berührung nicht als Kitzeln. Wenn Sarah-Jayne eine Verzögerung zwischen die Bewegung des Joysticks und des Roboters einschob, konnten die Versuchspersonen sich plötzlich selbst kitzeln, was darauf schließen lässt, dass die Löschung unserer eigenen Bewegungen ein sehr selektiver Prozess ist, der die detaillierten Konsequenzen unseres Handelns aus unserem sensorischen Input entfernt. Werden die Konsequenzen jedoch zeitlich verzögert, sind sie dem selektiven Filterprozess *(Gating)* entzogen, und wir können uns selbst kitzeln.

Interessant an dieser Löschung ist der Umstand, dass sie einen Prozess erfordert, der umgekehrt zu dem von den Spiegelneu-

ronen verwendeten Prozess verläuft. Spiegelneuronen übersetzen einen sensorischen Reiz (eine Handlung, die ich sehe) in
ein motorisches Vokabular (die Handlung, die ich ausführen
kann). Doch um die Konsequenzen meiner eigenen Bewegungen zu löschen, muss das Gehirn ein motorisches Verhalten, das
ich plane, in das sensorische Vokabular dessen, was ich sehen
werde, übersetzen, um es von einer visuellen Beschreibung ab-
zutrennen. So muss das Gehirn zwischen motorischen und sensorischen Wörterverzeichnissen hin- und herübersetzen. Das hat
einen zusätzlichen Vorteil: Wenn unsere Bewegung nicht unseren Erwartungen entspricht, werden die Aspekte entfernt, die wir
erwartet haben, während diejenigen, die wir nicht vorhergesagt
haben, ungelöscht und hervorgehoben bleiben, sodass wir eine
wertvolle »Fehlermeldung« erhalten. Ich entsinne mich, dass ich
eines Morgens neben Valeria aufwachte und feststellte, dass wir
auf dem Rücken lagen und unsere Beine ineinander verschlun-
gen hatten. Ich sah auf unsere Füße und war überzeugt, dass
ein bestimmter Fuß zu mir gehörte. Als ich versuchte, mit ihm
zu wackeln, bewegte sich ein anderer Fuß! Das war ein höchst
merkwürdiger, überraschender Anblick. Mein motorisches Programm hatte die Bewegung des falschen Fußes irgendwie gelöscht und den Anblick dieses anderen, wackelnden Fußes seltsam hervorgehoben.

Der gesamte Spiegelschaltkreis besteht folglich aus einem
Kernkreis mit einem prämotorischen und einem parietalen
Areal, die Spiegelneuronen enthalten, und einem dritten Areal
im Temporallappen, das mit den beiden anderen eng verbunden ist. Dieses Areal im Temporallappen liefert visuellen Input
an die Kernareale des Spiegelsystems und erhält dafür Informationen über motorische Absichten, mit deren Hilfe erwartete visuelle Konsequenzen gelöscht werden. Diese Situation hat große
Ähnlichkeit mit der des Affen (Abbildung 3.2, S. 58), was zu der
Annahme berechtigt, dass die Spiegelsysteme der Makaken und
Menschen tatsächlich auf einen gemeinsamen Vorfahren zurückgehen dürften. Angesichts der Tatsache, dass die Funktion eines
Neurons, wie gesehen, von seinen Verschaltungen bestimmt wird,

müssen wir, um das Spiegelsystem zu verstehen, herausfinden, welche Verbindungen den Neuronen in diesem System ermöglichen, Spiegeleigenschaften zu haben.

Spiegelneuronensystem

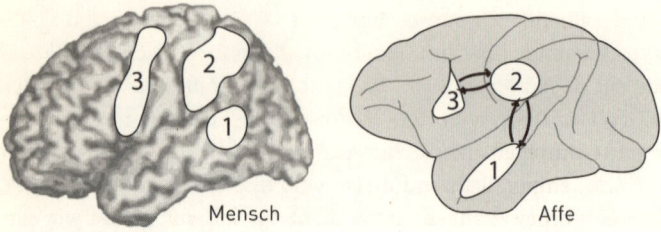

Mensch   Affe

Abbildung 3.2

Sowohl bei Menschen (links) als auch bei Affen (rechts) gehören zum Spiegelneuronensystem ein visuelles Areal höherer Ebene im Temporallappen (1), ein parietales Areal (2) und der prämotorische Kortex (3). Wir wissen, dass es beim Affen neuronale Verschaltungen zwischen 1 und 2 sowie 2 und 3, nicht aber zwischen 1 und 3 gibt.

Die Frage, wie Spiegelneuronen Input bekommen, ist nicht trivial. Bei Affen lassen sich neuronale Verschaltungen mit sehr genauen Methoden untersuchen. Bei einer Technik wird die Pflanze Meerrettich verwendet; sie enthält das Enzym Meerrettichperoxidase (HRP, von engl. *horseradish peroxidase*), das die besondere Eigenschaft besitzt, von Neuronen aufgenommen und von ihnen entgegengesetzt zum normalen Informationsfluss transportiert zu werden. Neuronen summieren die eintreffenden Signale in ihrem Zellkörper, und wenn diese Summe einen bestimmten Schwellenwert überschreitet, schicken sie über ihre Axone ein Aktionspotenzial hinaus, das an einer Synapse endet, wo die Aktivität an das nächste Neuron übertragen wird. Dagegen wird HRP vom Neuron in die entgegengesetzte Richtung transportiert – von der synaptischen Endigung über das Axon zurück zum Zellkörper. Wenn Sie HRP in den prämotorischen Kortex eines Affen injizieren, wird sie zum Parietallappen zurücktransportiert. Injizieren Sie sie in den Parietallappen, wird sie interessanterweise großenteils in den prämotorischen Kortex transportiert, was zeigt, dass die beiden Regionen in wechselseitiger Verbindung stehen. Allerdings wird ein Teil auch zur Sehrinde befördert. Entsprechend wird die Peroxidase bei Injektion in die Sehrinde in den Parietallappen zurücktransportiert, worin sich eine weitere wechselseitige Verbindung zeigt.

Insgesamt lassen diese Studien darauf schließen, dass die visuellen Signale, wenn wir die Handlungen anderer beobachten, auf ihrem Weg vom Auge eine Reihe visueller Verarbeitungsschritte durchlaufen, die zur Aktivierung von visuellen Neuronen im Temporallappen führen, wo Neuronen auf den Anblick von Körperbewegungen und Gesichtsausdrücken reagieren. Von dort aus wandert das Signal zum Parietallappen und weiter zum prämotorischen Kortex. In diesen Durchgangsstationen wird die visuelle Information in eine zunehmend motorische Information übersetzt, da sich sowohl im parietalen als auch im prämotorischen Areal Spiegelneuronen befinden, die auch während der motorischen Ausführung aktiv sind. In dieser Phase scheint ein gegenläufiger Informationsfluss stattzufinden. Die motorische Aktivität im prämotorischen und parietalen Areal wird an die Sehrinde zurückgeschickt, um die erwarteten Handlungsfolgen zu löschen.

Spiegelneuronen verwenden dieses System, um die Zusammenarbeit mit anderen Menschen zu bahnen. Würde ich Sie beispielsweise bitten, einen gedeckten Esstisch mit mir zusammen an eine andere Stelle zu tragen, muss er waagerecht gehalten werden. Ich beginne, den Tisch zu heben, was einen Informationsfluss von meinen prämotorischen Arealen zu meiner Sehrinde auslöst. Gleichzeitig sehe ich, wie auch Sie beginnen, den Tisch anzuheben, wodurch ein Informationsfluss von Ihrem prämotorischen Kortex zu Ihrem Körper in Gang gesetzt wird – und von dort zu meinen Augen, meiner Sehrinde und meinen prämotorischen Neuronen. Wenn ich sehe, wie Sie heben, werden meine Hebe-Spiegelneuronen aktiviert, wodurch meine korrekte Reaktion gebahnt wird – den Tisch etwas höher zu heben, damit er waagerecht bleibt –, was wiederum dazu führt, dass Information von meinem prämotorischen Kortex zu meiner Sehrinde fließt, aber auch von meinem prämotorischen Kortex zu Ihrer Sehrinde, während Sie meine Bewegungen verfolgen und so fort. Dabei handelt es sich weniger um einen sequenziellen Informationsaustausch als vielmehr um einen einzigen Regelungsprozess, in dem zwei Gehirne zusammengeschaltet sind. Dabei sind unsere Gehirne deshalb miteinander verbunden, weil Spiegelneuronen in ganz besonderer Weise für Handlungen und für die Wahrnehmung der Handlungen anderer verantwortlich sind. Aus der Sicht des Gehirns wird die aus Körpern und dem Tisch bestehende Außenwelt zu einer Schnittstelle zwischen unseren Gehirnen, und der komplexe Informationsfluss ist so fein abgestimmt, dass es uns häufig gelingt, nicht einen einzigen Tropfen Wein aus den Gläsern auf dem Esstisch zu verschütten.

Jahrmillionen Evolution haben dieses hochempfindliche System hervorgebracht, das uns ermöglicht zu tun, was wir niemals allein tun könnten – ein gewaltiger evolutionärer Fortschritt. Anfangs mögen diese Interaktionen dazu gedient haben, schwere Gegenstände zu bewegen, Großwild zu jagen oder Verteidigungsmaßnahmen zu koordinieren. Jetzt nutzen wir sie, um in Arbeitsgruppen, die Tausende von Menschen umfassen, Spaceshuttles zu bauen und unsere technische Kultur weiterzuentwickeln, indem wir zusammenarbeiten und voneinander lernen.

Empathische Menschen spiegeln mehr

Aus dem Konzept des Spiegelsystems folgt, dass empathische Menschen ein stärkeres Spiegelsystem haben müssten. Wir sind nicht alle gleich empathisch. Einige Leute schauen sich Filme wie *Dr. No* an, ohne das geringste Unbehagen zu empfinden, während die Spinne über Bonds Brust krabbelt. Andere sind davon so mitgenommen, dass sie sich abwenden oder sich die Augen zuhalten müssen. Wie empathisch sind Sie? Wenn Sie zum Anhang I am Ende des Buchs vorblättern, können Sie einen Fragebogen ausfüllen, den Mark Davis von der University of Texas in Austin entwickelt hat.[14, 15] Anhand Ihrer Antworten können Sie dem Test entnehmen, wie empathisch Sie sind.

Hohe Werte für Perspektivenübernahme   Niedrige Werte für Perspektivenübernahme

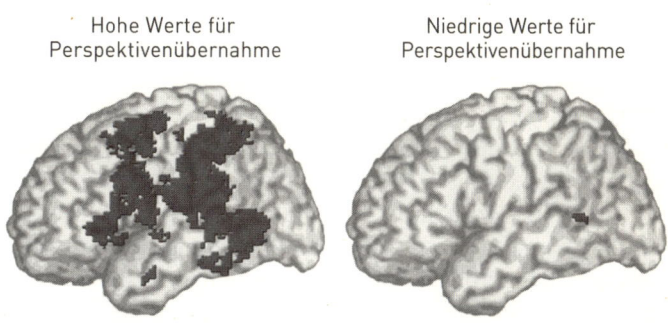

Abbildung 3.3

Menschen mit hohen Werten für Perspektivenübernahme aktivieren ihr Spiegelsystem intensiv, während sie das Geräusch von Handlungen anderer hören (links). Bei Menschen mit niedrigen Werten für Perspektivenübernahme ist diese Aktivierung hingegen weit geringer (rechts).

Wenn Sie einen sehr hohen Empathiewert erzielen, können Sie von der Annahme ausgehen, dass die Spiegelneuronen in Ihrem Gehirn die Handlungen anderer Menschen sehr intensiv spiegeln. Ist der Wert niedrig, dürfen Sie von dem Gegenteil ausgehen. Wir sind nämlich zu genau diesen Ergebnissen gekommen.[9] Wir ließen Joyce und die anderen Teilnehmer unseres fMRT-Experiments den gleichen Fragebogen ausfüllen. Dann suchten wir die sechs Versuchspersonen heraus, die die höchsten Werte auf der Perspektivenübernahme-Skala erzielt hatten, außerdem die sechs mit den niedrigsten Werten und maßen, inwieweit beide Untergruppen eigenes Handeln aktivierten, während sie dem Handeln anderer lauschten. Die Ergebnisse waren verblüffend. Während die sechs Teilnehmer mit den höchsten Werten für Perspektivenübernahme heftige Spiegelaktivierungen in Regionen für Handtätigkeiten zeigten, ließen die sechs Teilnehmer mit den niedrigsten Werten für Perspektivenübernahme überhaupt keine signifikante Spiegelaktivität erkennen (vgl. Abbildung 3.3).[9] Damit war zum ersten Mal bewiesen, dass Unterschiede im Spiegelsystem für Handlungen davon abhängen, wie leicht sich Menschen in die Lage anderer versetzen können.

Interessanterweise sagten nicht alle Aspekte der Empathie gleich gut vorher, ob bei einem Versuchsteilnehmer starke Aktivierungen im Spiegelsystem auftreten werden. Im Unterschied zur Perspektivenübernahme-Skala hatten die emotionalen Empathie-Aspekte, die von den Unterskalen für emotionale Beteiligung und persönliche Betroffenheit erfasst wurden, geringeren Vorhersagewert für die Frage, ob die Teilnehmer starke oder schwache Aktivierungen haben würden. Aktivierungen im Spiegelsystem für Handlungen scheinen also mehr damit zu tun zu haben, ob wir die Ziele und Beweggründe anderer verstehen, als mit der Frage, ob wir ihren Schmerz oder Kummer teilen.

Wenn Sie niedrige Werte auf der Perspektivenübernahme-Skala erzielen, bedeutet das nicht, dass Sie kein Spiegelsystem haben. Wenn Sie wirklich versuchen, das zu fühlen, was Sie fühlen würden, wenn Sie die gehörte Handlung ausführten, würde Ihr Spiegelsystem aktiv werden. Doch wenn Sie das nicht versuchen, ziehen empathischere Menschen ihre eigenen Handlungen stärker heran.

Allerdings verstehen wir noch nicht, in welcher Weise ein Wert auf einer Perspektivenübernahme-Skala mit der Aktivität in Ihrem Spiegelsystem verknüpft ist. Spiegelneuronen sind das Ergebnis eines bestimmten Verschaltungsmusters zwischen visuellen, auditiven und motorischen Regionen des Gehirns. Je stärker die Verbindungen sind, desto selbstverständlicher empfinden wir möglicherweise die Handlungen anderer mit und desto mehr drängt es uns, die Dinge aus ihrer Perspektive zu sehen. Nach dieser Auffassung haben die Menschen, die bei Gewaltszenen im Kino wegschauen, stärkere Verbindungen.

Andererseits könnte es sein, dass die Grundverschaltungen nicht entscheidend sind. Vielleicht wird unser Mitempfinden von Handlungen durch andere Gehirnmechanismen wie zum Beispiel selektive Aufmerksamkeit vermittelt. Wenn Sie den Scheinwerfer Ihrer Aufmerksamkeit auf einen bestimmten Aspekt oder Ort der Welt oder auf Ihren eigenen Körper richten, wird die neuronale Reaktion auf die Objekte in diesem Fokus auf Kosten der neuronalen Repräsentationen anderer Aspekte verstärkt. Experimente an Affen zeigen in der Tat, wie stark die Wirkung selektiver Aufmerksamkeit sein kann. Wenn der Affe die Aufgabe hat, waagerechte Linien nicht zu beachten und nur auf einen Knopf zu drücken, wenn senkrechte Linien blinken, kommen in den visuellen Hirnarealen praktisch keine Reaktionen auf die nicht beachteten waagerechten Linien vor, als hätte die selektive Aufmerksamkeit die waagerechten Linien aus dem Bild gelöscht.[16] Dafür wird die Reaktion auf die senkrechten Linien verstärkt. Vielleicht schenken die Teilnehmer mit hohen Werten für Perspektivenübernahme den Handlungen anderer Menschen einfach mehr Aufmerksamkeit und unterstützen dadurch die Verarbeitung dieser Handlungen im visuellen und auditiven Kortex. Diese stärkeren Aktivierungen werden dann durch die Schaltkreise des Spiegelsystems geschickt, was intensivere Spiegelaktivierungen bewirkt, ohne dass dazu stärkere Verschaltungen erforderlich wären.

Diese beiden Möglichkeiten bedürfen weiterer Untersuchungen, weil sie unterschiedliche Konsequenzen für die Frage haben, inwieweit wir die Reaktionsstärke in unserem Spiegelsystem beeinflussen können. Verschaltungen lassen sich nur schwer verändern, während sich Aufmerksamkeit flexibler in andere Richtungen lenken lässt und auf Maßnahmen der kognitiven Verhaltensmodifikation gut anspricht.

KAPITEL VIER

Zum sozialen Leben geboren

Die Entdeckung der Spiegelneuronen war für viele Wissenschaftler eine echte Überraschung. Sie ermöglichen uns, hinter die Tricks zu kommen, mit deren Hilfe das Gehirn andere Menschen versteht. Wie wohl die meisten Leute zugeben würden, dass ein paar Grundkenntnisse in Physik und Technik das Verhalten eines Piloten sicherer und umsichtiger machen, können wir uns, wenn mit den Grundfunktionen von Spiegelneuronen vertraut sind, etwas geschickter in unserer sozialen Welt bewegen.

Lernen, wie eine Handlung unsere Wahrnehmung verändert

Nach klassischer Ansicht der Hirnforschung beruht das Verständnis anderer Individuen auf spezialisierten Systemen im Gehirn, die zu den motorischen Systemen keine Verbindung aufweisen. Daraus würde folgen, dass unsere motorischen Fertigkeiten nur begrenzten und indirekten Einfluss auf die Wahrnehmung des Verhaltens anderer hätten. Im Licht der Spiegelneuronen stellt sich die Situation anders dar. Wenn wir die Handlungen anderer Individuen mittels unserer eigenen Bewegungsprogramme interpretieren, werden diese Programme sich sehr nachhaltig auf unsere Wahrnehmung anderer Individuen auswirken. Meine Frau Valeria spielt schon seit mehr als zehn Jahren Klavier. Hört sie aus diesem Grund das eine Klavierstück etwas anders als jemand wie ich, der nie gespielt hat? Gewiss doch! Sie kann die Töne in das motorische Programm des Klavierspiels umwandeln, ich nicht.

2006 untersuchten Marc Bangert und seine Forschungsgruppe an der Universität Hannover dieses Phänomen. Sie verglichen eine Gruppe von Versuchsteilnehmern, die nie Klavier gespielt hatten, mit einer Gruppe, die seit vielen Jahren intensiv spielte. Beide Gruppen hörten sich die Aufzeichnung eines Klavierkonzerts an, während ihre Gehirnaktivität von den Forschern gemessen wurde. Während in den prämotorischen Arealen der Nicht-Spieler fast keine Aktivität zu messen war, aktivierten die erfahrenen Klavierspieler automatisch die prämotorischen Programme, die für das Klavierspielen zuständig sind. Beim Lernen des Klavierspiels hatte sich die Art, wie sie Klaviermusik hörten, irgendwie verändert. Plötzlich hörten sie das Klavier nicht mehr nur mittels der Ohren, sondern begannen es auch, durch ihre Fingerbewegungen wahrzunehmen, was bei den musikalischen Novizen nicht der Fall war;[17] dies wiederum lässt darauf schließen, dass sich das auditive Spiegelsystem, das wir mit Hilfe von Handlungsgeräuschen maßen, auch auf neue Handlungen – etwa das Spielen eines Musikinstruments – ausdehnen lässt. Unser Spiegelsystem ist also bei der Geburt nicht völlig festgelegt, sondern kann durch Erfahrungen, die unsere Wahrnehmung der Handlungen anderer verändern, erheblich erweitert werden.

Dass mit der Fachkenntnis die Spiegelreaktionen zunehmen, könnte entweder daran liegen, dass sich Klavierspieler überdurchschnittlich für Klaviermusik interessieren und sie häufig hören, oder daran, dass sie viel Klavier spielen. Um diese Möglichkeiten voneinander zu unterscheiden, begannen sich im selben Jahr die spanische Neurowissenschaftlerin Beatriz Calvo-Merino und ihre Kollegen vom University College London mit Balletttänzern zu beschäftigen. Tänzerinnen und Tänzer üben gemeinsam, daher können sie sich sehr häufig bei ihren Bewegungen gegenseitig beobachten; dabei haben sie viele Bewegungen gemeinsam, einige aber nicht. Die geschlechtsspezifischen Bewegungen bieten also Gelegenheit, die Wirkung des Anblicks von Handlungen und des Interesses an ihnen von der Wirkung der Handlungsausführung zu unterscheiden. Als die Forscher erfahrenen Tänzern und Tänzerinnen geschlechtsspezifische

Bewegungen zeigten, reagierten beide Geschlechter mit einem gewissen Maß an Spiegelaktivität auf alle Bewegungen, wobei allerdings die Frauen stärkere Spiegelaktivität bei weiblichen Bewegungen und die Männer stärkere Aktivität bei männlichen Bewegungen erkennen ließen.[18]

Die Reaktionsunterschiede lassen vermuten, dass das Spiegelsystem auf Bewegungen, deren Einzelheiten nicht in unserem eigenen Vokabular enthalten sind, durchaus reagieren kann – ähnlich den sogenannten allgemein kongruenten Spiegelneuronen, die wir in früheren Kapiteln kennengelernt haben. Allerdings findet eine stärkere Spiegelreaktion beim Anblick einer Bewegung statt, die der Beobachter immer wieder geübt hat.

Die Entdeckung des Spiegelsystems liefert also eine neue Erklärung für die allgemein bekannte Erfahrung, dass man eine Sportart, die man gerade gelernt hat, im Fernsehen interessierter anschaut als früher. Zwar können wir die Grundbewegungen von Sportarten und Tätigkeiten wahrnehmen, die wir nie ausgeübt haben, doch Tätigkeiten, die wir erlernt haben, nehmen wir viel komplexer wahr.

Ich entsinne mich, wie sich meine Fechtkurse auf mich auswirkten. Schon bevor ich es lernte, habe ich die Fechtwettkämpfe während der Olympischen Spiele fasziniert verfolgt, verstand aber nicht genau, was vor sich ging. Alles blieb verschwommen. Nach zwei Jahren Fechtunterricht bin ich noch immer kein Schwertkämpfer, aber meine Wahrnehmung hat sich mit meinen Fertigkeiten verbessert. Heute sehe ich viel deutlicher, was die Fechter machen. Ihre Bewegungen bekamen Bedeutung für mich – und manchmal finde ich es fast unmöglich, mich nicht zu bewegen, wenn ich einen besonders raffinierten Ausfall sehe. Teile meines Körpers scheinen meinen Augen zu helfen, damit sie sehen, was sie zuvor nicht sehen konnten.

Wie motorische Fertigkeiten unsere Wahrnehmung schärfen, wurde unlängst an Basketballspielern gezeigt. Ein Forschungsteam unter Leitung von Salvatore Maria Agliotti an der Universität Rom forderte sehr gute Basketballspieler auf, sich die Freiwürfe anderer Spieler anzuschauen. Sie sollten so früh wie möglich sagen, ob der Ball im Korb landen würde oder nicht. Vor die gleiche Aufgabe stellten die Forscher Versuchspersonen, die kundige Basketballzuschauer waren, aber wenig motorische Erfahrung mit dem Spiel hatten (Trainer und Sportjournalisten). Eine dritte Gruppe bestand aus vollkommenen Laien. Es zeigte sich, dass die Vorhersagen der Trainer und Journalisten genauer waren als die der Laien, dass aber die Spieler das Ergebnis am genauesten prognostizierten. Nur die Spieler schienen in der Lage zu sein, den Erfolg eines Wurfs in dem Augenblick vorauszusagen, da der Ball die Hand des Spielers verließ. Während die anderen Betrachter sich bei ihrer Antwort nach der Wurfbahn des Balls zu richten schienen, konnten die Spitzenspieler, gestützt auf ihre motorische Erfahrung, die Vorhersage aus den Bewegungen der beobachteten Spieler ableiten. Ähnlich wie Lisa Aziz-Zadeh bei den Geräuschen von Handlungen vermochten die römischen Forscher mit Hilfe der transkraniellen Magnetstimulation nachzuweisen, dass die genaueren Vorhersagen der Spitzenspieler von einer stärkeren Aktivierung ihres für die Repräsentation von Handbewegungen zuständigen Spiegelsystems begleitet waren.

Aus diesen Beobachtungen lassen sich einige einfache Ratschläge gewinnen. Wenn Sie bestimmte Handlungen anderer Individuen wirklich verstehen wollen, sollten Sie sie nicht einfach untersuchen, sondern die dazugehörigen Fertigkeiten erwerben. Schiedsrichter, Musikkritiker, Sporttherapeuten und viele ähnliche Berufsgruppen sollten sich die Erkenntnis zu eigen machen, dass es eine enge kausale Beziehung zwischen ihren motorischen Fertigkeiten und ihrer Wahrnehmung gibt.

Der Spiegel in unserem Gehirn reagiert sogar auf Roboter

Wenn wir uns die *Star-Wars*-Saga ansehen, schreiben die meisten von uns R2D2 und C3P0 ein ganzes Spektrum menschlicher Gefühle zu, obwohl wir eigentlich wissen, dass Roboter von Computern gesteuert werden, die keine Gefühle haben. Bei anderen Menschen spüren wir intuitiv, dass sie ein ähnliches Innenleben haben wie wir selbst, daher unterstellen wir ihnen die Gefühle, die wir beim Ausführen bestimmter Handlungen empfinden, wenn wir beobachten, wie andere sie verrichten. Unsere Gruppe beschloss zu untersuchen, was unser Gehirn macht, wenn es die Handlungen von Robotern sieht.

Wieder im Labor, zeigten wir unseren Versuchsteilnehmern, unter ihnen auch Joyce, Filme, in denen nicht nur Menschen bei alltäglichen Handlungen zu sehen waren, sondern auch ein Industrieroboter bei den gleichen Tätigkeiten. Der Roboter ergriff eine Tasse Kaffee und ein Glas Wein, schöpfte Suppe aus einer Schüssel, ging dabei aber nach Art von Industrierobotern zu Werke: mit zielstrebigen Bewegungen von konstanter Geschwindigkeit. Seine Klaue hatte größere Ähnlichkeit mit R2D2s Arm als mit einer menschlichen Hand. Wir überprüften, ob das menschliche Spiegelsystem auf den Film eines nach einem Glas greifenden Industrieroboters genauso reagiert wie auf den Film, der einen anderen Menschen zeigt.

Die Antwort lautet: Ja.[19] Die Filme mit dem Roboter aktivierten das Spiegelsystem genauso wie die Filme mit Menschen. Die Unterschiede im Bewegungsmuster und im körperlichen Erscheinungsbild zwischen dem Roboter und unseren menschlichen Beobachtern hinderten das Spiegelsystem nicht daran, die Robotertätigkeit im Licht menschlicher Tätigkeiten, der Handlungen der Teilnehmer, zu interpretieren. Das traf sogar dann zu, wenn der Roboter, statt ausgesprochen menschliche Tätigkeiten – wie das Ergreifen eines Glases – zu verrichten, einfach bunte Holzklötze bewegte. Ein weiteres Experiment zeigte, dass wir auch das Verhalten von Tieren mittels unserer eigenen Handlungen interpretieren.[20]

In einer Welt, in der Roboter an Bedeutung gewinnen, hat diese Fähigkeit des Spiegelsystems, Roboterhandlungen zu assimilieren, eine wichtige Konsequenz. Unser Gehirn hat sich in Jahrmillionen Evolution herausgebildet, um sich optimal auf das Verhalten von Tieren und anderen Menschen einzustellen. Aus der Beobachtung, dass Roboter, selbst wenn sie nicht wie Menschen ausschauen, unser Spiegelsystem genauso wie Menschen

zu aktivieren scheinen, folgt, dass sie in Zukunft in die Arbeits-
welt integriert werden, eine feste Verbindung mit dem Spiegelsystem menschlicher Arbeiter eingehen und auf diese Weise von
Jahrmillionen Evolution profitieren könnten. Weitere Experimente in diese Richtung werden erforderlich sein, um die Grenzen dieses Phänomens aufzuzeigen. Regisseure wie George Lucas
scheinen den richtigen Instinkt gehabt zu haben. Selbst sehr seltsam aussehende Roboter können eine Verbindung zu unserem
sozialen Gehirn herstellen und in uns Gefühle wie Erbarmen,
Mitgefühl und Freude auslösen – fast als wären sie Menschen.

Wie Menschen, die ohne Hände geboren wurden, Handbewegungen spiegeln

Eines Tages platzte Theo Mulder, Direktor der Königlich-Hol-
ländischen Akademie der Wissenschaft und Professor für Be-
wegungswissenschaft, mit strahlendem Lächeln in unser Büro.
»Hätten Sie Interesse daran, Versuchspersonen zu scannen, die
ohne Arme geboren wurden?«, fragte er. Interessiert leuchteten
Valerias Augen auf. Sie hatte gerade die Datenanalyse des Robo-
terexperiments abgeschlossen und fragte sich nun, wie wir wohl
Handbewegungen wahrnehmen würden, wenn wir nie Hände
gehabt hätten. Klar, dass wir Ja sagten.

Einige Monate später traf der erste Versuchsteilnehmer ein.
»Freut mich, Sie kennenzulernen«, sagte er und hob im Stehen den
Fuß, um mir die Hand zu schütteln. Ich schüttelte ihm den Fuß
und beobachtete verblüfft, wie außerordentlich geschickt er Beine
und Füße bewegte. Während ihm Valeria das Experiment erklärte,
kratzte er sich mit dem linken Fuß die Bartstoppeln. »Scheint
leicht zu sein«, sagte er, und Minuten später war er im Scanner.

Zunächst sah er Filme von Händen, die bestimmte Handlungen
ausführten, dann Hände und Füße bei Tätigkeiten – etwa eine
Hand, die Zucker in eine Tasse Kaffee tat, und dann einen Fuß
bei der gleichen Tätigkeit. Zum Schluss baten wir ihn, Lippen

und Füße zu bewegen, um seine motorische Repräsentation von Mund- und Fußtätigkeiten zu kartieren. Kurz darauf kam der zweite Versuchsteilnehmer. Ich schüttelte ihm jetzt den Fuß, als wäre es die natürlichste Sache der Welt. Das Experiment ging wieder reibungslos vonstatten, und schon waren beide wieder fort. Beide Teilnehmer waren in den Dreißigern, hatten anspruchsvolle Berufe und waren ohne Arme und Hände geboren worden.

Kurz darauf saßen wir wieder vor unseren Computern und betrachteten die Ergebnisse. Sie zeigten vollkommen normale Spiegelaktivierungen in dem Areal, in dem auch Teilnehmer mit Händen und Armen diese Aktivität erkennen lassen. Doch als wir uns die Daten ansahen, die erhoben worden waren, als sie Handlungen mit Mund und Füßen verrichteten, stellte sich heraus, dass der Anblick von Handtätigkeiten, die sie noch nie ausgeführt hatten, auf Gehirnregionen abgebildet worden war, die sie jetzt für ihre Fuß- oder Mundtätigkeiten nutzen. Abermals sah es so aus, als ob ihr Spiegelsystem den Zweck der Handlung erkannte – »Greifen« – und diesen Zweck in ihrem eigenen, Fuß und Mund verwendenden motorischen Programm für Greifen verzeichnete. Interessanterweise hatte ihre Fußrepräsentation auch auf die Region übergegriffen, die bei regulär entwickelten Individuen für Handtätigkeiten zuständig ist. Dieses Phänomen zeigt sich oft bei Patienten mit Amputationen und erklärt, warum die visuelle Aktivität in denselben Arealen stattfindet wie bei normalen Individuen. Die Hirnregionen, die vorher für die fehlende Gliedmaße zuständig waren, beginnen angrenzende Körperteile zu repräsentieren – und reagieren, wenn die Person sieht, wie andere Menschen Handlungen ausführen, die sie mit Hilfe dieser Gliedmaße verrichten würden.

Das Spiegelsystem bahnt das Verständnis von Zielen

Unser motorisches System setzt sich zusammen aus dem primär motorischen Kortex und höheren motorischen Arealen, unter anderem dem prämotorischen Kortex, in dem sich Spiegelneuronen befinden. Neuronen im primär motorischen Kortex sind mit bestimmten Muskelgruppen verknüpft. Wenn wir uns alle Fälle ansehen, in denen ein bestimmtes Neuron im primär motorischen Kortex feuert, stellen wir fest, dass es sich um alle Fälle handelt, wo eine bestimmte Muskelgruppe in einer bestimmten Weise tätig war. Beispielsweise sind die für die Bewegung Ihres Zeigefingers zuständigen Muskeln beteiligt, wenn Sie auf einer Tastatur tippen, eine Zigarette halten und eine Bewegung machen, die »Komm her!« bedeutet. Allen diesen Bewegungen liegt keine gemeinsame Absicht zugrunde, aber die Muskelbewegung ist ähnlich.

Nehmen wir die gleichen Beobachtungen an einem prämotorischen Neuron vor, erkennen wir, dass allen diesen Aktivierungsfällen ein Ziel oder eine Absicht eigen ist – wie zum Beispiel Greifen, Aufbrechen oder Entfernen. »Ziel« wird hier pragmatisch verwendet: Es ist das, was mit einer Handlung erreicht werden soll. Wenn ich die Kappe von einem Füllfederhalter entferne, dann ist das Ziel der Handlung – egal, ob mit Händen oder Mund ausgeführt –, dass sich die Kappe nicht mehr auf dem Füller befindet. Neuronen im prämotorischen Kortex scheinen im Hinblick auf solche Ziele organisiert zu sein, wobei viele in ähnlicher Weise auf Greifbewegungen reagieren, gleich, wie sie ausgeführt werden. Eine fMRT-Studie zeigte, dass sowohl beim Schreiben mit der Hand als auch mit dem Fuß dieselben Regionen des prämotorischen Kortex beteiligt sind.[21]

Zusammenfassend lässt sich feststellen, dass das motorische System wie eine Armee organisiert ist, was dem Gehirn große Flexibilität verleiht. Generäle in den prämotorischen Regionen entscheiden, was getan werden soll, Subalternoffiziere am Übergang von den prämotorischen zu den primär motorischen Neuronen befinden darüber, wie diese Ziele unter den Bedingungen einer bestimmten Situation zu erreichen sind, und einfache Soldaten im primär motorischen Kortex sorgen dann für die Ausführung der Handlung, indem sie die richtigen Muskeln bewegen. Die Flexibilität ist nützlich, denn zwar umfasst Essen stets Greifen, Kauen und schließlich Schlucken, aber der Greifakt wird von Mal zu Mal anders ausfallen. Daher ist es vernünftig, das allgemeine Programm im prämotorischen Kortex zu speichern, um die verschiedenen Muskeln dann flexibel einzusetzen, je nachdem, ob man Stäbchen, Gabeln oder Brot vor sich hat.

Mit der Entdeckung der Spiegelneuronen im prämotorischen Kortex wird der Umstand, dass diese Regionen Generäle sowie Subalternoffiziere enthält, die zielorientiert denken, und keine einfachen Soldaten, die lediglich Muskelgruppen berücksichtigen, unmittelbar bedeutsam für unsere Wahrnehmung der Handlungen anderer Individuen. Wie die Experimente an Robotern, Tieren und ohne Arme geborenen Menschen zeigten, scheint unser Spiegelsystem motorische Programme zu aktivieren, die uns ermöglichen, das von dem beobachteten Individuum angestrebte Ziel zu erreichen. Sehen wir, wie ein Roboter ein Glas ergreift, aktivieren wir motorische Programme, die uns veranlassen würden, das Glas mit unseren Händen zu ergreifen. Wenn Teilnehmer, die ohne Hände geboren wurden, Filme sehen, in denen jemand ein Glas ergreift, aktivieren sie motorische Programme, bei denen zur Erreichung des gleichen Ziels Fuß oder Mund eingesetzt würden. Nach allem, was wir über zielorientierte Repräsentationen im prämotorischen Kortex wissen, sollte uns dieses Ergebnis nicht überraschen. Würden wir gemäß eines klassischeren Gehirnmodells glauben, dass die Handlungen anderer Individuen unabhängig von unseren Handlungen repräsentiert werden, wäre weitaus schwerer zu verstehen, warum Ziele eine so herausgehobene Bedeutung haben, wenn wir andere Individuen beobachten.

Lernen durch Beobachtung

Die Entdeckung der Spiegelneuronen hat sich auch nachhaltig auf unsere Vorstellungen von einer anderen grundlegenden menschlichen Fähigkeit ausgewirkt: Lernen durch Beobachtung. Als Kinder lernen wir viel, indem wir beobachten, was unsere Eltern und Freunde tun. Neugeborene haben in der ersten Lebenswoche eine angeborene Tendenz, die eigene Zunge herauszustrecken, wenn sie ihre Eltern dabei beobachten.[22] Diese Nachahmung ist nicht vollkommen. Möglicherweise streckt Ihr Kind seine Zunge nicht jedes Mal heraus, wenn Sie es tun, doch wenn Sie es oft genug wiederholen, wird das Kind seine Zunge häufiger zeigen, als wenn Sie etwas anderes täten. Babys lallen und beginnen später die Laute nachzuahmen, die ihre Eltern hervorbringen. Noch später spielen sie in Nachahmung ihrer Eltern mit Staubsaugern und Hämmern.

Unsere modernen Kulturen, in denen wir schreiben, sprechen, lesen, Raumschiffe bauen und zur Schule gehen, können nur funktionieren, weil wir nicht auf das Verhalten eingeschränkt sind, mit dem wir geboren werden oder das wir durch Versuch und Irrtum lernen. Vieles können wir lernen, indem wir andere beobachten. Diese erstaunliche Fähigkeit, Fertigkeiten und Wissen rasch von anderen Menschen zu übernehmen, bezeichnen wir als kulturelle Übertragung. In der Steinzeitkultur musste man beispielsweise lernen, aus einem Stein eine Klinge zu formen. Untersuchungen von Steinklingen aus dieser Zeit offenbaren, dass sie nach relativ festgelegten Verfahren gefertigt wurden, die im Laufe von Jahrtausenden langsam vervollkommnet wurden – ein untrügliches Zeichen für kulturelle Übertragung. Unsere gegenwärtige Lebensweise hängt in sehr hohem Maße von dieser Übertragungsform ab. Wenn wir in einem neuen Beruf arbeiteten, erlernen wir häufig ein ganzes Bündel von Fertigkeiten, indem wir erfahrene Kollegen dabei beobachten. Ohne die Fähigkeit, durch Beobachtung zu lernen, hätte sich unsere moderne Welt nie entwickelt. Ohne sie würde jede Neuerung nur ihrem Erfinder dienen und mit ihm sterben.

Obwohl wir alle die Fähigkeit, von anderen Menschen zu lernen, schon vor der Entdeckung der Spiegelneuronen als selbstverständlich hinnahmen, zerbrachen sich Forscher den Kopf darüber, wie das Gehirn diese Leistung vollbringt. Noch erstaunlicher ist, dass man sich dabei auf die sogenannte »echte Nachahmung« *(true imitation)* konzentrierte. Erst seit dem Zweiten Weltkrieg versuchen Wissenschaftler wirklich herauszufinden, wie Tiere lernen. William Thorpe, Dozent an der Cambridge University, war einer der Gründungsväter dieser neuen Disziplin. Doch nach seiner einflussreichen Definition ist echte Nachahmung »die Kopie einer neuen oder in anderer Weise unwahrscheinlichen Handlung«.[23] Wenn ein Spion jemand anderem über die Schulter blickt, während dieser ein Passwort eintippt, um sich damit später Zugang zu einem Computer zu verschaffen, ist das keine echte Nachahmung, weil unser Spion ja schon früher Passwörter eingetippt hat und die Handlung daher nicht neu für ihn ist. Wenn ich dagegen einem Kind zeige, wie man lustige Grimassen schneidet, indem ich mit meinen Händen eine Pilotenbrille forme und sie mit einer komischen Bewegung über den Kopf stülpe, ist die Kopie dieser Bewegungen echte Nachahmung, weil die Handlung selbst neu und unwahrscheinlich ist. Nach dieser strengen Definition Belege für Nachahmung bei Tieren zu finden, ist schwierig, wenn auch wahrscheinlich nicht unmöglich.

Mit der Entdeckung der Spiegelneuronen eröffnete sich für die Frage, wie Menschen eine Verhaltensweise lernen, indem sie andere bei einer ähnlichen Handlung beobachten, ein konkreter Ansatzpunkt. Spiegelneuronen aktivieren bei uns die für die Verrichtung einer Tätigkeit verantwortlichen Strukturen, während wir jemanden eine ähnliche Handlung ausführen sehen. Das ist für die Reproduktion der Handlungen anderer natürlich besonders wichtig.[6] Die Erkenntnis, dass das Spiegelsystem zielorientiert ist, legt allerdings den noch wichtigeren Gedanken nahe, dass wir beim Beobachten weniger die beliebigen Einzelheiten lernen, dank deren der Vorführende sein Ziel erreicht, als vielmehr das, was er erreicht oder zu erreichen versucht hat. Schon kleine Kinder verhalten sich rational bei der Reproduktion einer Handlung. Wenn Sie beide Hände voll haben und einen Knopf mit dem Kopf drücken, betätigen ihn die Kinder mit der Hand und verhalten sich damit gemäß der Tendenz, die das Spiegelsystem vorhersagt. Zwar können streng kongruente Spiegelneuronen etwas genauer beschreiben, wie die Tätigkeit verrichtet wird, doch die weniger spezifischen, allgemein kongruenten Spiegelneuronen, die zielorientiert arbeiten, sind rund doppelt so häufig wie die streng kongruenten Spiegelneuronen,[24] woraus folgt, dass Ziele die dominanten Variablen im Spiegelsystem sind.

Thorpes Definition folgend, konzentrierten sich viele Primatologen bei der Suche nach evolutionären Vorläufern der kulturellen Übertragung auf echte Nachahmung bei Tieren. Im Allgemeinen lassen Affen keine schlüssigen Beweise für solche Nachahmung erkennen. Eine Zeit lang glaubte man, dieser Umstand stünde im Gegensatz zum Vorkommen von Spiegelneuronen bei solchen Tieren, doch diese Annahme scheint auf einem Missverständnis der Funktion von Spiegelneuronen zu beruhen. Spiegelneuronen sagen vorher, dass Affen fähig sein müssten, durch Beobachten zu lernen, was aber nicht unbedingt bedeutet, dass sie die Einzelheiten des Verhaltens reproduzieren, durch die das Ziel erreicht wurde.

Francys Subiaul und seine Kollegen vom Fachbereich Anthropologie der Columbia University untersuchten an Affen das Lernen durch Beobachtung in einem einfacheren Sinn.[25] Sie platzierten zwei Affen nebeneinander, jeden vor einen eigenen Touchscreen-Computer. Der Rechner zeigte den Affen vier Bilder irgendwo auf dem Bildschirm. Wenn die Tiere die Bilder in der richtigen Reihenfolge berührten, bekamen sie etwas Fruchtsaft. Zunächst aber mussten sie die richtige Reihenfolge herausfinden. Unter der Bedingung von Versuch und Irrtum musste jeder Affe die korrekte Sequenz selbst entdecken. Unter der Bedingung von sozialem Lernen konnte einer der Affen einen erfahreneren Affen bei der Ausführung der richtigen Sequenz beobachten. Wie sich erwies, brauchte ein Affe auf sich allein gestellt rund zwanzig Versuche, um eine Bildgruppe in die richtige Reihenfolge zu bringen, nach Beobachtung eines anderen, die Aufgabe korrekt erledigenden Affen jedoch nur noch fünfzehn Versuche. Der Affe lernte etwas, indem er einfach das Verhalten des anderen Affens beobachtete.

Die Spiegelneuronen tragen zur Bewältigung solcher Aufgaben bei, weil sie eine bestimmte Sequenz wohlbekannter Handlungen im Gehirn des beobachtenden Affen aktivieren. Um die sequenz zu lernen, sind neben diesen Spiegelneuronen noch Systeme vonnöten, die sich an die Reihenfolge der einzelnen Akte erinnern – auch das eine Fähigkeit, die Menschen weit besser meistern als Affen. Nach Beobachtung eines kundigen Demonstrators würden Menschen weit weniger als fünfzehn Versuche brauchen. Beide Spezies empfinden die beobachteten Handlungen instinktiv mit, doch Menschen dürften das Gesehene besser und genauer erinnern als Affen.

Doch selbst bei Affen konnten Leonardo Fogassi und seine Forschungsgruppe in Parma zeigen, dass manche Spiegelneuronen auf die Handlungssequenzen ansprechen, in die sie eingebettet sind. Einige Neuronen, die bei der Ausführung und Beobachtung von Greifbewegungen aktiviert werden, reagierten stärker, wenn die Greifbewegung in eine Sequenz Greifen-um-zu-essen integriert war, während andere größere Aktivität bei Greifbewegungen in einer Sequenz Greifen-um-zu-stellen zeigten. Diese Empfänglichkeit für die übergeordnete Handlungssequenz könnte ein wichtiger Baustein für das Lernen durch Beobachtung sein. Sie ermöglicht dem Beobachter nicht nur, neue Fertigkeiten zu erwerben, sondern auch, vertraute Handlungen zu neuen, flüssigen Sequenzen zu organisieren.

Ein neuronales Substrat für Intuition

Philosophen wie Descartes haben uns gesagt, dass der Geist eines anderen Menschen eine unsichtbare, verborgene und undurchdringliche Entität sei. Doch nach volkstümlicher Auffassung gibt es neben der logischen Erkenntnis noch andere Möglichkeiten, in Erfahrung zu bringen, was im Geist anderer vor sich geht. Lange Zeit galten Begriffe wie »(weibliche) Intuition«, in denen zum Ausdruck kam, dass man sich auf den Geist anderer Menschen »einstimmen« könne, als abergläubischer Unsinn, der überhaupt nichts mit seriöser Wissenschaft zu tun hatte. Doch die Entdeckung der Spiegelneuronen hat dazu geführt, dass wir heute die Beziehung zwischen Individuen anders wahrnehmen.

Während wir die Handlungen anderer wahrnehmen, reagiert unser prämotorischer Kortex, als nähmen wir die Handlungen selbst vor. Das Spiegelsystem bildet eine Brücke zwischen dem Bewusstsein zweier Menschen und führt uns vor Augen, dass unsere Gehirne zutiefst sozial sind.

In unseren fMRT-Experimenten wurden die Teilnehmer nicht ausdrücklich aufgefordert, sich in die Lage der Menschen zu versetzen, denen sie zuhörten oder die sie beobachteten. Nach den Experimenten fragten wir sie, ob sie sich bewusst vorgestellt hätten, sie seien die Leute, die sie gesehen hatten, was alle verneinten. Folglich ist die von uns ermittelte Spiegelaktivität, in der sich der prämatorische Kortex in Einklang mit den Akteuren befindet, ein Prozess, der nichts mit einer bewussten, willentlichen Perspektivenübernahme zu tun hat. Vielmehr scheint dieser Vorgang spontan in Gang gesetzt zu werden, während wir die Handlungen anderer Individuen beobachten, weshalb er so intuitiv wirkt. Offenbar empfinden wir die Handlungen anderer mit, obwohl wir noch nicht einmal den Versuch machen, uns in sie hineinzuversetzen. In gewisser Weise »fühlen« wir, was in ihnen vorgeht; das unterscheidet das Spiegelsystem von der bewussten, logisch organisierten Reise eines Kriminalisten in die Geistesverfassung eines flüchtigen Straftäters.

Die Entdeckung der Spiegelneuronen machte mir klar, dass unsere Gehirne tatsächlich auf geradezu magische Weise miteinander verbunden sind. Wir kommen nicht mit einem Gehirn auf die Welt, das sich ausschließlich mit uns selbst beschäftigt, sondern das in der Lage ist, mit anderen Menschen mitzufühlen. Unser Gehirn ist so strukturiert, dass es sich auf die Menschen um uns her einstimmt. Aus diesem Grund habe ich eine andere Einstellung zu meiner Intuition gewonnen. Früher hielt ich sie für unzuverlässig und glaubte, sie sei meinem rationalen Denken unterlegen, doch heute sehe ich in ihr das Ergebnis eines raffinierten, hochentwickelten Prozesses, der die ganze Vielfalt meines motorischen Vermögens für Erkenntnisse über andere Menschen nutzt. So ist die Intuition zu einem verlässlichen Mitarbeiter für mich geworden, dessen Arbeit ich nicht kontrollieren und anleiten muss, sondern auf dessen Entscheidungen ich mich verlassen kann.

Wie die beobachteten Unterschiede zwischen Menschen mit verschiedenen Empathie-Niveaus und mit unterschiedlich ausgeprägten Fertigkeiten zeigen, kann die motorische Einfühlung, die unsere Gehirne verbindet, mal stärker und mal schwächer sein. Für die künftige Forschung wird es faszinierend sein, der Frage nachzugehen, wie sich die Stärke dieser Verbindung beeinflussen lässt. Wissenschaftler in aller Welt untersuchen heute, ob sich durch Meditation und bestimmte Wirkstoffe die Empathie verstärken lässt und inwieweit die Entscheidung, sich in jemanden einzufühlen oder nicht, die Aktivität in unserem Spiegelsystem verändert.

Bedeutung für die Lehre: Eine Handlung ist tausend Worte wert

In unserer extrem auf Wissen gegründeten Zivilisation wird abstraktes Wissen höher bewertet als praktisches Können. Einstein, der die verborgenen Gesetze der Materie und des Universums mit der einfachen Formel $E=mc^2$ erfasste, ist für viele Leute das größte Genie, das sie mit Freuden selber wären. Intellektuelles, abstraktes, rationales Denken gilt häufig als das Ziel, das der Unterricht unserer Schulen verfolgen müsse, während eher praktische und intuitive Fertigkeiten geringer geschätzt werden.

In pädagogischer Hinsicht lässt das Spiegelsystem vermuten, dass abstrakte Theorie nicht immer die wirksamste Lehrmethode sein dürfte. Sprache, die allgegenwärtige Grundlage des Unterrichtens, hat sich über etwa zwei Millionen Jahre entwickelt. Lernen durch Beobachtung dagegen gibt es seit vielen hundert Millionen Jahren. Daraus folgt, dass ein Lehrer, der sich auf verbalen Unterricht beschränkt, uralte und ungeheuer wirksame Kommunikationskanäle ungenutzt lässt. Spiegelneuronen öffnen eine außerordentlich privilegierte Tür zwischen dem Gehirn eines Lehrers und dem seiner Schüler.

Sprachliches Material in einem Lehrbuch ist nur mit erheblichem Aufwand zu entschlüsseln, und wir gelangen zu der Erkenntnis, dass das, was schließlich in unserem Kopf ankommt, wenn wir das Thema verstanden haben, etwas ganz anderes ist als die lange Kette von Buchstaben und Zahlen im Lehrbuch. Beim Lernen durch Beobachtung dagegen haben wir ein unmittelbares und intuitives Gefühl. Es ist ein ganz natürlicher Vorgang, einen Knoten zu knüpfen, während wir einen erfahrenen Seemann beobachten, der es langsam vormacht; der Versuch dagegen, es nach einer Anleitung in einem Buch zu bewerkstelligen, kann sehr frustrierend sein.

Doch das Lernen durch Beobachtung, das uns ganz selbstverständlich vorkommt, ist natürlich kein einfacher Prozess. Die mechanischen Kräfte, die wir beim Schürzen eines Knotens mit den Fingern ausüben, weisen physikalisch nicht mehr Ähnlichkeit mit den Lichtwellen auf, die vom Körper des Vorführenden reflektiert werden, als mit denjenigen, die von den Buchstaben eines Buchs zurückgeworfen werden. Denn trotz Jahrzehnte intensiver Forschung, trotz des Einsatzes leistungsfähiger Computer und der Bemühungen einiger der klügsten Köpfe der Welt, bemüht man sich in den KI-Labors noch immer vergebens, einen Roboter zu konstruieren, der eine Vielfalt von Fertigkeiten durch Beobachtung nachahmen kann. Robotern fällt es viel leichter, die schriftlichen Anweisungen eines Computerprogramms zu befolgen. Lernen durch Beobachtung ist für uns natürlicher, und Computerprogramme sind für Maschinen natürlicher, weil wir in Hunderten von Jahrmillionen Evolution im Beobachtungslernen vervollkommnet wurden, während die Sprache für unser Gehirn eine neue »Zusatzfunktion« ist. Roboter dagegen haben sich in einer Welt von Computerprogrammen entwickelt, daher ist für sie das Lernen durch Beobachtung eine neue Zusatzfunktion. Spiegelneuronen und die relativ direkten Nervenverbindungen zwischen dem visuellen und dem auditiven Kortex, die die Handlungen anderer Menschen verarbeiten, sind das greifbare Ergebnis dieser Millionen Jahre währenden Evolution. Wenn wir dieses wunderbar abgestimmte System nicht für den Unterricht nutzen, vernachlässigen wir einen erstaunlich effektiven Kommunikationskanal.

Wenn wir etwas zu erklären haben, könnte also die Vorführung der Fertigkeit ein wichtiges didaktisches Werkzeug zur Ergänzung einer sprachlichen Erklärung sein. Gilt es beispielsweise, in der Schule das Lösen einfacher Gleichungen zu lernen, so scheint es sich kaum um eine physische Fertigkeit zu handeln, und doch können wir den Vorgang besser verstehen, wenn wir ihn in eine intuitivere motorische Operation umwandeln. Beispielsweise könnte (und sollte vielleicht) das Konzept des Addierens und Subtrahierens immer durch eine körperliche Demonstration ergänzt werden. Man nehme eine Schüssel mit drei Bonbons, ergreife zwei weitere Bonbons, die neben der Schüssel liegen, und lege sie in die Schüssel. »Das ist Zuzählen.« Dann entfernt man vier Bonbons aus der Schüssel und sagt: »Das ist Abziehen.«

Die meisten von uns haben schon einmal erlebt, wie erhellend solche Demonstrationen für das Verständnis abstrakter Begriffe sein können. Viele gute Lehrer wissen instinktiv um die Bedeutung derartiger Unterrichtsmethoden. Dank der Entdeckung der Spiegelneuronen ist es uns möglich, die Intuition einiger begabter Lehrer auf eine wissenschaftlichere Grundlage zu stellen, die uns ermöglicht, die Funktion unserer Körper als Kommunikationskanäle zu verstehen.

Simulation ist ein fundamentales Prinzip der Gehirnfunktion

Wie gezeigt, ist eine grundlegende Eigenschaft des Spiegelsystems, dass das Sehen oder Hören von Tätigkeiten anderer die eigenen Gehirnregionen aktiviert, als verrichte man die gleiche Tätigkeit. Das Gehirn simuliert, was es in der Umgebung sieht, wobei allerdings unbedingt darauf hinzuweisen ist, dass es für Ausführung und Wahrnehmung nicht dieselben Hirnareale verwendet. Um gesehene/gehörte Handlungen in ein motorisches

Vokabular zu übersetzen, braucht man zusätzliche Prozesse, und Spiegelneuronen sind ein Teil solcher Umwandlung. Außerdem muss das Gehirn vermeiden, dass die Ergebnisse der Simulationen aus dem Gehirn auf die Muskeln des Körpers übergreifen. Derartige Ergebnisse wären kontraproduktiv. Würden wir als Zuschauer eines Boxkampfs unsere Nachbarn schlagen, verhielten wir uns zweifellos höchst unpassend.

Wie sich zeigt, kommen jedes Mal, wenn wir die Handlungen anderer sehen, noch andere, vermutlich im Frontallappen gelegene Hirnregionen ins Spiel. Diese Areale haben die Aufgabe, das »Tor« zu schließen, das normalerweise die Befehle der Generäle in der Region der prämotorischen Spiegelneuronen an die Soldaten des primär motorischen Kortex übermittelt. Während wir handeln, muss dieses Tor offen sein, doch wenn wir lediglich die Handlungen anderer beobachten, muss es geschlossen sein, um uns daran zu hindern, die Handlungen, die wir nur innerlich simulieren wollen, automatisch auszuführen. Einige Patienten, die unter der sogenannten Echopraxie leiden (von griechisch échó, »Nachhall«, und práxis »Tun, Verrichtung«), weisen Läsionen des Frontallappens auf und scheinen die Fähigkeit eingebüßt zu haben, das Tor während einer Beobachtung zu schließen. Der französische Neurologe François L'Hermitte lieferte eine anschauliche Schilderung dieser Störung. Er legte zwei Brillen auf einen Tisch und forderte seinen Echopraxie-Patienten auf, sich zu setzen. Der Patient trug selber eine Brille, doch als er sah, wie der Neurologe eine der beiden Ersatzbrillen aufsetzte, nahm der Patient automatisch die andere vom Tisch und setzte sie über der eigenen auf. Ohne die inhibitorische Aktivität des Frontallappens war der Patient dem Einfluss, den die Handlungen anderer auf sein eigenes motorisches System hatten, hilflos ausgeliefert.

Sobald das Gehirn die Umwandlung des Anblicks und Geräuschs von Handlungen in motorische Programme bewältigen und die motorische Ausführung während der Simulation verhindern kann, wird diese zu einer eleganten Methode, um das Verhalten anderer zu deuten. Wenn wir das Spiegelsystem dergestalt als informationsverarbeitenden Mechanismus betrachten, stoßen wir auf eine grundlegende Eigenschaft des Gehirns: Es kann Areale, die ursprünglich für bestimmte Aufgaben vorgesehen waren (eine Tätigkeit zu verrichten), für neue, zusätzliche Funktionen nutzen (diese Tätigkeit wahrzunehmen).

Ein weiteres wichtiges Beispiel für Simulation ist die Vorstellung. Malen Sie sich aus, was für ein Gefühl es ist, an einem Sommermorgen den Strand entlangzulaufen – bei jedem Schritt platschen Ihre bloßen Füße durch das kühle, seichte Wasser, und der Wind fährt Ihnen durchs Haar. Die allermeisten Menschen haben keine Schwierigkeiten, sich mittels ihres Vorstellungsvermögens lebhafte Bilder und Empfindungen zu vergegenwärtigen. Interessanterweise verstärkt die Vorstellung von Handlungen auch die Aktivität in den prämotorischen Regionen, die an der Ausführung solcher Handlungen beteiligt sind – als liefen Sie wirklich am Strand entlang. Beim Beobachten wie Vorstellen spielt unser Gehirn also mit Hilfe des prämotorischen Kortex eine Handlung mental durch, ohne den Körper tatsächlich zu bewegen. Wir können eine Tätigkeit anderer verstehen und uns sehr genau vorstellen, sie selbst zu verrichten, weil wir dazu denselben Apparat benutzen, den wir zur Ausführung der Handlung verwenden.

Handlungen vorstellen, beobachten und ihre Geräusche hören – alle diese Vorgänge lassen sich als Beispiele für Simulation verstehen. Sie unterscheiden sich nur im Hinblick auf das, was die Simulation auslöst. Beim Vorstellen wird die Simulation innerlich ausgelöst durch unseren Willen, uns eine Handlung zu vergegenwärtigen, während die Simulation beim Sehen oder Hören einer Handlung durch einen Reiz in der Außenwelt hervorgerufen wird, etwa den Anblick oder oder das Geräuschbild einer ähnlichen Handlung.[26]

Vor der Entdeckung der Spiegelneuronen hätten die meisten Menschen gedacht, sich eine Situation vorzustellen und sie tatsächlich zu sehen, seien ganz verschiedene Prozesse. Die Ähnlichkeit dieser Prozesse auf neuronaler Ebene ist ein sehr schönes Beispiel dafür, wie die Hirnforschung begriffliche Hindernisse überwinden kann.

KAPITEL FÜNF

Evolution der Sprache

Die Evolution verhält sich wie ein Bastler, der während un-
vorstellbarer Zeiträume seine Arbeit langsam abändert, [...]
hier was abschneidet, dort ein Stück ansetzt und jede Gele-
genheit nutzt, sie immer neuen Verwendungen zuzuführen
[...]. Nie schafft sie etwas ganz Neues, sondern arbeitet mit
dem, was bereits vorhanden ist – entweder indem sie einem
System durch Abwandlung neue Funktionen verleiht oder
mehrere Systeme aneinanderreiht, um ein komplexeres zu
schaffen.[27] (S. 1161).

Die blaue Banane mit hundert Beinen

Stellen Sie sich eine blaue Banane mit hundert Beinen vor. Dieser
Satz macht sich eine höchst faszinierende und rätselhafte Fähigkeit des Menschen zunutze. Dank der Sprache können wir anderen ohne große Mühe bestimmte Ideen in den Kopf setzen.
Wahrscheinlich hätten Sie nie in Ihrem Leben an eine hundertbeinige blaue Banane gedacht. Und doch hat Sie ein einfacher
Satz aus achtundvierzig Buchstaben, der nicht die geringste Ähnlichkeit mit einer hundertbeinigen Banane hat, dazu gebracht,
sich dieses unwahrscheinliche Gebilde vorzustellen.

Wir können uns eine solche Sache ausdenken und sie mittels
Papier und Tinte in Hunderttausende von Köpfen verpflanzen.
Nun ist der Gedanke an eine hundertbeinige Banane zugegebe-
nermaßen wenig gebräuchlich oder gefährlich. Doch wie wir alle
wissen, kann die Fähigkeit, Ideen zu entwickeln und sie unter

die Leute zu bringen, unser Leben und sogar unsere Gesellschaft grundlegend verändern. Einfache Wörter können Millionen Menschen retten oder töten – wenn sie etwa beschreiben, wie man Penizillin, Schwarzpulver oder – paradoxerweise – eine vollkommene Gesellschaft herstellt.

Mehr noch, die Sprache befreit uns vom Hier und Jetzt. Nehmen wir beispielsweise die Grünmeerkatzen. Grünmeerkatzen haben einen kleinen, bedeutungshaltigen Wortschatz von ungefähr einem Dutzend Grundlauten und Rufen. Einer der Rufe besagt, dass ein Fressfeind, etwa eine Schlange, in der Nähe ist. Sobald ein Mitglied der Gruppe diesen Schlangen-Ruf ausstößt, flitzen alle Affen auf den nächsten Baum. Ein anderer Ruf warnt vor einem Fressfeind in der Luft, beispielsweise einem Adler. Sobald dieser Adler-Ruf ertönt, verlassen alle Affen in wilder Flucht die Bäume, um unter Büschen Schutz zu suchen. Es ist für die Tiere wichtig, die Rufe auseinanderzuhalten, wollen sie nicht im Bauch einer Schlange enden. Im Vergleich zur menschlichen Stimme haben die Grunzlaute von Grünmeerkatzen eine wichtige Beschränkung. Trotz vieler Jahre Feldforschung hat noch kein Primatologe jemals Grunzlaute einer Grünmeerkatzenmutter aufgezeichnet, die ihrem Kind sagten: »Pass auf! Hüte dich vor dem Hügel dort hinten, denn da habe ich viele Schlangen gesehen.« Alle Rufe, die Grünmeerkatzen produzieren, gelten dem Hier und Jetzt und werden nie zu Sätzen verknüpft. Da Tier- und Menschenaffen über keine Sprache verfügen, müssen sie entweder durch eigene Erfahrung oder durch die direkte Beobachtung anderer lernen. Ein Affe kann einen Artgenossen niemals an der eigenen Erfahrung teilhaben lassen, indem er ihm davon erzählt. Wir können es. Wissen ist ein sprachliches Netz, das Raum und Zeit buchstäblich überschreitet – ursprünglich durch mündliche Überlieferung, dann durch Bücher und heute durch das weltumspannende Internet. Ich kann Shakespeares, Darwins und Newtons Meinungen ebenso zurate ziehen wie die Rezepte meiner verstorbenen Mutter oder die Entdeckungen eines in weiter Ferne arbeitenden Kollegen.

Eigentlich ist es erstaunlich, dass kein anderes Tier jemals eine echte Sprache entwickelt hat, während es doch für uns Menschen nicht allzu schwer ist, die wunderbare Fähigkeit der Sprache zu erwerben – sicherlich nicht so schwer, wie die Integralrechnung zu lernen oder eine Steuererklärung auszufüllen. Schon mit zwei Jahren können wir Befehle, Aussagen und Fragen äußern. Mit vier sprechen die meisten Menschen in komplexen und grammatikalisch richtigen Sätzen. Und trotz aller Unterschiede der Bildungschancen können 80 Prozent der Weltbevölkerung im Alter von fünfzehn Jahren lesen und schreiben.[28] Offenbar haben wir im Gehirn einige angeborene Schaltkreise, die uns in Sprachmagneten verwandeln, sodass wir bestrebt und fähig sind, diese erstaunliche Fähigkeit zu lernen. Wir scheinen einen natürlichen Sprachinstinkt zu besitzen.[29] Wie wir sehen werden, könnten die Spiegelneuronen eine Voraussetzung für diesen Instinkt sein.

Faszinierende Belege für die Stärke dieses Instinkts zeigen Untersuchungen an taub geborenen Kindern in Nicaragua. Bis in die siebziger Jahre blieben taub geborene Kinder in Nicaragua meist zu Hause und hatten wenig Kontakt zu anderen Menschen. Doch Ende der siebziger Jahre wurden staatliche Schulen eingerichtet, wo diese Kinder Lippenlesen in spanischer Sprache lernen sollten. Das schlug fehl, weil sich taub geborene Menschen, entgegen einem weit verbreiteten Irrglauben, Lippenlesen nur sehr schwer aneignen können.

Der eigentliche Erfolg fand außerhalb des Unterrichts statt. Im Zusammensein mit anderen, normal hörenden Kindern entwickelten die gehörlosen Kinder einige »selbst gemachte« Gebärden für ihre Verständigung, Gebärden, wie wir sie oft verwenden, um einfache Dinge in einem fremden Land zu beschreiben – etwa indem wir die Finger um ein imaginäres Glas schließen und an den Mund führen, um den Vorgang des Trinkens darzustellen.

Im Umgang miteinander begannen die gehörlosen Kinder dann ihren begrenzten Gebärdenwortschatz zu organisieren und allmählich in eine echte Sprache umzuformen – eine nicaraguanische Gebärdensprache. Obwohl diese Kinder nie mit irgendeiner Grammatik in Berührung gekommen waren, entwickelten sie spontan eine eigene Gebärdengrammatik.

Beispielsweise segmentierten sie Begriffe aus eigenem Antrieb. Wenn Sie die Bewegung eines Balls beschreiben, der einen Hügel »hinabrollt«, segmentieren Sie diese Bewegung in zwei Bedeutungseinheiten: rollen (Handlung) und hinab (Richtung). Obendrein und im Kontrast dazu können Sie Ihre sprachliche Äußerung noch mit einer nicht-segmentierten, das Hinabrollen bildlich darstellenden Bewegung begleiten, die der visuellen Erscheinung des Ereignisses gleicht.

2004 berichtete die Psycholinguistin Ann Senghas von der Columbia University in New York über eine Studie, in der sie untersucht hatte, wie gehörlose Kinder ein solches Ereignis in Gebärden übersetzen. Danach vollführten vor allem die jüngsten Teilnehmer der Studie nicht eine einzige abwärts rollende Bewegung. Vielmehr verwendeten sie zwei Gebärden: eine fürs Rollen und eine zweite für die Abwärtsbewegung. Damit verwandelten sie die bildhafte Gebärde, die sie bei sprechenden Menschen hätten beobachten können, in eine grammatikalisch strukturierte Gebärde, die das Abwärtsrollen eines Balls bezeichnete. Angesichts ihrer Unfähigkeit, Spanisch zu lesen oder von den Lippen abzulesen, konnten die gehörlosen Kinder die grammatikalische Segmentierung nicht durch Zuhören erworben haben. Sie entwickelten wirklich eine vollkommen neue Grammatik. Die Ähnlichkeit zwischen ihrer Grammatik und derjenigen praktisch aller bekannten Sprachen geht weit über das Beispiel der Segmentierung hinaus und lässt darauf schließen, dass unsere Gehirne dank ihrer organischen Struktur befähigt sind, bestimmte Formen von Sprache und Grammatik sehr leicht zu lernen.[29, 30]

Die Suche nach dem fehlenden Bindeglied der Sprache

Seine Besonderheit verdankt der Mensch größtenteils der Sprache. Was wir als angenehm empfinden, ist vielen Evolutionsbiologen ein Dorn im Auge. Um die Evolution eines Merkmals zu verstehen, halten sich Biologen normalerweise an lebende Schwesterarten oder fossile Überreste ausgestorbener Arten, die zeigen, wie sich das Merkmal langsam und stetig entwickelte. Man beginnt mit einer Art, die das Merkmal noch gänzlich vermissen lässt, betrachtet dann eine, die es teilweise aufweist, und sucht sich schließlich eine Art, die es vollständig entwickelt hat. Um zu verstehen, wie wir zu zwei Beinen und zwei Armen gekommen sind, betrachteten Biologen daher die lebenden Tierarten und fanden beispielsweise Fische, die gehen können – etwa die Schlammspringer, kleine tropische Fische, die Trockenperioden überleben, indem sie auf ihren Brustflossen von einem Gezeitentümpel zum nächsten wandern. Außerdem stießen sie auf die fossilen Überreste des Tiktaaliks, einer tetrapodomorphen Art, die viele Merkmale von Fischen mit denen früher vierbeiniger Landtiere verbindet.[31]

Zusammen ergibt das ein einleuchtendes Szenario. Fische sahen sich Trockenperioden ausgesetzt, und diejenigen, die auf ihren Flossen weitere Strecken zurücklegen konnten, überlebten, während die anderen verendeten. Die Selektion der Tiere, die am besten gehen konnten, führte nach Jahrmillionen zunächst zu Tiktaaliks und dann zu Amphibien. Als Nachkommen dieser gehenden Fische haben wir jetzt vier Extremitäten. Die Evolution hat also einen Organismus ohne Beine nicht schlagartig in einen Geparden verwandelt, sondern mit den Flossen herumgebastelt, wie François Jacob so hübsch formuliert,[27] um Wesen zu schaffen, die noch besser zu Fuß sind. Schlammspringer und Tiktaaliks sind Belege für dieses Szenario. Dank der Schimpansen, die fähig sind, aufrecht, wenn auch unbeholfen, auf ihren hinteren Gliedmaßen zu gehen, können wir sogar verstehen, wie sich Vierbeiner langsam zum zweibeinigen Menschen entwickelten. So weit, so gut.

Doch wenn wir uns der Sprache zuwenden, tappen wir im Dunkeln. Offenbar gibt es keine Zwischenstufen der Sprachevolution. Weder bei lebenden noch bei ausgestorbenen Tieren lassen sich Hinweise auf Arten finden, die ein bisschen gesprochen und ein wenig Grammatik verwendet haben. Wie gezeigt, verknüpfen Grünmeerkatzen ihre Rufe nie zu Sätzen und lassen damit eines der charakteristischsten Merkmale der menschlichen Sprache vermissen. Mehr noch, auf dem Stammbaum der Primaten sind die Grünmeerkatzen ziemlich weit von uns entfernt. Doch Makaken und Menschenaffen, die uns weit näher sind, scheinen noch nicht einmal die Rufe hervorzubringen, die wir von Grünmeerkatzen kennen. Sie lassen kein Anzeichen für einen solchen erworbenen Wortschatz erkennen. Während der vielen Jahre, in denen ich versuchte, Affen eine einzige Aufgabe beizubringen – etwa in der Mitte eines Bildschirms nach Obstsaft zu suchen –, hatte ich gedacht, sie würden zu Hause in ihrem Käfig zueinander sagen: »Pass auf! Behalt das Kreuz in der Mitte des Bildschirms im Auge!« Doch sie taten es nie …

Genauso frustrierend ist die Suche nach fossilen Belegen für ein fehlendes Bindeglied der Sprache, weil Wörter und Gesten im Unterschied zu den Knochen unserer Beine nicht versteinern. Als Paläontologen die Knochen der Hominidin »Lucy« im äthiopischen Awash-Tal fanden, konnten sie das Alter der angejahrten Dame auf ungefähr drei Millionen Jahre datieren. Am Skelett konnten sie ablesen, dass Lucy gewöhnlich auf zwei Beinen ging, was sie zum Bindeglied zwischen vierfüßigen Menschenaffen und zweibeinigen Menschen machte. Aber sprach Lucy? Benutzte sie ihre Hände wie die Kinder aus Nicaragua, um ihrer Tochter mitzuteilen, dass sie bald zurück sein würde? Wir haben keine Ahnung.

Doch vielleicht ist es nicht so rätselhaft, wie wir denken. Obwohl uns empirische Fakten fehlen, haben wir doch einige Hinweise auf die fehlenden Bindeglieder der Sprachevolution – und die Spiegelneuronen gehören dazu.

Ein Szenario für die Evolution der Sprache

Mit Sicherheit wissen wir nur, dass unsere Vorfahren vor rund fünf Millionen ein wenig wie Schimpansen aussahen, auf vier Beinen gingen und nicht viel Worte machten – keine, um genau zu sein. Doch es begannen harte Zeiten. Das Klima veränderte sich rasch, wurde kälter und trockener. In Afrika verkümmerten die üppigen dichten Regenwälder, an die unsere Vorfahren gewöhnt waren, und die ungewohnte Savanne bedeckte schließlich große Teile des Kontinents.

Dort, wo unsere Vorfahren an der alten Lebensweise festhielten, wurden sie in immer kleineren Waldparzellen zusammengedrängt, wo der Wettbewerb um die Nahrungsressourcen entsprechend heftig war. Sie wurden Schimpansen. Andere nahmen die Herausforderung zur Veränderung an und wagten sich in die Savanne hinaus, wo sie, auf zwei Füßen laufend, unweit des Waldrandes lebten. In dieser neuen Umgebung war Innovation der Schlüssel zum Überleben. Nahrung in Form von Kaninchen und Nüssen gab es im Überfluss, doch Kaninchen waren schnell, und Nüsse ließen sich mit den Zähnen allein kaum knacken. Irgendetwas muss damals einen evolutionären Prozess ausgelöst haben, der uns schließlich die moderne Sprache bescherte. Ich vermute, dass uns eine Sequenz von vier relativ kleinen Schritten von stummen, schimpansenartigen Tieren in die geschwätzigen Leute verwandelt haben, die wir heute sind.

Schritt 1: Lehren. Unsere Vorfahren hatten bereits, wie die heutigen Tier- und Menschenaffen, Spiegelneuronen. Wenn also einer von ihnen entdeckte, wie man Nüsse mit einem Stein knackt, versuchten andere, die ihn zufällig dabei beobachteten, diese Fertigkeiten nachzuahmen. Vom Hungertod bedroht, sollte man sich allerdings nicht auf die gefährlich langsame Methode der zufälligen Beobachtung verlassen.

An diesem Punkt kam es zu einer Mutation, und die Mutter, die das veränderte Gen besaß, wartete nicht mehr ab, bis ihre Jungen sie zufällig dabei beobachteten, wie sie eine Nuss knackte. Sie wählte einen anderen Weg: Wenn sie zuerst die Aufmerksamkeit ihrer Kinder auf sich lenkte, indem sie ihnen in die Augen sah, und dann die Handlung auf etwas übertriebene Weise vorführte, sobald die Kinder sie anblickten, waren ihre Kinder lange vor den anderen Affenjungen fähig, Nüsse zu knacken. Ihre Kinder wiederum brachten einander all die kleinen Kniffe bei, die sie entdeckten. Je mehr Kenntnisse sie erwarben, desto besser konnten sie die Ressourcen der neuen Umwelt nutzen: schneller und effektiver als andere. Das Ergebnis dieses Wechsels vom zufälligen Beobachtungslernen zum bewussten Lehren bezeichnen die ungarischen Entwicklungspsychologen Gergely Csibra und György Gergely als »natürliche Pädagogik« – ein Verhalten, das es bei nicht-menschlichen Tieren nicht zu geben scheint.[32]

Wenn eine Lehrerin nur einen Stein und eine Nuss zur Verfügung hatte, um die Bewegung vorzuführen, ließ sie den Schüler mit dem Material arbeiten und begnügte sich damit, die Bewegung ohne Stein und Nuss zu demonstrieren und das den Erfolg anzeigende Zerkrachen der Schale stimmlich nachzuahmen. Mit dieser Neigung zum Lehren ergaben sich immer häufiger Lernanlässe, sodass die Hirngröße zum einschränkenden Faktor wurde. Die Individuen mit den größten Gehirnen gewannen die Oberhand, weil sie mehr Fertigkeiten entdecken und erwerben konnten. Diese Periode erreichte vor rund zwei Millionen Jahren ihren Höhepunkt, als es unseren Vorfahren gelang, Messer herzustellen, indem sie von Steinen der richtigen Art Splitter der richtigen Größe abschlugen: Damit hatte *Homo habilis* (»der geschickte Mensch«), wie wir diesen Vorfahren nennen, die Bühne betreten.

Schritt 2: Motorkontrolle des Vokaltrakts. Geräusche und Gebärden waren wichtig für das Lehren. Doch um die Überlebenschancen zu verbessern, musste *Homo habilis* bessere Koordinationsmöglichkeiten finden, das heißt, die Gruppenjagd effektiver machen. Aus einfachen Vokalisationen wurden Befehle – wer seinen Vokaltrakt besser kontrollierte, hatte mehr Erfolg mit seinen Befehlen, und wer besser verstehen konnte, wurde ein erfolgreicherer Zuhörer.

Hier kamen die Spiegelneuronen ins Spiel. Die Neuronen, die an der Formulierung von Befehlen beteiligt sind, wurden auch aktiviert, wenn jemand die Befehle hörte, was unseren Vorfahren ermöglichte, zu verstehen, was der Sprecher meinte. Anfangs spielten Wörter, die das Geräusch einer Handlung oder eines Tiers nachahmten, vermutlich eine wichtige Rolle. Wir nennen sie *onomatopoetisch*, »lautmalend«. Noch heute gibt es sie in den modernen Sprachen; denken wir an Verben wie *krachen*, *mampfen, miauen* und *brüllen* oder an Tiernamen wie *Krähe, Kuckuck* oder *Zikade.*

Im Laufe der Jahrtausende nahmen unsere Gehirne ständig an Volumen zu, während unsere Kehle immer stärker ihre moderne Gestalt annahm. Diese Veränderung lässt sich heute noch ganz ähnlich an einem Baby beobachten. Neugeborene können gleichzeitig schlucken und atmen, aber nur wenige Laute erzeugen. Später sind sie zu komplexen Vokalisationen in der Lage – allerdings nur um den Preis, dass sie sich jetzt verschlucken können.

Schritt 3: Symbole. Einige unserer Vorfahren kamen auf den Gedanken, dass die verwendeten Laute nicht unbedingt den Dingen ähneln mussten, für die sie verwendet wurden. Gewiss, man konnte einen Löwen durch Brüllen bezeichnen, aber wie wollte man etwas benennen, das überhaupt kein Geräusch machte, zum Beispiel einen Stock? Stellen wir uns also einen Vorfahren vor, der auf einen Stock zeigte und dann, wenn alle den Stock anblickten, etwas mehr oder weniger Zufälliges sagte wie »Speer«. Anfangs verstand niemand, was er meinte, doch nach wiederholtem Hören verknüpfte die Gruppe das Wort mit dem Stock. Dank dieses Tricks gab es für die Bedeutung von Wörtern keine Einschränkung mehr.

Schritt 4: Hierarchische Strukturen. Nach einiger Zeit gingen unseren Vorfahren die Einzellaute zur Bezeichnung verschiedener Objekte aus. Alle hatten schon oft Bewegungsprogramme wie Greifen, Schälen, Zerquetschen und Essen zu komplexen Ritualen der Futterzubereitung oder anderer Verrichtungen verknüpft. Plötzlich wendeten unsere Vorfahren diese Strategie auf Laute an und bildeten neue Wörter, indem sie mehrere Laute – Konsonanten und Vokale – erst zu Silben und dann zu Wörtern zusammenfügten.

Später gewannen unsere Vorfahren eine weitere Erkenntnis: Wenn sie etwas taten, gab es jemanden, der diese Handlung ausführte, und etwas, das Gegenstand dieser Handlung war. Sie begannen die an Handlungen erworbene Kombinationsfertigkeit auf ihre Wörter anzuwenden und sie, statt sie einzeln zu nutzen, miteinander zu verknüpfen. Dabei übernahmen sie die Reihenfolge ihrer Handlungen – ein Merkmal, das sich heute noch an der Wortstellung moderner Sprachen beobachten lässt. Obwohl die Bestandteile eines Satzes – Subjekt, Verb und Objekt – theoretisch sechs verschiedene Reihenfolgen haben könnten, steht in der weit überwiegenden Mehrheit der Sprachen das Subjekt an erster Stelle, gefolgt von Objekt und Verb – so wie unsere Handlungen mit einer Absicht in uns (dem Subjekt) beginnen, bevor wir unseren Körper bewegen, um auf ein Objekt einzuwirken. Diese sprachlichen Fertigkeiten setzten unsere Vorfahren weit besser instand, ihre Handlungsweisen zu koordinieren und weiterzugeben. Rund zweihunderttausend Jahre vor Christi Geburt war der moderne Mensch, *Homo sapiens sapiens*, geboren.

Den Kern dieses hypothetischen Szenarios bildet im Wesentlichen eine einzige Idee. Die Sprache ist mit dem motorischen System und den darin befindlichen Spiegelneuronen verknüpft. Mit Hilfe der Sprache lehren wir Fertigkeiten, und Fertigkeiten sind im motorischen System verankert; wir verwenden unseren Mund zum Sprechen, und die Bewegungen unseres Mundes werden vom motorischen System gesteuert. Und wenn die Bewegungssequenzen motorischer Rituale die Grundlage für die Struktur der Sprache liefern, dann sind auch motorisches System und Grammatik miteinander verwandt.

Sollte diese Hypothese richtig sein, müssten sich Belege für die Verbindung zwischen motorischem System und Sprache finden lassen – Belege für eine plausible Erklärung, wie das motorische System des Gehirns aus Menschenaffen Talkmaster machen konnte. Tatsächlich haben wir solche Belege – erstens in den Genen und zweitens in den Spiegelneuronen.

Verknüpfung des motorischen Systems mit der Sprache

Eine der Verbindungen zwischen Sprache und motorischem System ist das sogenannte FOXP2-Gen, das 2001 von meinem Freund Simon Fisher, einem brillanten jungen Genetiker, und seiner Forschungsgruppe am Wellcome Trust Centre for Human Genetics in Oxford entdeckt wurde. Sie untersuchten eine britische Familie, »KE« genannt, deren Mitglieder zur Hälfte eine bestimmte angeborene Sprachstörung aufwiesen.[33] Die Betroffenen lassen drei Defizite erkennen. Erstens haben sie Schwierigkeiten, komplexe Bewegungsfolgen des Gesichts und des Mundes hervorzubringen. Aufgefordert, die Backen aufzublasen, sich dann auf die Unterlippe zu beißen und schließlich das rechte Auge zu schließen, kommen sie der Anweisung langsamer nach als die meisten Menschen und machen viele Fehler. Auch ihre Artikulation ist erheblich beeinträchtigt, wodurch ihre Sprache mühsam, langsam und manchmal sogar unverständlich wird. Für die Wiederholung eines Wortes wie *thimble* (Fingerhut) – wozu die meisten Vierjährigen mühelos imstande sind – brauchen sie mehrere Anläufe und kommen unter Umständen niemals richtig damit zurande. Zweitens haben sie Probleme mit der Grammatik. Wenn man zu ihnen sagt: »Der Hund wurde von einem Mann gebissen«, und sie fragt, ob ein Bild, auf dem ein Hund einen Mann beißt, oder das Bild eines Mannes, der einen Hund beißt, den Satz beschreibt, sind sie verwirrt. Drittens und letztens fällt es ihnen schwer, Symbole und Bedeutungen zu verknüpfen. Zeigt man ihnen beispielsweise wiederholt ein blaues Quadrat, das als 1 bezeichnet wird, und ein rotes Quadrat, das die Markierung 2 trägt, können sie nur mühsam begreifen, dass blau + blau = rot ist.[34]

Eine DNA-Analyse der KE-Familie zeigte nur eine einzige seltene Mutation auf dem FOXP2-Gen. Zum ersten Mal hatten Wissenschaftler ein Gen gefunden, das direkt und selektiv mit der Sprache verknüpft war.

Jetzt mussten sie nur noch herausbekommen, wie sich FOXP2 auf das Sprechen auswirkt. Die Magnetresonanztomografie (MRT) der betroffenen Familienmitglieder erbrachte, dass ihr Problem vor allem im motorischen System angesiedelt ist, unter anderem im prämotorischen Kortex, in dem sich beim Menschen die Spiegelneuronen zu befinden scheinen. Außerdem entdeckten die Forscher, dass das Gen die Plastizität der synaptischen Verschaltungen reguliert, die entscheidend zur Verbesserung der motorischen Kontrolle von Gesicht und Mund durch Lernen beitragen.

FOXP2 ist keine Besonderheit des Menschen. Mäuse und Singvögel haben vergleichbare, wenn auch leicht differierende Gene. Die Maus-Version von Foxp2 (Genetiker benutzen Kleinbuchstaben für Mäusegene und Großbuchstaben für menschliche Gene – die Überheblichkeit des Menschen) unterscheidet sich an drei Stellen vom menschlichen FOXP2, was darauf schließen lässt, dass in den siebzig Millionen Jahren Evolution, die zwischen Mäusen und Menschen liegen, drei Mutationen stattgefunden haben. Wir wissen, dass Foxp2 bei den Nagern im Wesentlichen für normales Bewegungslernen zuständig ist, denn Mäuse, bei denen Foxp2 deaktiviert ist, brauchen mehr Zeit, um neue Aufgaben zu lernen. Da Mäuse nicht sprechen, muss während dieser drei Mutationen etwas passiert sein, was das Gen für das Sprechen so wichtig machte.

Überraschenderweise fanden diese Mutationen nicht in gleichmäßigen Abständen von jeweils dreiundzwanzig Millionen Jahren statt. Vielmehr ereignete sich lediglich eine in den vierundsechzig Millionen Jahren, die die Mäuse von dem letzten gemeinsamen Vorfahren des Menschen und Schimpansen trennen – ein sehr langsames Tempo genetischer Veränderung. In den verbleibenden sechs Millionen Jahren kam es dann plötzlich zu zwei Mutationen, die für eine zwanzigfache Beschleunigung der Evolution sprechen. Die letzte Mutation ereignete sich wahrscheinlich während der letzten zweihunderttausend Jahre – genau zur Entstehungszeit des modernen Menschen.

Die Entdeckung und Untersuchung von FOXP2 verrät uns zwei Dinge. Erstens können wir angesichts der auffällig diskontinuierlichen Mutationsrate dieses Gens davon ausgehen, dass die endgültige Entwicklung der Sprache, einschließlich flüssiger Artikulation und Grammatik, relativ neue Errungenschaften der menschlichen Evolution sind. Zweitens spricht der Umstand, dass eine einzige Mutation im menschlichen FOXP2-Gen vor allem auf die an der Bewegungssteuerung beteiligten Hirnregionen einwirkt, für die These, dass das motorische System eine Schlüsselrolle für viele Aspekte der Sprache spielt.

Überbrückung der unerklärlichen Kluft zur Sprache

Würden Sie mir glauben, wenn ich Ihnen sagte, dass ein besessener Bastler um 1100 v. Chr. ein Auto mit Verbrennungsmotor aus Stöcken, Seilen und Eisenteilen zusammengepfriemelt hat? Natürlich nicht. Würden Sie mir glauben, wenn ich stattdessen behaupten würde, dass ein Freund meines Vaters, auch ein leidenschaftlicher Bastler, aus zwei Motorrädern ein Auto mit einem Verbrennungsmotor gebaut hat? Möglicherweise. Die zweite Geschichte ist aufgrund des Ausgangsmaterials glaubhafter. Zwei Motorräder sind zwar noch kein Auto, aber wir können uns vorstellen, dass ein Bastler das hinkriegt. Schließlich hat er alles, was er für die Aufgabe braucht.

Ähnlich verhält es sich mit der Sprache und der Entdeckung der Spiegelneuronen. Vor der Entdeckung der Spiegelneuronen, Anfang der neunziger Jahre, wussten wir nichts über FOXP2 und sehr wenig über das, was die Gehirne von Tier- und Menschenaffen der Evolution für die Herstellung der Sprache zu bieten hatten. Dann wurden die Spiegelneuronen, die aktiv sind, wenn wir eine Handlung ausführen und wenn wir die Handlungen anderer sehen/hören, im prämotorischen Kortex entdeckt. Auffällig ist, dass genau diese Region ebenfalls aktiviert wird, wenn ich Sie auffordere, zu sprechen oder dem Sprechen anderer zu lauschen. Tatsächlich war der prämotorische Kortex, insbesondere sein ventraler Teil, bereits im 19. Jahrhundert für seine Rolle beim Sprechen bekannt – lange bevor man irgendetwas von Spiegelneuronen wusste.

Damals hatte der französische Arzt Paul Broca einen Patienten, der eigentlich Leborgne hieß, aber von allen Leuten im Krankenhaus nur »Tan-Tan« genannt wurde, weil er trotz guten Sprachverständnisses nur ein Wort sagen konnte: *tan*. Nach Leborgnes Tod nahm Broca eine Autospie des Gehirns vor und stellte fest, dass die unteren Regionen seines linken Frontallappens (die den prämotorischen Kortex mit den Spiegelneuronen enthalten) durch Syphilis oder Schlaganfall erheblich geschädigt waren.

Broca vertrat die Ansicht, diese Region – heute als »Broca-Areal« bezeichnet – verleihe uns die Fähigkeit zu sprechen. Neuere fMRT- und PET-Studien legen die Annahme nahe, dass der linke ventrale prämotorische Kortex, der die Spiegelneuronen enthält, zwei wichtigen Sprachfunktionen dient. Der weiter vorn gelegene Teil scheint besonders aktiv zu sein, wenn Versuchsteilnehmer grammatikalische Sätze hervorbringen oder verstehen sollen, während der weiter hinten gelegene Teil offenbar für die Artikulation und für die Wahrnehmung der von anderen geäußerten Silben zuständig ist.[35]

Die Spiegelneuronen der Affen liegen also in einem Teil des Gehirns, der bei uns für die Sprache zuständig ist und der unter anderem vom FOXP2-Gen codiert wird. Sie befinden sich an der richtigen Stelle, um für die Sprachevolution von Bedeutung zu sein – genau wie sich die Brustflossen der Fische an der richtigen Stelle befinden, um als Vorläufer der vorderen Gliedmaßen von Vierbeinern in Frage zu kommen.

Theoretisch könnte das zwar reiner Zufall sein, doch es gibt noch andere Merkmale der Spiegelneuronen, die diese zu geeigneten Protagonisten der Sprachevolution machen. In allen Schritten des oben vorgeschlagenen Szenarios spielen sie eine wichtige Rolle.

Grundlage Nr. 1: Erkennen, dass eine Botschaft ankommt

Die meisten von uns sprechen höchst selten mit Stühlen oder Türen. Und das mit gutem Grund – die reagieren nicht. Ehepartner reagieren zumindest manchmal, daher sprechen oder schreien wir mit ihnen. Unsere Haustiere antworten nicht, trotzdem sprechen wir mit ihnen, weil sie wenigstens reagieren, wenn wir etwas sagen. Kommunikation ist an das Gefühl gebunden, dass die andere Seite die Botschaft empfängt. Genauso verhält es sich mit gezieltem Lernen. Nach ein paar Versuchen geben wir es auf, unserer Katze das Sprechen beizubringen, lassen aber bei unseren Kindern nicht locker, da wir sehen, dass sie Fortschritte machen. Spiegelneuronen könnten in dieser Hinsicht sogar bei unseren nicht-menschlichen Vorfahren eine entscheidende Rolle gespielt haben, indem sie das Gefühl vermittelten, dass »eine Botschaft ankommt«.

Das bewiesen die Neurowissenschaftler Sarah Marshall-Pescini und Andy Whiten von der St. Andrews University höchst elegant in einem Film, der eine Interaktion zwischen zwei Schimpansen auf einer Insel im ugandischen Viktoriasee zeigt. Auf der Website http://supp.apa.org/psycarticles/supplemental/com_122_2_186/SMarshall_Pescini_supplm_material.avi können Sie sich den Film selbst ansehen.[36] In dem Film sehen wir, wie das fünfjährige Schimpansenmännchen Mawa, ein erfahrener Nussknacker, mit einem Stein in der linken Hand auf eine Palmnuss schlägt, die auf einem zweiten, als Amboss dienenden Stein liegt. Dabei bewegt Mawa den Schlagstein rhythmisch auf und ab. Baluku, drei Jahre alt und ein relativer Neuling bei dieser Verrichtung, beobachtet Mawa, um anschließend dessen Verhalten spontan zu spiegeln, wobei er seine Hand im gleichen Rhythmus wie Mawa auf und ab bewegt.

Balukus spontanes Spiegeln dürfte darauf zurückzuführen sein, dass seine Spiegelneuronen diese motorischen Programme auslösten. Die nun erkennbare Nachahmung wird wiederum Spiegelneuronen bei Mawa aktiviert haben, sodass das gerade ablaufende motorische Programm zur Öffnung der Nuss noch einmal verstärkt wurde. Auf diese Weise führen Spiegelneuronen zu einer geschlossenen sozialen Schleife: vom motorischen Programm eines Vorführenden zur Nachahmung durch den Schüler und wieder zurück zum ursprünglichen motorischen Programm des Vorführenden.

Natürlich bemerken Tiere häufig, dass andere Tiere auf sie reagieren; wenn sich Grünmeerkatzen vor Adlern im Gebüsch verstecken, kann der Adler diese Verhaltensreaktion beobachten. Das Besondere an der Nussknacker-Schleife ist die direkte Entsprechung zwischen den Handlungen zweier Individuen. Der »Lehrer« sieht den »Schüler« auf sein Verhalten mit exakt dem gleichen Verhalten reagieren. Der Schüler wird zu einem lebendigen Spiegel für den Lehrer.

Doch es scheint, dass Affen dieser Vorgang nicht ganz klar wird, weil sie ihren Kindern die Ausübung einer Fertigkeit nie explizit beibringen. Im Primatengehirn muss irgendeine Veränderung stattgefunden haben, die uns mittels der Aktivität von Spiegelneuronen zu der Erkenntnis geführt hat, dass die Fertigkeiten unserer Kinder ein unmittelbares Abbild dessen sind, was wir ihnen gerade vorgemacht haben. Daraus folgt, dass die Spiegelneuronen – wenn sie auch nicht die vollständige Erklärung sein können – doch eine solide Grundlage liefern: Die Entstehung der natürlichen Pädagogik als erster Schritt der menschlichen Sprachevolution wird zu einem plausiblen Akt des Weiterbastelns mit Vorhandenem, statt ein unerklärlicher, aus dem Nichts erfolgender Riesenschritt zu bleiben.

Grundlage Nr. 2: Hören ist Handeln

Schritt 2 unseres evolutionären Szenarios legt die Annahme nahe, dass Spiegelneuronen der Schlüssel zur Erklärung der Sprachentwicklung sind, weil die Neuronen, die an der Ausführung eines Befehls beteiligt sind, reaktiviert werden, wenn sie diesen Befehl hören, wodurch wir ein Empfinden für das Gesagte bekommen. Ähnlich wie beim *Learning by Doing* (»Lernen durch Handeln«) beruht Sprache demnach auf »Hören durch Handeln«.

In den fünfziger Jahren machten Alvin Liberman und seine Kollegen am Haskins-Labor der Yale University eine frustrierende Beobachtung, die sie zu der Annahme brachte, dass Hören durch Handeln tatsächlich eine Grundlage des Sprechens sein könnte – die Entdeckung der Spiegelneuronen vierzig Jahre später zeigte, wie erstaunlich modern ihre Idee war.

Liberman und seine Kollegen wollten erblindeten Kriegsteilnehmern durch die Entwicklung eines Lesegeräts helfen. Damals war die Herstellung eines Gerätes, das mit menschlicher Stimme vorlesen konnte, noch Zukunftsmusik. Deshalb konstruierten sie ein Gerät, das die Buchstaben eines gedruckten Textes durch unterschiedliche Piep- und Summtöne wiedergab. Zu ihrer Enttäuschung mussten sie feststellen, dass ihre Versuchspersonen im Gegensatz zu den 15 bis 20 Buchstaben, die die meisten von uns in einer Sekunde lesen oder hören können, nie mehr als 2 bis 3 Pieptöne erkennen konnten. Ein solches Tempo mochte für einen Morsetelegrafisten des 19. Jahrhunderts angehen, doch um ein Buch wie das vorliegende zu lesen, würden Sie bei einer solchen Geschwindigkeit volle drei Wochen brauchen – viel zu langsam. Wie kommt es, so fragten sich Liberman und seine Kollegen, dass wir 15 bis 20 Buchstaben, aber nur 2 bis 3 Pieptöne pro Sekunde unterscheiden können? Um diese Frage zu beantworten, betrachteten sie etwas genauer, welche Laute beim natürlichen Sprechen eine Rolle spielen und wie sie wahrgenommen werden.

Mit Hilfe eines akustischen Spektrografs, der die Häufigkeit eines Schallereignisses in einem bestimmten Zeitraum angibt, erstellten sie Spektrogramme – Bilder, die die wichtigsten physikalischen Merkmale eines Lautes wiedergeben. Spektrografie-Playbacks ermöglichten ihnen, Spektogramme zu modifizieren oder sogar vollkommen künstliche Spektrogramme herzustellen und sie Versuchspersonen vorzuspielen. Zu ihrer Bestürzung mussten Liberman und seine Kollegen feststellen, dass es keine eindeutige Beziehung zwischen den physikalischen Eigenschaften eines Sprachlauts und seiner Wahrnehmung gibt. Beispielsweise sind die Konsonanten /k/ und /p/ beide sogenannte »Stopp-Konsonanten«, bei denen der Luftstrom während der Lauterzeugung plötzlich abgeschnitten wird, doch für /p/ schließen Sie die Lippen, während Sie für /k/ die Zunge an den Gaumen pressen. Im Spektrogramm sind sowohl /p/ als auch /k/ als Energieausbrüche von ungefähr 1440 Hz sichtbar. Da Konsonanten stets mit Vokalen verknüpft sind, untersuchte Liberman, wie Menschen einen solchen Energieausbruch im Umfeld verschiedener Vokale wahrnehmen. Wie er feststellte, wurde ein physikalisch identischer Energieausbruch vor /a/ als /k/ wahrgenommen, vor /i/ oder /u/ jedoch als /p/.

Natürlich stellte sich die Frage, wieso bei ein und demselben Laut verschiedene Buchstaben wahrgenommen werden können. Der Grund könnte einfach darin liegen, dass sich beim Sprechen ein 1440-Hz-Ausbruch nur dadurch erzeugen lässt, dass man die Zunge gegen den Gaumen presst, wie es beim /k/ geschieht. Vor dem /i/ oder /u/ dagegen muss man dazu die Lippen schließen, wie im Fall des /p/. Aufgrund dieser und ähnlicher Beobachtungen gelangte Liberman zu zwei Schlussfolgerungen.

Die erste lautete, dass wir nicht in Form von einzelnen Buchstaben sprechen, sondern dass sich die Eigenschaften aufeinanderfolgender Vokale und Konsonanten gegenseitig beeinflussen, das heißt, wir koartikulieren. Infolgedessen gibt es beim Wort »Papa« Belege für das /a/ während des /p/ und für das /p/ während des /a/. Obwohl das bedeutet, dass wir pro Sekunde nicht 15 bis 20 einzelne Buchstaben hören, erklärt es auch, dass Computer sich mit der Spracherkennung schwertun, weil sie einfache Signaturen wie zum Beispiel 1440 Hz = /p/ vorziehen.

Interessanter für das Spiegelsystem ist Libermans zweite Schlussfolgerung. Danach erkennen wir die Phoneme von Menschen nicht, indem wir ihnen einfach zuhören, sondern indem wir im Vokaltrakt die Aktivität ausführen, die uns auch zur Hervorbringung dieser Laute dienen würden. Wenn wir also 1440 Hz vor einem /a/ hören, pressen wir im Geiste unseren Zungenrücken gegen den Gaumen, weil das die Bewegung ist, mit der wir den Laut erzeugen würden, und deshalb fühlen wir ein /k/. Seine Theorie wurde als motorische Theorie der Sprachwahrnehmung bekannt. Wir beseitigen die Mehrdeutigkeit der Laut-Buchstaben-Beziehung, indem wir das, was wir hören, motorisch nachbilden.

Natürlich hat die motorische Theorie der Sprachwahrnehmung sehr große Ähnlichkeit mit der Wirkung der Spiegelneuronen, wenn sie motorische Programme aktivieren, die auf dem Geräusch von Aktivitäten beruhen – wobei es sich hier um Aktivitäten des Vokaltrakts handelt. Daher hat die Entdeckung der Spiegelneuronen im Allgemeinen und der auditiven Spiegelneuronen im Besonderen zu einer Wiederbelebung der Liberman'schen Ideen geführt. Heute untersucht man auf drei Forschungsfeldern die enge Verbindung zwischen der Wahrnehmung von Phonemen und der Aktivität des Spiegelsystems.

Erstens zeigen fMRT-Experimente, dass die akustische Darbietung von Unsinn-Silben die gleichen Regionen des prämotorischen Kortex aktiviert, die wir verwenden, wenn wir diese Silben sprechen oder unsere Lippen bewegen. Zugleich ist es die Region, in der wir bei Affen auditive Spiegelneuronen gefunden haben.[9, 37, 38]

Eine zweite Forschungsrichtung, bei der der transkranielle Magnetstimulator (TMS) eingesetzt wird, lässt ebenfalls auf eine Verknüpfung zwischen Spiegelneuronen und akustischer Sprachwahrnehmung schließen. 2003, als ich in Parma war, nahm ich an einer solchen Studie teil. Giovanni Buccino, einer meiner Kollegen, ließ mich in einem Sessel Platz nehmen, der aussah wie ein Zahnarztstuhl, steckte mir einen Löffel in den Mund und drückte mir eine Badekappe auf den Kopf. Ich kam mir ein bisschen töricht vor und fragte ihn, was der Löffel sollte. »Ich habe daran zwei kleine Elektroden angebracht, damit ich die Aktivität deiner Zungenmuskeln messen kann«, sagte er mit amüsiertem Lächeln. Dann setzte er mir eine schmetterlingsförmige TMS-Spule auf, ähnlich derjenigen, die Lisa Aziz-Zadeh für die Experimente über Handlungsgeräusche verwendet hatte (Kapitel 3). »Entspann dich und hör genau auf die Wörter.« Nachdem er den Raum verlassen hatte, hörte ich eine Stimme Wörter sagen wie »baffo« und »birra«. Auf jedes Wort folgte das charakteristische »Tock« der Magnetspule. Manchmal spürte ich meine Zunge zucken. Hundert Wörter später öffnete Giovanni die Tür, nahm mir den Löffel aus dem Mund und erklärte, was er tat.

Giovanni und Luciano Fadiga, der brillante italienische Neurophysiologe, der in Parma als Erster das Spiegelsystem mit TMS erforscht hatte, gingen von unseren Arbeiten über Spiegelneuronen bei Affen aus und wollten untersuchen, ob das *Hören* eines

Wortes wie »birra«, das ein hohes Maß an Zungenbewegung erfordert, tatsächlich, wie von Libermans Theorie vorhergesagt, die Zunge eines Zuhörenden in Bewegung versetzt. Genau dies geschah. Die akustische Darbietung eines Wortes mit »rr« reichte aus, um mit der Unterstützung von TMS die Zungenbewegungen der Versuchspersonen – auch der meinen – zu bahnen, wohingegen ein »ff«, an dem die Zunge nicht beteiligt ist, dazu nicht imstande war.[39] Menschen verwandeln also die verbalen Äußerungen, die sie hören, tatsächlich in das motorische Programm, das sie verwenden würden, um diese Äußerungen hervorzubringen.

Zusammen mit den fMRT-Resultaten ergibt sich daraus, dass wir tatsächlich motorische Programme aktivieren, während wir anderen beim Sprechen zuhören, doch es stellt sich die Frage, ob wir diese Aktivierung brauchen, um zu verstehen, was sie sagen. Die Antwort scheint Ja zu sein – zumindest manchmal. Seit vielen Jahren beobachten Neurologen, dass Patienten mit einer Schädigung des linken prämotorischen Kortex, der ihre Mundbewegungen steuert, Probleme bei der Wahrnehmung von Phonemen haben, besonders, wenn die Unterscheidung etwa wegen einer geräuschvollen Umgebung schwerfällt. In jüngerer Zeit hat man die Aktivität dieser Region bei gesunden Versuchspersonen mit Hilfe der Magnetstimulation unterbrochen. Die Wirkung dieser Intervention dauerte nur einige Minuten an, doch während dieser Zeit war die Phonemerkennung der Teilnehmer beeinträchtigt.[40] Wurden sie jedoch aufgefordert, einfache Laute zu unterscheiden, zeigten sich keine Defizite.

Trotzdem brauchen wir das motorische System nicht immer, um zu erkennen, was andere Menschen sagen. Wenn wir das Wort *dad* (»Papa«) unter idealen akustischen Bedingungen hören, können wir uns auf Repräsentationen des Wortes in unserem akustischen Gedächtnis verlassen, so wie wir die Melodie unseres Handys erkennen, ohne sie in ihre einzelnen Töne zerlegen zu müssen. Obwohl das angesichts der Unterschiede zwischen einzelnen Sprechern schwierig ist, kann man Chinchillas, kleinen, pelzigen Nagern aus den Anden, die Fähigkeit antrai-

nieren, fast wie Menschen zwischen /d/ und /t/ zu unterscheiden – obwohl sie keinen der beiden Laute hervorbringen und
sich daher auch nicht auf motorische Simulation stützen können.[41] Immer wenn die Unterschiede sprachlicher Äußerungen
fein und schwierig sind, wenn es beispielsweise zu unterscheiden
gilt, ob jemand auf einer Cocktailparty gesagt hat »Er braucht
Tabletten« oder »Er raucht Zigaretten«, ist es für den Hörer von
entscheidender Bedeutung, die Laute auf seinen motorischen
Programmen abzubilden. In den mühsamen Anfangsstadien der
Sprachevolution dürften diese Spiegel-Abgleich-Mechanismen
von besonderer Bedeutung für die Spracherkennung gewesen
sein.

So können Spiegelneuronen zur Sprachentwicklung beitragen,
indem sie ein Gefühl der Kommunikation vermitteln (Grundlage
Nummer 1) und indem sie beim Geräusch der (stimmlichen)
Aktivität anderer Menschen motorische Programme aktivieren,
sodass wir fühlen können, was sie sagen (Grundlage Nummer 2).
Der Umstand, dass Spiegelneuronen bereits bei Affen vorhanden
sind, bedeutet, dass die langsam sich entwickelnden Menschen
bereits eine Grundlage besaßen, um die gesprochenen Sequenzen anderer mit ihren motorischen Programmen zur Hervorbringung dieser Sequenzen zu verknüpfen. Es sei noch einmal
gesagt, Spiegelneuronen allein reichen für den Spracherwerb
nicht aus – wie die Tatsache zeigt, dass Affen nicht sprechen.
Dazu sind offensichtlich weitere Veränderungen im Gehirn, wie
zum Beispiel die FOXP2-Mutationen, erforderlich. Doch frei
nach einem Ausspruch Louis Pasteurs, der der wissenschaftlichen Entdeckung galt, begünstigt der Zufall auch in der Sprachevolution den vorbereiteten Geist. Ich meine, dass die Gehirne
früher Menschen durch die Verknüpfung der Laute motorischer
Programme mit ihrer Ausführung für bestimmte Zufallsmuta-
tionen vorbereitet waren, die ihnen die Sprache ermöglichten.
Ohne die Vorbereitung durch Spiegelneuronen hätten diese Mutationen es nicht bewirken können.

In den kommenden Jahren wird eine entscheidende Frage
lauten, welche Mutationen erforderlich sind, um das auditive

Spiegelsystem des Affen in ein spezialisiertes Sprachsystem zu verwandeln. Ein interessanter Ausgangspunkt könnte die Entwicklung des Lallens sein. Im Alter von etwa fünf Monaten beginnen menschliche Babys mit dem Mund scheinbar zufällige Laute zu produzieren. Sie spielen mit ihrem Stimmapparat ganz so, wie ein Kind mit einem Klavier spielt, wenn es die Tasten zufällig anschlägt, um zu sehen, was sie bewirken. Jedes Mal, wenn der Säugling auf eine der imaginären Knöpfe seines motorischen Systems drückt und einen Laut erzeugt, werden der Laut und das motorische Programm miteinander verknüpft, weil sie sich gleichzeitig ereignen – so wie der Pawlow'sche Hund den Klang einer Glocke mit Nahrung assoziierte, weil die beiden stets gleichzeitig auftraten. Wenn der Säugling später seinen Vater immer wieder *Daddy* sagen hört, wird dieses Wort einige der Phoneme enthalten, die der Säugling während des Lallens zufällig hervorgebracht hat. Wie der Klang der Glocke Pawlows Hund zur Speichelabsonderung veranlasste, aktiviert hier der Laut der Phoneme die motorischen Programme, die das Kind mit ähnlich klingenden Phonemen während der Lall-Phase verknüpft hat. Daher kann es jetzt das Wort sowohl tatsächlich (»overt«) wiederholen, was wichtig für das Sprechenlernen ist (und Papa sehr stolz macht), als auch im Geiste wiederholen, was Libermans motorische Sprachtheorie verlangt. Für die Sprachevolution war es also vermutlich kaum von Bedeutung, welche Motoneuronen auf welche Sprachlaute reagierten. Sie musste die Babys der frühen Menschen nur mit dem Impuls ausstatten, sich spielerisch mit ihrem Vokaltrakt zu beschäftigen. Den Rest besorgte das einfache Lernen, zu dem selbst Pawlows Hunde fähig waren.

Grundlage Nr. 3: Verknüpfung von Bedeutungen und Wörtern

Nach unserem evolutionären Szenario lernten die Frühmenschen zunächst, sich durch lautmalende und dann durch willkürliche Wörter zu verständigen. Lallen mag ihr Gehirn trainieren, diese Wörter nachzuahmen, es erklärt aber nicht, wie das Gehirn sie mit Bedeutungen verknüpft. Wenn nicht alle Mitglieder einer Gemeinschaft die gleichen Bedeutungen mit den verwendeten Wörtern assoziieren, bricht die Kommunikation zusammen. Abermals werfen die Spiegelneuronen Licht auf die Frage, wie das Gehirn zu dieser Fähigkeit gekommen sein könnte.

Für lautmalende Wörter wie »krachen« oder »brüllen« dürfte die Bedeutungsverknüpfung für ein Gehirn mit Spiegelneuronen besonders leicht sein. Wenn Sie schon einmal Gegenstände zerbrochen und das charakteristische »Krachen« gehört haben, dürften Ihre auditiven Spiegelneuronen das Geräusch der Aktivität bereits mit der Aktivität selbst verknüpft haben. Wenn Sie jetzt das ähnlich klingende Wort »krachen« hören, aktiviert es möglicherweise das motorische Programm für Zerbrechen durch die bloße physikalische Ähnlichkeit mit dem Geräusch, das die Tätigkeit verursachte, als Sie sie in der Vergangenheit verrichteten. Folglich fühlen Sie den Drang, etwas zu zerbrechen – und genau das möchte Ihr Gesprächspartner mitteilen. Für Wörter wie »brüllen« haben Sie in Ihrer Lall-Phase vermutlich Laute erzeugt, die sich ein wenig wie das Brüllen eines Löwens anhörten. Wenn Sie dann einen Löwen brüllen hören, assoziieren Ihre Spiegelneuronen mit dem motorischen Programm für die sprachliche Äußerung »brüllen« den Laut und das Vorstellungsbild eines Löwen.

Bei anderen Wörtern ist die Verknüpfung schwieriger. Wenn das Kind seine ersten Schritte macht und die Eltern rufen: »Schau nur, du gehst! Du gehst!«, so hat das Wort keine akustische Ähnlichkeit mit der Tätigkeit. Durch einen ähnlichen Assoziationsprozess kann der Laut des Wortes – sofern die Eltern es oft genug wiederholen, während das Kind die Handlung ausführt – mit dem motorischen Programm verknüpft werden. Die Zellen, die auf diese Assoziationen reagieren, sind also keine auditiven Spiegelneuronen im eigentlichen Sinne mehr, weil sie nicht auf die Verrichtung einer Tätigkeit und das Geräusch dieser Tätigkeit reagieren, doch der Assoziationsmechanismus ist ähnlich. Ein Affengehirn, das Tätigkeiten mit ihren Geräuschen assoziieren kann, wäre ein guter Ausgangspunkt für die Assoziation von Handlungen mit Sprachlauten.

Tatsächlich belegen inzwischen fMRT-Daten, dass ein englischer Sprecher, wenn er das Wort *lick* (»lecken«) hört, den Teil seines prämotorischen Kortex aktiviert, den er auch für Mundbewegungen nutzt; hört er das Wort *kick* (»treten«), aktiviert er die prämotorischen Repräsentationen seiner Fußbewegungen, und wenn er das Wort *pick* (»pflücken«) vernimmt, mobilisiert er die Repräsentationen seiner Handtätigkeiten.[42] Alle diese Aktivierungen finden in Regionen mit Spiegelneuronen statt, die auf den Anblick ebendieser Tätigkeiten reagieren.

Drittens müssen wir die Bedeutung von Wörtern für Dinge der Außenwelt lernen – wie beispielsweise das Wort »Speer« aus unserem evolutionären Szenario. Dabei ist ein entscheidender Aspekt die sogenannte gemeinsame Aufmerksamkeit. Wenn Sie sähen, dass ich einen Punkt unmittelbar über Ihrem Kopf fixierte, würden Sie sich umdrehen, um zu sehen, wohin ich blicke. Wenn ich auf einen Speer deutete, würden Sie schauen, worauf ich zeige, und den Speer sehen. Ob Spiegelneuronen bei dieser Konvergenz der Aufmerksamkeit eine Rolle spielen, ist unklar, doch Michael Platt und Stephen Shepherd von der Duke University haben im Affengehirn die Aktivität von Neuronen aufgezeichnet, die Augenbewegungen steuern. Zu ihrer Überraschung stellten sie fest, dass einige dieser Neuronen nicht nur aktiv sind, wenn der Affe die Augen bewegt, sondern auch, wenn er sieht, wie ein anderes Tier seine Augen bewegt – als gäbe es eine unmittelbare, spiegelartige Verbindung zwischen dem Anblick von Augenbewegungen anderer und den eigenen. Ein solcher Neuronentyp könnte, wenn Sie sähen, wie jemand seine Augen bewegt, um ein Objekt anzublicken, direkt veranlassen, dass Sie in die gleiche Richtung blicken, mit anderen Worten: Ihre Aufmerksamkeit auf dasselbe Objekt richten.

Ein solcher spiegelartiger Aufmerksamkeitsmechanismus könnte das Kind dazu bringen, das Objekt anzusehen, auf das die Aufmerksamkeit der Eltern gerichtet ist, und umgekehrt. Wir teilen dieses den Blick ausrichtende Spiegelverhalten mit Affen.

Als das Konzept des Spiegelns auf die Aufmerksamkeit übergriff, hat es also den frühmenschlichen Geist darauf vorbereitet zu verstehen, dass die von anderen geäußerten Wörter mit dem Objekt ihrer – und nun auch der eigenen Aufmerksamkeit – verknüpft sind. Nun kann das Kind den Laut des Wortes »Speer« mit den für einen Speer charakteristischen sensorischen Eigenschaften verknüpfen.

Ein Speer gehört zur Sondergruppe der Gegenstände, die sich handhaben lassen – wie Tassen, Hämmer und Spielzeuge. Diese Gegenstände haben alle praktischen Nutzen: Ein Hammer dient zum Hämmern, ein Speer zum Speerwerfen. In den achtziger Jahren – vor der Entdeckung der Spiegelneuronen – beobachteten Giacomo Rizzolatti und seine Kollegen in Parma, dass einige der für das Greifen verantwortlichen prämotorischen Neuronen reagierten, während der Affe einen für diese Handlung angemessenen Gegenstand sah. Das galt auch, wenn der Affe die Handlung in diesem Augenblick nicht ausführte.[43] Die Forscher nannten diese Zellen »kanonische Neuronen«.

Kanonische Neuronen unterscheiden sich von Spiegelneuronen. Zwar feuern sowohl kanonische als auch Spiegelneuronen, wenn der Affe selbst Gegenstände handhabt, doch nur kanonische Neuronen reagieren auch auf den Anblick eines Gegenstands, für den diese Handhabung bestimmt ist, und nur Spiegelneuronen reagieren *auf den Anblick eines diese Tätigkeit verrichtenden Individuums.*

Kanonische Neuronen könnten bei der Bedeutungszuweisung für Objekte wie Hämmer und Speere besonders wichtig sein, weil sie motorische Programme für bestimmte Gegenstände aktivieren, und diese Programme (zum Beispiel Hämmern oder Speerwerfen) erfüllen das Objekt mit pragmatischer Bedeutung. Diese pragmatischen Wissenseinheiten werden in der Nachbarschaft von Spiegelneuronen encodiert, die ihrerseits den Laut und das motorische Programm für das willkürliche Wort speichern. Wenn also jemand den Speer anblickt und ihn »Speer« nennt, begnügt sich das Gehirn des Beobachters nicht nur damit, »Speer« zu hören und das Objekt zu sehen, sondern aktiviert auch gleichzeitig das motorische Programm für die Äußerung von »Speer« (dank seiner Spiegelneuronen) sowie das Programm zur Verwendung eines Speers (dank seiner kanonischen Neuronen). Das gemeinsame Vorkommen von vier Elementen kann sie nach Pawlow'scher Manier miteinander verknüpfen und dem Wort Bedeutung verleihen.

Affen verfügen bereits über kanonische und Spiegelneuronen, lassen im Gegensatz zu Menschen aber keinen Trieb erkennen, Dinge zu bezeichnen. Katzen haben einen Jagdtrieb und als Jungtiere einen Trieb zu Jagdspielen. Durch das spielerische Verhalten werden sie zu geschickten Jägern und machen das Beste aus den Jagdanlagen ihres Körpers.

Menschen haben einen Trieb oder Drang, Dinge beim Namen zu nennen. Zweijährige fragen ihre Eltern unaufhörlich »Wie heißt das?« Dieser Drang sorgt zusammen mit dem Lall-Trieb dafür, dass sie in wenigen Jahren eintausend Wörter lernen.

Dagegen zeigen Tier- und Menschenaffen nicht das geringste Interesse an Wörtern. In den siebziger Jahren versuchte der Psychologe Herbert Terrace von der Columbia University, Schimpansen das Sprechen beizubringen. Jeden Tag bemühte er sich mehrere Stunden lang, einem Schimpansen, den er »Nim Chimpsky« nannte (ein auf den bekannten Linguisten Noam Chomsky gemünztes Wortspiel, hatte dieser doch behauptet, nur Menschen hätten die Fähigkeit zum Sprechen), die Amerikanische Gebärdensprache beizubringen (ALS nach *American Sign Language*). Für diese gestische Sprachform hatte sich der Forscher entschieden, weil am Vokaltrakt der Schimpansen nicht die Veränderungen stattgefunden haben, die dem Menschen die Hervorbringung so vieler Phoneme ermöglichen und weil bisherige Versuche, Schimpansen das Sprechen beizubringen, vollkommen fehlgeschlagen waren.

Im Laufe der Jahre lernte Nim (je nach den angelegten Kriterien) zwischen fünfundzwanzig und hundertfünfundzwanzig Gebärden mit Bedeutungen zu verknüpfen. Sie bezeichneten Bananen, Essen und so fort. Einerseits war dieses Ergebnis ein Triumph, weil es unsere These untermauerte, dass das Primatengehirn in den Spiegel- und kanonischen Neuronen die Voraussetzung zum Spracherwerb besitzt. Andererseits belegt es grundlegende Unterschiede in der Motivation. Chimpsky zeigte nie einen ähnlichen Drang zum Wörterlernen, wie wir es von zweijährigen Kleinkindern kennen, und sein Vokabular verharrte auf dem Niveau, auf dem die Wortschatzentwicklung unserer Kinder erst eigentlich beginnt.

Diese Art sensomotorischer Assoziationen, die an Spiegelneuronen und kanonischen Neuronen von Affen zu beobachten sind, könnten also die Grundlage Nummer 3 bilden: Lernen, was Wörter bedeuten. Der Umstand, dass bei Affen solche Verknüpfungen in den auditiven Spiegelneuronen und den kanonischen Neuronen vorliegen, zeigt, dass das Gehirn zu solchen Assoziationen bereits fähig ist. Warum die anderen Primaten diese Gabe nicht zum Spracherwerb nutzen, ist noch weitgehend unklar, doch könnten Motivationsfaktoren eine wichtige Rolle spielen.

Grundlage Nr. 4: Die Grammatik des Handelns

Beschäftigen wir uns nun mit dem letzten Schritt unseres evolutionären Szenarios: der Entstehung der Grammatik. Die Grammatik ist ein ganz besonderes Merkmal der menschlichen Sprache. Zwar gelang es Nim Chimpsky am Ende, Wörter mit Bedeutungen zu verknüpfen, doch bislang hat noch kein Affe jemals grammatikalisches Verständnis bewiesen.

Für Menschen kann eine Anzahl Wörter je nach ihrer Reihenfolge sehr unterschiedliche Bedeutung annehmen. »Hund beißt Mann« ist keine Nachricht wert, »Mann beißt Hund« jedoch sehr wohl. Bis dahin ist Nim nie gekommen. Für ihn hatte »Banane Nim isst« den gleichen positiven Nachrichtenwert wie »Nim isst Banane«. Die Unfähigkeit des Schimpansen, Wortstellungen zu verstehen, steht in krassem Gegensatz zu den tauben Kindern in Nicaragua, die spontan, ohne einschlägige Unterweisung, eine Grammatik erfanden. Es gibt nicht nur kein Beispiel für spontanen Grammatikgebrauch bei anderen Primaten, sondern auch keines, das erkennen ließe, dass unsere nächsten lebenden Verwandten, die Schimpansen, auch bei intensivstem Training zum Grammatikerwerb fähig wären. Wie konnte sich dann Grammatik entwickeln?

Schauen wir uns kurz an, worum es in der Grammatik eigentlich geht.[IV] Grammatik ist das strukturelle und logische Regelwerk, das Sprache Bedeutung verleiht. Bei uns haben Elemente, die in unterschiedlicher Reihenfolge stehen, unterschiedliche Bedeutung (Mann beißt Hund ≠ Hund beißt Mann). Grammatik verleiht der Sprache auch hierarchische Organisation und Rekursivität. Ein Satz ist nicht einfach eine Wortkette, sondern besitzt eine verborgene Struktur. Bei einem Satz wie: »Der hübsche junge Mann küsste das schöne Mädchen leidenschaftlich«, spüren wir, dass »hübsch« und »Mann« irgendwie enger zusammengehören als »junge« und »küsste«, obwohl beide Wortgruppen in dem Satz gleich weit voneinander entfernt stehen. Wir merken also, dass der Satz eine Hierarchie besitzt, in der die vier Wörter »Der hübsche junge Mann« eine Einheit bilden (das Subjekt, das heißt das Satzglied, das die Handlung ausführte), »küsste leidenschaftlich« eine weitere Einheit darstellt (das Verb, das zum Ausdruck bringt, was getan wird) und schließlich »das schöne Mädchen« die dritte Einheit ist (das Objekt, das Gegenstand der Handlung ist). Und obwohl »küsste« und »leidenschaftlich« weit voneinander entfernt stehen, ist uns doch klar, dass sie zusammengehören.

Wenn ich Ihnen nun mitteile, dass der Mann tatsächlich ein anderes Mädchen am Tag zuvor geküsst hat, können Sie diesen ganzen Satz in den obigen stopfen und der Hierarchie Rekursivität verleihen: »Der hübsche junge Mann, der gestern ein anderes schönes Mädchen geküsst hatte, küsste dieses schöne Mädchen heute leidenschaftlich.« Wir können Sätze in andere Sätze beliebig oft einbetten.

Zwar mögen die Prinzipien der Wortfolge und verborgenen Hierarchie im Hinblick auf die Sprache eine Besonderheit des Menschen sein, doch würde ich meinen, dass sie keine menschliche Besonderheit im Allgemeinen sind. Es gibt einen Bereich, in dem jeder Primat diese Prinzipien routinemäßig beherrscht: das

Handeln. Betrachten wir beispielsweise den Vorgang des Essens: die Hand nach der Beere ausstrecken, die Beere ergreifen, sie in den Mund stecken, die Finger aus dem Mund ziehen, die Beere kauen. Diese Handlungsfolge ist schon an sich extrem hierarchisch, weil jedes Element selbst aus einer Kaskade von motorischen Befehlen besteht (nach der Beere greifen, setzt die koordinierte Aktivität vieler Muskeln voraus, und der Ablauf ist immer anders, je nachdem, wie die Beere geformt ist, ob es Zweigen zwischen dem Akteur und der Beere auszuweichen gilt usw.), doch das gesamte Handlungsgefüge kann rekursiv werden, wenn an die Stelle der Beere eine Banane tritt. Nachdem der Schimpanse die Banane ergriffen hat und bevor er sie in den Mund steckt, fasst er jetzt mit der anderen Hand die Bananenschale, reißt die Schale an einer Seite auf, fasst wieder nach oben, reißt die nächste Seite auf und fährt damit fort, bis die ganze Schale beseitigt ist und er mit dem ursprünglichen Handlungsplan fortfahren kann: die Frucht in den Mund stecken usw. Eine Beschreibung wie der Satz »Ich aß die Banane« kann rekursiv erweitert werden zu »Ich aß die Banane, die ich geschält hatte«. So lassen sich Handlungspläne von Schimpansen rekursiv durch andere Handlungspläne ausbauen. Wie die Sprache ein begrenztes Vokabular von Wörtern zu einer unendlichen Zahl verschiedener hierarchischer Sätze kombiniert, organisieren Primaten ein begrenztes Vokabular von Handlungen (Greifen, Handausstrecken, Zerreißen usw.) zu einer unendlichen Zahl hierarchischer Handlungspläne.

Daher halte ich es nur für logisch, dass der Teil des prämotorischen Kortex, der für die Grammatik zuständig ist, auch unsere motorischen Aktivitäten vorbereitet. Offenbar fällt die Grammatik in die Zuständigkeit der Gehirnregion, die bei Tier- und Menschenaffen hierarchische Handlungsgefüge koordiniert: des prämotorischen Kortex. Zwar scheinen Affen nicht in der Lage zu sein, diesen Apparat für den Spracherwerb zu nutzen, aber sie organisieren damit ständig ihr bewusstes Handeln. Der prämotorische Kortex, der unser Handeln steuert, liefert dem Primatenhirn also noch eine weitere Voraussetzung für die Sprachevolution: die Grammatik des Handelns.

Schluss

Aus evolutionärer Sicht schien die Sprache aus heiterem Himmel zu kommen. Mit der Entdeckung der Spiegelneuronen hat sich das verändert. Affen mögen unfähig zu spontanem Sprachgebrauch und, selbst in Kontakt mit Menschen, außerstande zum Grammatikerwerb zu sein – aber sie besitzen vieles, was dazu erforderlich ist.

Spiegelneuronen ermöglichen Affen, Artgenossen bestimmte Fertigkeiten zu vermitteln und Phoneme zu entschlüsseln, indem sie sie auf die eigenen Sprachaktivitäten abbilden. Dank sensomotorischer Assoziationen von der Art, wie sie in Spiegelneuronen beobachtet werden, sind Primaten in der Lage, Laute mit Bedeutungen zu verknüpfen, während die Fähigkeit zur Entwicklung hierarchischer Handlungspläne die Voraussetzung für grammatikalische Fertigkeiten in ihrem Gehirn anlegt.

Spiegelneuronen garantieren noch keine Sprache. Auf dem Weg von den Affen bis Shakespeare bleibt noch viel zu klären. Doch ihre Entdeckung hat den scheinbar riesigen und unerklärlichen Schritt der Sprachevolution erheblich verkleinert.

KAPITEL SECHS

Gefühle mitempfinden

In unserem ganzen Leben gibt es praktisch keinen Augenblick, in dem wir nicht fühlen.[44] Wir tun die meisten Dinge, um Lust in Form von Belohnung zu gewinnen und Unlust in Form von Bestrafung zu vermeiden. Die meisten von uns studieren und arbeiten acht Stunden und mehr pro Tag für die soziale Belohnung beruflicher Anerkennung und Achtung sowie für die monetäre Belohnung zum Erwerb von Waren und Dienstleistungen, die unser Leben angenehmer machen.

Doch unser Fühlen reicht über unsere persönliche Erfahrung und Beobachtung hinaus. Während wir beobachten, wie James Bond von der Tarantel geweckt wird, ist unser Verstehen nicht auf seine körperlichen Aktivitäten beschränkt – wir teilen auch seine Gefühle: Wir empfinden sie mit. Wir schwitzen vor Angst und frohlocken über seinen Sieg. Die Gefühle der Menschen in unserer Umgebung sind ansteckend. Wir können gar nicht anders, als trübselig zu werden, wenn alles trauert, und Euphorie zu empfinden, wenn allgemeiner Jubel herrscht. Das Mitempfinden von Hochs und Tiefs gibt uns das Gefühl, zu einer Gruppe zu gehören, mit anderen verbunden zu sein.

Die Selbstbeobachtung scheint uns zu sagen, dass diese Gefühlsansteckung außerhalb der Sphäre unseres rationalen Denkens stattfindet. Wenn Sie erleben, dass Ihre Frau trauert, spricht vieles dafür, dass die schlimme Nachricht, die sie erhalten hat, auch Sie selbst unmittelbar beeinflusst und dass die Gefühlsansteckung infolgedessen rational ist. Betreten wir einen Konferenzraum und treffen dort eine weinende Fremde an, wird unsere Stimmung in Mitleidenschaft gezogen, obwohl sich die schlimme Nachricht der Fremden höchstwahrscheinlich nicht unmittelbar auf uns auswirken wird. Die Gemütsbewegungen anderer Menschen mitzuempfinden, ist tief in unserer menschlichen Natur verwurzelt.

Modelle emotionaler Kommunikation

Viele Modelle sozialer Kognition sprechen das Problem der Gefühle nicht unmittelbar an. Im Rahmen der Theorie, dass der menschliche Geist ein leistungsfähiger Computer sei, der Informationen jeder Art verarbeiten könne, lässt sich der Rückschluss auf die Gefühle anderer einfach als eine weitere Form regelgeleiteten deduktiven Denkens verstehen. Wenn ich beispielsweise sehe, dass Ihre Mundwinkel nach unten zeigen, schließe ich daraus, dass Sie in schlechter oder trauriger Stimmung sind, und wenn Sie sich dann noch langsam bewegen, handelt es sich wahrscheinlich um Trauer. Diese Regeln sind durchaus zu vergleichen mit Regeln, die die Welt im Allgemeinen betreffen. Wenn ich den Zündschlüssel meines Autos umdrehe, und nichts geschieht, ist entweder die Batterie leer, oder der Automatikhebel steht nicht auf P beziehungsweise N, und wenn beim Umdrehen des Schlüssels dann noch keine Lichter auf dem Armaturenbrett aufleuchten, kann ich davon ausgehen, dass die Batterie leer ist. Anhand solcher Beispiele lässt sich relativ leicht darlegen, wie wir die Gefühle anderer rational verstehen und beschreiben können; damit ist aber noch nicht erklärt, warum unsere Stimmungen von den Gefühlen der Menschen in unserer Umgebung direkt beeinflusst werden.

Gefühlsansteckung und Gesichtsmimikry

Eine Gruppe einflussreicher psychologischer Theorien geht davon aus, dass an der Verarbeitung der Gefühle anderer mindestens zwei spezielle Mechanismen beteiligt sind. Einer von ihnen, die sogenannte *direkte Gesichtsmimikry*, wurde aus der Beobachtung geschlossen, dass der Gesichtsausdruck eines Beobachters häufig den der beobachteten Leute nachahmt. Wenn wir beispielsweise jemanden vor Schmerzen wimmern sehen, verzieht sich unser Gesicht, als hätten wir Schmerzen. Dann können wir auf den Gefühlszustand des anderen schließen, da wir die Konfiguration unseres eigenen (nachahmenden) Gesichtsausdrucks spüren. Viele empirische Daten lassen darauf schließen, dass unsere Gesichtsmuskeln innerhalb weniger hundert Millisekunden von der Beobachtung der Gesichtsausdrücke anderer Menschen beeinflusst werden können.[45] Aus anderen Experimenten wissen wir, dass dieses Prinzip auch für den Körper gilt.

Der zweite Mechanismus, die *direkte Gefühlsansteckung*, ergibt sich aus der Beobachtung, dass wir uns traurig fühlen, wenn wir unter traurigen Menschen sitzen, und glücklich, wenn wir von glücklichen Leuten umgeben sind. Selbst Kleinstkinder beginnen häufig zu schreien, wenn sie die Verzweiflung anderer Säuglinge miterleben, als hätten sie sich an den Gefühlen der anderen Kinder »angesteckt«.

Man nimmt an, dass Gesichtsmimikry und Gefühlsansteckung durch die Prozesse von Feedback und Ausdrucksverhalten intensiv interagieren. Der Prozess des Ausdrucksverhaltens ist sehr intuitiv. Wenn ich Ihre Freude erlebe und glücklich werde, veranlasst mich mein Glücksgefühl zum Lächeln. Dabei besteht eine indirekte, durch meine eigenen Gefühle vermittelte Ähnlichkeit zwischen meinem Gesichtsausdruck und dem Ihren.

Feedback ist ein Prozess, der bei Weitem nicht so intuitiv verläuft, wohl aber auf faszinierende Weise unsere Gesichtsausdrücke und Körperhaltungen rückwirkend mit unserem Gefühlszustand verbindet. Das Feedback-Konzept geht auf William James, einen amerikanischen Philosophen und Psychologen des 19. Jahrhunderts, zurück. William James hatte großes Interesse an der Frage, welche Beziehung bei Gefühlsbewegungen zwischen Körper und Geist herrsche. Er schrieb:

»Üblicherweise stellt man sich diese alltäglichen Emotionen so vor, dass die geistige Wahrnehmung eines Ereignisses eine geistige Wallung, eine sogenannte Emotion, hervorrufe und dass diese Gemütsbewegung einen körperlichen Ausdruck auslöse. Ich dagegen behaupte, dass die körperlichen Veränderungen unmittelbar auf die WAHRNEHMUNG des erregenden Ereignisses folgen und dass unser Erleben ebendieser Veränderungen zu der Zeit, da sie stattfinden, die Emotion IST. Der gesunde Menschenverstand legt den Gedanken nahe, dass wir unser Vermögen verlieren und daraufhin traurig sind und weinen; dass wir einem Bären begegnen und daraufhin erschrecken und davonlaufen; dass wir von einem Rivalen beleidigt werden und daraufhin zornig werden und zuschlagen. Doch die hier vertretene Hypothese besagt, dass die Reihenfolge falsch ist, dass der eine Gemütszustand nicht unmittelbar durch den anderen hervorgerufen wird, sondern dass zunächst die körperlichen Erscheinungen dazwischentreten müssen und dass die vernünftigere Annahme daher lautet: Wir sind traurig, weil wir weinen, zornig, weil wir zuschlagen, ängstlich, weil wir zittern; und nicht: Wir weinen, schlagen zu oder zittern, weil wir entsprechend traurig, zornig oder ängstlich sind. Ohne die auf die Wahrnehmung folgenden Körperzustände bliebe jene kognitiv, blass, farblos, bar jeder emotionalen Wärme. Wir würden den Bären erblicken und möglicherweise urteilen, es sei am besten, davonzulaufen, die Beleidigung empfangen und es für angebracht halten, zuzuschlagen, jedoch ohne wirklich Angst oder Zorn zu empfinden.«[46]

James' eigenwilliger Gedanke scheint unserem intuitiven Verständnis zu widersprechen, doch eine beachtliche Anzahl von Experimenten zeigt, dass unser Körperzustand, einschließlich unseres Gesichtsausdrucks, unsere Gefühle beeinflussen kann. In einem typischen Experiment dieser Art werden Versuchsteilnehmer an ein Gerät angeschlossen, das die Aktivität verschiedener Gesichtsmuskeln misst. Dann werden sie aufgefordert, die Augenbrauen zu senken und die Kinnbacken zusammenzupressen oder, umgekehrt, die Mundwinkel zu heben. Die Teilnehmer sollen ihrem Gesicht also einen Ausdruck verleihen, als würden sie zürnen oder lächeln, ohne dass diese Gefühle direkt genannt werden. Auf die Frage, wie sie sich fühlten, gaben die Teilnehmer letzterer Versuchsanordnung verstärkt an, sich glücklich zu fühlen, die ersterer, Zorn zu empfinden, woraus folgt, dass ihr Gesichtsausdruck ihre Stimmung beeinflusste. So entsteht ein dynamisches System, das ohne Beteiligung des bewussten Denkens dafür sorgt, dass sich die Gefühle, Körperhaltungen und Gesichtsausdrücke des Beobachters denen des Senders angleichen. Indem der Beobachter den Gesichtsausdruck des Senders nachahmt, wird er selbst zum Sender und stellt zwischen Personen eine positive Feedbackschleife her, die erklärt, warum sich Emotionen in Gruppen hochschaukeln können. Wenn ich in Nachahmung Ihres Lächelns selber lächle, veranlasst Sie mein Lächeln, noch mehr zu lächeln und Sie noch heiterer zu stimmen, bis wir alle in schallendes Gelächter ausbrechen.

Der Beobachter kann diese vorbewussten Mechanismen durch eine Vielfalt bewussterer Maßnahmen ergänzen. Beispielsweise kann er seine Körperempfindungen beobachten und sich bewusst fragen: »Was löst das für Gefühle in mir aus?« Da der Beobachter in seiner Körperhaltung und seinem Gesichtsausdruck die der beobachteten Person nachahmt und da die eigenen Gefühle von deren Gefühlen angesteckt sind, kann diese der Selbstbeobachtung entspringende Frage den Beobachter über die Gefühle des anderen informieren. Weitere Ergänzungen können sich aus bewusster, emotional-empathischer Vorstellungstätigkeit ergeben. Wenn Sie in einer E-Mail lesen, dass ein Freund sich einer Chemotherapie unterziehen muss, resultiert daraus vielleicht nicht unmittelbar Gefühlsansteckung, doch Sie können sich vorstellen, wie er sich fühlt, indem Sie sich an eine Lebensmittelvergiftung mit Übelkeit und Erbrechen erinnern, was Ihre Gefühle beeinflussen wird. Nach der Lektüre eines Buchs von Carl Rogers könnte ein Psychologe versuchen, die Körperhaltung eines Patienten absichtlich nachzuahmen, und diese willkürliche Nachahmung wird seine Körperhaltung und seine Gefühle beeinflussen.[47]

Bewusstes Denken kann auch Gesichtsmimikry und Gefühlsansteckung beeinflussen. Wie Untersuchungen gezeigt haben, verringert das Wissen, dass man mit jemandem konkurriert,

Gefühlsansteckung und Gesichtsmimikry. Experimente, in denen die Teilnehmer aufgefordert wurden, Gesichtsausdrücke zu übertreiben oder zu unterdrücken, führten zu verstärkten oder gedämpften emotionalen Erlebnissen.

Wir nehmen an, dass sich die Gefühle verschiedener Personen durch diese Mechanismen angleichen. Doch was für Prozesse finden konkret in unserem Gehirn statt, wenn wir die Emotionen anderer Individuen miterleben? Das System der Spiegelneuronen verwandelt Handlungen, die wir beobachten, in eine motorische Repräsentation ähnlicher Handlungen. Ist eine Erklärung von Gesichtsmimikry und Gefühlsansteckung möglich durch die Existenz ähnlicher Neuronen in Regionen, die für unsere Gesichtsausdrücke oder Gefühlsbewegungen zuständig sind?

Mitempfinden von Ekel

17. Juli 2002, Marseille: Ein eigentümlicher Geruch entströmt Jean-Pierre Royets Renault Espace – irgendetwas zwischen Bananenschale und verfaulten Eiern. Mein Freund Bruno Wicker und ich helfen ihm, Kisten voller Plastikflaschen in ein kleines Gebäude neben dem Krankenhaus zu schleppen, wo sich ein Magnetresonanztomograf befindet. »Qu'est-ce qui pue comme ça?«, fragt uns der MRT-Techniker. »Was stinkt so grässlich?«

Royet grinst mich an. Fast ein Jahr zuvor saßen hier mein Kollege Bruno und ich auf einer Mauer, von der wir aufs Mittelmeer blickten, und planten ein Experiment zum Nachweis von emotionalen Spiegelneuronen. Wir promovierten beide in St. Andrews, aber ich war nach Parma gegangen, um meine Arbeit über Affen fortzusetzen, und Bruno nach Marseille, um sich fMRT-Studien mit menschlichen Versuchsteilnehmern zu widmen, wobei es ihm in erster Linie um Emotionen ging. Da ich mich auch für Emotionen interessierte und da wir in Parma keinen MRT hatten, schien es mir eine gute Idee zu sein, Bruno in Marseille zu besuchen.

»Was wir brauchen«, hatte ich an diesem sonnigen Nachmittag zu Bruno gesagt, »ist ein Experiment, bei dem wir einen Teilnehmer in den Scanner legen, eine Emotion auslösen, um die Hirnregionen messen zu können, in der die Emotion empfunden wird, und diesem Teilnehmer dann die Emotionen anderer Menschen darbieten, um festzustellen, ob der Anblick von Emotionen anderer bei ihm Teile der für das Gefühlserleben zuständigen Schaltkreise aktiviert.«

»Vollkommen richtig«, erwiderte Bruno, der offensichtlich genau dasgleiche gedacht hatte. »Dabei gibt es allerdings zwei Probleme. Erstens müssen wir mindestens zwei Emotionen finden, die verschiedene Aktivitätsmuster im Gehirn aufweisen, und zweitens müssen wir eine Methode entwickeln, diese Emotionen im Scanner auszulösen.«

Er hatte recht. Um das Vorliegen bestimmter Spiegelungen mit Hilfe von fMRT nachzuweisen, brauchten wir mindestens zwei Emotionen, die unterscheidbare Hirnaktivität hervorrufen. Beim auditiven Spiegelsystem hatten wir in unseren Experimenten Selektivität nachgewiesen, da das Geräusch von Handaktivitäten Areale aktivierte, die für die Ausführung von Handaktivitäten zuständig sind, und das Geräusch von Mundaktivitäten Areale aktivierte, die an der Ausführung von Mundaktivitäten beteiligt sind.

Leider sind die meisten Emotionen im Scanner nur sehr schwer auszulösen. Für Emotionen wie Glück, Furcht oder Traurigkeit lässt sich kein Mittel ersinnen, um sie wiederholt im Scanner hervorzurufen. Nach einigem Nachdenken waren wir uns einig, dass Ekel wohl die geeignetste Emotion für ein solches Experiment sei. »Ich kenne einen Forscher namens Royet, der sich auf Olfaktion spezialisiert hat. Ich glaube, er hat einen Apparat entwickelt, mit dem sich Gerüche im Scanner kontrolliert darbieten lassen. Wir könnten unangenehme Gerüche verwenden, die Ekelgefühle auslösen, und sie mit der Wirkung angenehmer Gerüche vergleichen.«

Um also die Frage des Technikers zu beantworten – das, was da stinkt, ist das Mittel zur Auslösung von Emotionen im Scanner: kleine Plastikflaschen mit Wattebäuschen, die mit verschiedenen, stark riechenden Stoffen getränkt sind. In einigen Fällen sind es angenehme Düfte wie Stachelbeere oder Minze, in anderen, höchst unangenehm riechende Substanzen wie Buttersäure oder Furfurylmercaptan, die wie ranzige Butter beziehungsweise verfaulte Eier riechen.

Valeria ist unser erstes Versuchskaninchen. Royet bindet ihr eine Anästhesiemaske vor den Mund, und der Techniker schiebt sie in den Scanner. Zunächst sieht sie eine Reihe von Filmen, in denen Schauspieler am Inhalt eines Glases riechen. In einigen zeigt der Schauspieler keine bestimmte Reaktion. Das sind unsere neutralen Filme. In anderen macht der Darsteller ein angeekeltes Gesicht: Er zieht die Nase kraus und entfernt sich rasch von dem Glas. Im dritten Film hebt er die Augenbrauen und zeigt ein leises Lächeln der Anerkennung, als wollte er sagen: »Wirklich, ein edler Tropfen!« Dann erfährt Valeria, warum sie die Anästhesiemaske trägt. Royet quetscht den Inhalt verschiedener Flaschen in einen Gummischlauch, der mit der Maske verbunden ist, und die widerlichen Gerüche von verfaulten Eiern oder ranziger Butter beziehungsweise die vergleichsweise angenehmen von Erdbeeren oder Minze lassen Valeria die gleiche Achterbahn der Gefühle durchleben wie die Schauspieler in den Filmen.

In diesem Experiment wirken die angenehmen Gerüche und die Filme, die angenehm berührte Schauspieler zeigen, nicht so positiv wie die negativen Darbietungen negativ. Dieses Ergebnis ist unvermeidlich, weil positive Emotionen in Reaktion auf den Inhalt eines Glases niemals so intensiv sein können wie negative Emotionen unter den gleichen Bedingungen. Es gibt Beispiele für extrem positive olfaktorische Erfahrungen – beispielsweise kann uns im Stadium erster Verliebtheit das Parfüm der Geliebten in Ekstase versetzen –, doch die extrem positiven Gefühle, die wir in solchen Fällen empfinden, werden nicht direkt durch das Geruchserlebnis, sondern durch die mit ihm assoziierten Erfahrungen ausgelöst. Gerüche an sich können intensiven Ekel, aber nur gemäßigtes Vergnügen hervorrufen. Daher geht es uns in erster Linie darum, die Hirnregionen zu finden, die auf das Erlebnis und die Beobachtung einer unter olfaktorischen und visuellen Versuchsbedingungen heftigen Form von Ekel reagieren. Außerdem möchten wir zeigen, dass diese Regionen bei positiven Emotionen, die als Kontrollbedingung dienen, weniger aktiv sind.

Nach einer Reihe angenehmer und weniger angenehmer Gerüche ist das Experiment beendet. »Einige dieser Gerüche sind schrecklich!«, sagt Valeria. »Einmal hätte ich mich fast übergeben.« Der olfaktorische Teil des Experiments hatte offensichtlich geklappt.

Nachdem wir dieses Experiment an einem Dutzend Teilnehmer wiederholt hatten, analysierten wir die Daten. Beim olfaktorischen Teil des Experiments hatten nur die unangenehmen Gerüche die anteriore Insel, eine Struktur in beiden Gehirnhälften, aktiviert. Die Insel ist eine Hirnregion, die Input von Nase und Zunge erhält und die Aromen und Geschmäcker der Nahrung verarbeitet. Beim Affen enthält diese Struktur Neuronen, die durch bestimmte unangenehme Geschmäcke und Gerüche aktiviert werden und außerdem Input von inneren Organen erhalten. Sie reagieren also sinnvollerweise auf unangenehme Gerüche und die mit diesen einhergehenden Körperempfindungen. Besonders Letztere müssten bei angenehmen Gerüchen weit geringer sein und daher die Insel erheblich schwächer aktivieren – exakt das belegten unsere Ergebnisse.

Chirurgen haben untersucht, was Menschen empfinden, wenn ihre Insel aktiviert wird. Als der Neurochirurg Wilder Penfield die Insel seiner epileptischen Patienten elektrisch stimulierte, berichteten diese von unangenehmen Empfindungen in ihrem Schlund, und einige begannen sogar zu würgen.[48] Penfield hatte seinen Patienten sogar einen druckempfindlichen Ballon in den Magen eingeführt, mit dessen Hilfe er zeigen konnte, dass die Elektrostimulation auch Bewegungen des Magens hervorrief. Aktivierungen der Insel scheinen von körperlichen, viszeralen Übelkeitsgefühlen begleitet zu sein. Die von uns gemessenen Aktivierungen in der Insel waren also das neuronale Korrelat des intensiven körperlichen Ekels, den die

Patienten bei der Wahrnehmung der unangenehmen Gerüche empfanden.

Doch was geschah, während unsere Versuchspersonen die Emotionen anderer beobachteten? Beim Anblick der gefilmten Gesichtsausdrücke wurden die visuellen und prämotorischen Areale jenes Spiegelsystems aktiviert, das auch gefeuert hätte, wenn unsere Versuchspersonen ähnliche Gesichtsausdrücke gezeigt hätten. Es war, als hätten unsere Teilnehmer die beobachteten Gesichtsausdrücke automatisch im Gehirn imitiert. Wenn es ein Spiegelsystem für Emotionen gäbe, hätte in dieser Phase auch die anteriore Insel, die spezifisch für die Wahrnehmung ekelerregender Gerüche zuständig ist, aktiviert werden und den Teilnehmern Ekel einflößen müssen. Dass genau dies geschah, ergab die Analyse unserer Daten.[49]

Wir waren hocherfreut. Mehr als ein Jahrzehnt nach der Entdeckung der Spiegelneuronen im motorischen System hatten wir erste Belege dafür geliefert, dass ein ähnliches System auch außerhalb des motorischen Bereichs existiert. Wir hatten gezeigt, dass die sogenannte Gesichtsmimikry eine stellvertretende Aktivität im prämotorischen Kortex ist – als würde die Person den gleichen Gesichtsausdruck erzeugen – und die Gefühlsansteckung eine stellvertretende Aktivität in der Insel – als würde die Person die gleichen Emotionen empfinden.

Von Spiegelneuronen zu gemeinsamen Schaltkreisen

Der Begriff »Spiegelneuron« ist im Hinblick auf Handlungen geprägt worden, weil das Gehirn mit Hilfe von Spiegelneuronen die Handlungen anderer Menschen simuliert und ein Spiegelbild dieser Handlungen erzeugt. Jetzt hatten wir ein ähnliches System für Emotionen entdeckt und brauchten einen neuen Begriff dafür – »Spiegelneuron« war zu fest mit dem motorischen System verknüpft. Wie der prämotorische Kortex für zwei Prozesse verantwortlich ist – Handlungen auszuführen und andere Individuen zu beobachten, so schien die Insel für zwei emotionale Prozesse zuständig zu sein: das starke Körpergefühl des Ekels zu empfinden und Ekel bei anderen zu sehen. Sowohl der prämotorische Kortex als auch die Insel sind in neuronale Schaltkreisen einbezogen, die uns ermöglichen, stellvertretend an den Handlungen und Emotionen anderer teilzuhaben. Wir haben den Begriff »gemeinsame Schaltkreise« geprägt, um diese ganze Familie von neuronalen Strukturen – einschließlich der für Handlungen zuständigen Spiegelneuronen – und ähnliche Systeme – einschließlich der für Ekelgefühle zuständigen Insel – zu beschreiben.[50, 51]

Emotionen anderer erkennen

In unseren Experimenten haben wir gezeigt, dass die Insel aktiviert wird, wenn Versuchsteilnehmer den angeekelten Gesichtsausdruck anderer Menschen sehen. Dies lässt darauf schließen, dass dieses Areal an der Wahrnehmung von Gesichtsausdrücken anderer beteiligt ist, indem es die gesehenen Emotionen in eine Repräsentation unserer eigenen Emotionen verwandelt. Ist diese Simulation der Grund, warum wir die Emotionen anderer Menschen verstehen?

Diese Frage können wir nicht mit fMRT-Daten allein beantworten, da sie nicht zwischen Ursache und Wirkung unterscheiden können. Beispielsweise leuchten die Bremslichter Ihres Autos jedes Mal auf, wenn Sie auf die Bremse treten, woraufhin der Wagen sein Tempo verringert. In unserem Experiment geschah etwas Ähnliches mit der Insel. Sie wurde aktiv, wenn die Teilnehmer einen angeekelten Gesichtsausdruck sahen und daraufhin erkannten, dass die Person angeekelt war. Können wir aus diesen Beobachtungen schließen, dass die Bremslichter die Tempoverringerung Ihres Autos bewirken? Können wir den Schluss ziehen, dass Ihnen die Insel-Aktivität im Anschluss an den Anblick angeekelter Gesichtsausdrücke die Erkenntnis vermittelt, der andere sei angeekelt? Beim Auto-Beispiel gibt es eine relativ einfache Methode, um die Kausalbeziehung zwischen Bremslichtern und Tempoverringerung zu testen: Nehmen Sie einen

Hammer, zertrümmern Sie die Bremslichter und schauen Sie, ob sich Ihr Auto immer noch abbremsen lässt. Wenn ja, waren die Bremslichter nicht für die Verlangsamung des Autos erforderlich. Wenn es sich nicht mehr bremsen lässt, waren sie es.

In den Neurowissenschaften gibt es einen ähnlichen Ansatz: Man untersucht Patienten, die infolge Trauma, Krankheit oder Schlaganfall eine Schädigung der betreffenden Hirnregion erlitten haben. Durch Experimente mit solchen Patienten können die Forscher die Frage klären, ob die Schädigung eines bestimmten Hirnareals eine bestimmte Hirnfunktion beeinträchtigt.

2000 berichteten Andy Calder und seine Kollegen in Cambridge über den Fall eines fünfundzwanzigjährigen Mannes – NK genannt –, der durch einen Schlaganfall eine Läsion seiner linken Insel erlitten hatte.[52] Zunächst zeigte Andy NK Fotos fremder Leute aus verschiedenen Perspektiven und bat ihn, ihm zu sagen, welche dieselben Personen zeigten. Bei diesem Test schnitt NK normal ab. Er erkannte auch Fotos von berühmten Personen. Seine Fähigkeit zur Gesichtererkennung war also erhalten geblieben.

Dann testete Andy NKs Fähigkeit, emotionale Gesichtsausdrücke wahrzunehmen. Er legte NK Fotos von glücklichen, überraschten, ängstlichen, zornigen und angeekelten Gesichtern vor. Zu jedem Bild konnte NK zwischen sechs Wörtern wählen, die Grundemotionen bezeichneten, und musste dasjenige bestimmen, das am besten zum Gesicht passte. Als NK glückliche Gesichter vorgelegt wurden, entschied er sich rasch für die Bezeichnung »glücklich«. Wurde ihm ein überraschtes Gesicht gezeigt, wählte er »überrascht« aus. Auch mit ängstlichen, zornigen und traurigen Gesichtern hatte er keine Schwierigkeiten. Doch als Andy NK das Foto eines angeekelten Gesichts vorlegte, war dieser verwirrt und entschied sich in der Hälfte der Fälle für »zornig« statt für »angeekelt«. Andy ließ auch sechzig gesunde Versuchspersonen diese Aufgabe ausführen, und sie erkannten Ekel in mehr als 80 Prozent der Fälle. NK war also selektiv beeinträchtigt: Er hatte Schwierigkeiten, auf Fotos mit Gesichtsausdrücken zu erkennen, dass jemand angeekelt war.

Offenbar ist die Insel *notwendig*, um Ekel bei anderen zu erkennen, während Bremslichter nicht erforderlich sind, um ein Auto abzubremsen. Halten wir fest, dass das Defizit auf Ekel beschränkt war, was nach den Ergebnissen der fMRT-Studie zu erwarten war, weil der Anblick von erfreuten Gesichtern die Insel weniger aktivierten als der angeekelter Gesichter. Wahrscheinlich lassen sich die übrigen Emotionen nur mit anderen Hirnarealen entdecken.

Emotionale Laute erkennen

Auch der Test anderer Sinnesmodalitäten – etwa von Geräuschen und stimmlichen Äußerungen – zeitigte das gleiche Ergebnis. Es ist also zu vermuten, dass die von uns identifizierte Insel-Region nicht nur einen beobachteten angeekelten Gesichtsausdruck für den Betrachter in ein Ekelerlebnis verwandelt, sondern auch eine wahrgenommene Lautäußerung des Ekels zu einem solchen Erlebnis macht – ganz so, wie motorische Spiegelneuronen sowohl auf das Geräusch als auch den Anblick von Handlungen reagieren.

Dass eine und dieselbe Hirnregion erforderlich ist, um Ekel bei anderen zu sehen und zu hören, ist von Bedeutung. Gemeinsame Schaltkreise scheinen generell auf Anhaltspunkte für Handlungen und Emotionen anderer zu reagieren, unabhängig davon, ob diese Indizien gesehen oder gehört werden. Wir alle haben schon erlebt, dass uns das Schluchzen oder der Tonfall eines Telefonpartners veranlassen kann, seine Gefühle so stark und heftig zu teilen, als säße er vor uns. Der Umstand, dass gemeinsame Schaltkreise multimodal sind, das heißt zwei oder mehr Sinnesmodalitäten betreffen, trägt zum Verständnis dieses Phänomens bei. Für das Gehirn verwandeln sich verschiedene sensorische Informationen in einen einzigen Komplex sozialer Kognition – unser eigenes Erleben ähnlicher Handlungen und Gefühle. Die Unterschiede zwischen Telefonanrufen und Begegnungen sind dann eher quantitativer als qualitativer Art, weil sich bei einem persönlichen Treffen die Informationen aus visuellen, akustischen und taktilen Sinneswahrnehmungen zu einem intensiveren Mitempfinden addieren können, doch Laute allein vermögen mittels der gleichen Mechanismen eine ähnliche, wenn auch manchmal schwächere Gemeinsamkeit zu erzeugen.

Wir müssen Emotionen empfinden, um uns in die anderen einfühlen zu können

Entscheidend für unser Konzept eines gemeinsamen Schaltkreises für Ekel ist nicht nur, dass die Insel an der Erkennung von Ekel bei anderen beteiligt ist, sondern auch die Theorie, dass die Insel notwendig ist, um selbst Ekel zu empfinden. Daher ist zu erwarten, dass die Schädigung von NKs Insel auch sein eigenes Ekelempfinden beeinträchtigt haben muss.

In einem abschließenden Experiment gab Andy NK einige Testbögen, auf denen er die Intensität seiner Emotionen angeben konnte. Nach seiner Empfindung von Furcht oder Zorn gefragt, ließ er in seinen Antworten erkennen, dass er sie in normalem Maße empfand. Dann sollte er in verschiedenen Situationen angeben, wie groß sein Ekel sei. Beispielsweise lautete eine Frage auf dem betreffenden Testbogen, wie eklig er es fände, wenn er auf eine öffentliche Toilette ginge und feststellen müsste, dass der Benutzer vor ihm Durchfall gehabt und seine übel riechenden Exkremente über den Toilettensitz und die Wand verteilt hätte. NK gab an, dass er in diesem Fall überhaupt nicht angeekelt wäre. Sein Ekelempfinden war offenkundig verringert.

Von diesem Ergebnis fasziniert, fragte sich Andy, ob NK überhaupt wisse, was Ekel sei, und bat ihn, sich Situationen auszumalen, in denen andere Menschen angeekelt wären. Mühelos ersann NK plausible Szenarien und zeigte damit, dass er zwar theoretisch wusste, was Ekel ist, dass aber seine eigene Fähigkeit, dieses Gefühl zu erleben und zu erkennen, beeinträchtigt war. Abstraktes Wissen reicht nicht aus, um unsere soziale Welt zu verstehen: Unsere Intuition ist von entscheidender Bedeutung.

Ralph Adolphs und seine Kollegen beschrieben in Iowa, rund

sechseinhalbtausend Kilometer entfernt, einen verblüffend ähnlichen Patienten.[53] Dieser Patient, »Mr. B.« genannt, hatte unter einer Herpes-simplex-Enzephalitis gelitten. Seine Läsion, sehr viel umfangreicher als bei NK, betraf neben der Insel noch weitere große Hirnreale. Infolgedessen litt er unter hochgradiger Amnesie und konnte keine neuen Erinnerungen anlegen. Bei jedem Treffen musste Ralph sich wieder mit Mr. B. bekannt machen.

Eingehend untersuchte Ralph Mr. B.s Fähigkeit, Ekel zu empfinden und zu beobachten. Er erzielte die gleichen Ergebnisse wie Andy bei NK. Mr. B.s Möglichkeit, Ekel zu erkennen oder bewusst zu erleben, war erheblich eingeschränkt. Im weiteren Verlauf testete Ralph, inwieweit Mr. B. beim Schmecken Ekel empfinden konnte.[54] Er bot Mr. B. zwei verschiedene Getränke an – das eine Salzwasser, das andere Zuckerwasser – und forderte Mr. B auf, beide zu kosten. Mr. B. probierte die Zuckerlösung, sah angenehm berührt aus und sagte, sie sei köstlich. Dann kostete er die Salzlösung, lächelte und sagte, sie sei köstlich. Mr. B.s Unfähigkeit, unangenehme Geschmackserlebnisse bewusst wahrzunehmen, entspricht der These, dass die Insel entscheidend für die Verarbeitung von ekelhaftem Geschmack und Geruch ist.

Anschließend gab Ralph etwas Lebensmittelfarbe in die Getränke, sodass die Salzlösung rot und die Zuckerlösung grün wurde. Mr. B. musste beide Lösungen probieren und dann entscheiden, welche er weiter trinken wollte. Obwohl Mr. B. nach dem Kosten beider Getränke ein erfreutes Gesicht machte, beschloss er immer, die grüne, die Zuckerlösung, weiter zu trinken. Dann fragte Ralph ihn, ob er nicht die rote (salzige) Lösung noch einmal probieren wolle, was Mr. B. nachdrücklich ablehnte. Ralph forderte Mr. B. auf, beide Lösungen zu beschreiben, worauf ihm Mr. B. sagte, sie würden beide wie »Limo« schmecken. Er schien sich also des Unterschieds zwischen den beiden Getränken nicht bewusst zu sein.

Experimente, wie sie an NK und Mr. B. vorgenommen wurden, vermitteln uns Einblick in den Beitrag der Insel zu unserem Ekelempfinden. Ohne Insel wusste Mr. B.s Gehirn zwar noch, was ihm guttat und was nicht, sodass er die Zuckerlösung wählte und nicht die Salzlösung, aber es lieferte ihm keinen »bewussten Gefühlszustand« des Ekels mehr, wenn er die Salzlösung trank. Unter einem bewussten Gefühlszustand verstehen wir eine Verfassung, in der wir etwas bewusst fühlen. Im Gehirn können die Verarbeitung dessen, was schlecht ist, und ein bewusstes Gefühl von Übelkeit und Ekel zwei verschiedene Vorgänge sein. Die Insel ist für jenen notwendig, für diesen nicht, wie Mr. B. unter Beweis stellte, als er sich – auch ohne Insel – noch fähig erwies, die Zucker- der Salzlösung vorzuziehen, das aber nicht bewusst registrierte.

Verbindung von dem, was wir sehen, mit dem, was wir fühlen

Ein Kriminalbeamter, der entscheiden soll, ob ein Verdächtiger schuldig ist oder nicht, überprüft manchmal die Telefonanrufe des Verdächtigen. Das Wissen, mit wem dieser in Verbindung steht, gibt Aufschluss über seine mögliche Beteiligung an dem Verbrechen. Häufig verfahren Neurowissenschaftler ganz ähnlich. Wenn wir die Verbindungen eines Areals kennen, können wir untersuchen, ob das Areal die erforderlichen Informationen erhält, um eine bestimmte Funktion zu erfüllen, und ob es seine Informationen an die richtigen Hirnregionen schicken kann, um die erforderlichen Aktivitäten auszulösen.

Marsel Mesulam und Elliott Mufson, zwei amerikanische Anatomen an der Harvard University, untersuchten die neuronalen Verschaltungen der Insel, indem sie Farbstoffe injizierten und so die Bahnen ihrer zuführenden und hinausführenden Verbindungen markierten.[55] Die anteriore Insel, die, wie unser fMRT-Experiment zeigte, beim Beobachten und Erleben von Ekel aktiv ist, erhält Input von Hirnregionen, die Informationen von allen Sinnesorganen des Körpers bekommen, aber auch von Nerven, die den Zustand unserer inneren Organe erfassen – Herz, Darm, Magen etc. Diese Information wird dann als motorischer Befehl an dieselben Organe und den Hypothalamus zurückgeschickt, damit sie unseren Körperzustand ändern – indem sie beispielsweise den Brechreiz aktivieren, wenn wir etwas Unbekömmliches gegessen haben, oder Stresshormone ausschütten, um uns auf eine Gefahrensituation vorzubereiten.

Das oben beschriebene Verschaltungsmuster hat zwei wichtige Folgen für die Funktion der Insel. Erstens kann die Insel, da sie in der Lage ist, den inneren Zustand unseres Körpers zu erfassen, unsere »Bauchgefühle« erkennen. Ein solches Bauchgefühl ist von entscheidender Bedeutung für Körperzustände, die mit Nahrung zu tun haben, beispielsweise Übelkeit. Ohne die Fähigkeit, ihre inneren Zustände zu erfassen, schienen NK und Mr. B. keinen Ekel mehr empfinden zu können. Ihr Gehirn schien unterbewusst noch entscheiden zu können, ob ein Geschmack gut oder schlecht für den Körper ist, aber sie merkten nicht, ob ihnen etwas »auf den Magen schlug« – was entscheidend für unser Ekelempfinden ist.

Zweitens, das Zusammenlaufen von visuellen und akustischen Informationen in der Insel ermöglicht uns, Signale über den Ekel anderer mit den Neuronen zu verknüpfen, die das Ekelempfinden unseres eigenen Körpers erkennen. Diese Konvergenz könnte der Schlüssel für die Aktivierung der Insel während des Erlebens wie des Beobachtens von Ekel in unserem fMRT-Experiment sein. Ohne diese Vereinigung der Signalströme waren Mr. B. und NK unfähig, das Ekelempfinden anderer auf die eigene Übelkeit zu beziehen. Ohne dieses Empfinden ist Ekel kein Ekel mehr.

Der Körper ist fester Bestandteil des Geistes

Vielfach stellen wir uns den Geist losgelöst von unserem Körper vor. Im Zeitalter des Computers träumen Science-Fiction-Autoren von einem ewigen, in einem Computer gespeicherten Leben des Geistes. Als Kind war ich von der Vorstellung fasziniert. Jedes Mal, wenn ich eine Erkältung oder Zahnschmerzen hatte, fragte ich mich, wie schön das Leben sein müsste, von den Beschwerden und Schmerzen unseres unvollkommenen Körpers erlöst zu sein.

Doch wir sind weit mehr als nur unser bewusster, logischer Geist. Die Patienten Mr. B. und NK führen uns vor Augen, wie unvollkommen ein Leben ohne die Empfindungen unseres Körpers ist. Durch Einbuße der Verbindung zwischen Geist und Körper verlieren wir – ganz so, wie William James es angenommen hat – unsere Fähigkeit, bestimmte Gefühle zu empfinden. Stellen Sie sich vor, wie trostlos das Leben wäre ohne die Wärme, die uns die Umarmung eines Partners gibt, wie kurz unser Leben wäre, wenn die Verletzungen unseres Körpers nicht so verdammt schmerzhaft wären, und was Liebe bedeuten würde ohne das Empfinden physischen Schmerzes, das wir verspüren, wenn wir weit entfernt von unseren Lieben sind.

Auch wenn unser logisches Denken gelegentlich von unseren Gefühlen verschattet wird, würden wir uns vermutlich überhaupt nicht die Mühe machen zu denken, gäbe es nicht diese physische Erregung, wenn wir glauben, dass unser Denken zum Erfolg geführt hat. Unser Geist ist in unserem Körper verwurzelt. Durch die Entdeckung gemeinsamer Schaltkreise gewinnt der Körper nicht nur zentrale Bedeutung für unser eigenes Gefühlsleben, sondern auch für den geistigen Austausch mit anderen. Um das Handeln anderer Menschen zu verstehen, müssen wir es auf den motorischen Programmen unseres Körpers abbilden. Wenn wir ihre Emotionen verstehen wollen, müssen wir sie auf unserem eigenen viszeralen Gefühl abbilden. Hollywood-Figuren wie der Vulkanier Spock oder der Androide Data in *Star Trek* machen deutlich, wie viel ärmer unser Leben wäre ohne die Hochs und Tiefs unserer körperlichen Emotionen. In der Faszination, die Emotionen auf diese Figuren ausüben, spiegelt sich der Reiz, den diese intensiven Zustände auch auf uns ausüben. Die Unfähigkeit der Spocks und Datas, zu verstehen, was tatsächlich in den hochemotionalen Menschen um sie her vor sich geht, zeugt davon, wie wichtig unsere Emotionen für das Verständnis anderer sind. Man muss ein Mensch sein, um einen Menschen zu verstehen …

Für diese Abbildung ist der Körper unentbehrlich, und die Insel scheint in den Prozess eingebunden zu sein, in dessen Verlauf der bewusste Geist vom Ergebnis dieser körperlichen Abbildung erfährt. Wir müssen aufhören, dualistisch zu denken, das heißt, einen Gegensatz zwischen dem bewussten, logisch-rationalen Denken und den Bauchreaktionen zu konstruieren. Körper, Gehirn und bewusster Geist sind Partner und stehen in ständigem Austausch. Viele wichtige Prozesse sozialer Kognition finden im Gehirn, aber außerhalb des bewussten Geistes statt.

Wer empathischer ist, aktiviert die Insel stärker

Oben haben wir erläutert, dass empathischere Personen bei der Beobachtung von Handlungen anderer ihre eigenen Handlungen stärker aktivieren als weniger empathische Menschen. Daraus folgt, dass sie auch ihre eigenen Emotionen stärker aktivieren, wenn sie die Emotionen anderer beobachten. 2007 gingen Mbemba Jabbi, ein fröhlicher Doktorand, der als Bürgerkriegsflüchtling aus Sierra Leone in die Niederlande gekommen war, und ich dieses Problem an. Von Emotionen fasziniert, scannte Mbemba achtzehn Versuchspersonen unter Verwendung einer ähnlichen Versuchsanordnung, wie Bruno Wicker und ich sie gewählt hatten, nur dass er Filme von angeekelten und neutralen Gesichtsausdrücken zeigte. Anstelle der lediglich angenehm berührten Gesichter, die Bruno und ich in unseren Filmen dargeboten hatten, forderte Mbemba seine Schauspieler auf, ekstatisch auszusehen, nachdem sie aus einem Becher getrunken hatten, als hätten sie großen Durst gehabt und seien nun von dem Getränk außerordentlich erfrischt. Diese Filme zeigte er seinen Versuchspersonen, während er ihre Gehirnaktivität mittels fMRT maß. Später ließ er die Teilnehmer im Scanner angenehm und unangenehm schmeckende Substanzen probieren. Vor allem aber forderte er seine Versuchsteilnehmer in Anlehnung an die wegweisende Arbeit der deutschen Neurowissenschaftlerin Tania Singer auf, Davis' Empathie-Fragebogen (vgl. Anhang) auszufüllen, um messen zu können, ob empathische Individuen bei der Beobachtung von Emotionen anderer tatsächlich Hirnregionen stärker aktivieren, die am eigenen Geschmackserleben beteiligt sind.[56]

Besonders beeindruckt war Mbemba von dem Befund, dass die Teilnehmer, je empathischer sie sich auf dem Davis-Fragebogen einstuften, beim Anblick der Emotionen von anderen ihre eigenen viszeralen Empfindungen in der Insel desto stärker aktivierten.[57] Das untermauerte die These, dass unsere in der Insel gemessenen Daten tatsächlich den neuronalen Prozess wiedergaben, der dem, per Fragebogen erfassten, Gefühl unserer Teilnehmer zugrunde lag, die Emotionen anderer mitzuempfinden.

Diese interindividuellen Unterschiede hinsichtlich der Fähigkeit, die Gefühle anderer mitzuempfinden, könnten ausschlaggebend dafür sein, dass verschiedene Menschen sehr unterschiedlich auf Filme reagieren. Einige weinen bei einem traurigen Film, andere lässt das kalt. Einige finden Gefallen an Horrorfilmen, während anderen buchstäblich schlecht wird, wenn sie sehen, wie jemandem der Kopf mit einer Axt abgeschlagen wird. Empathische Menschen aktivieren ihre Insel sehr intensiv und werden möglicherweise von den stellvertretenden Gefühlen überwältigt, die Filme in ihnen auslösen. Andere Menschen aktivieren ihre Insel nur schwach und brauchen viel stärkere Reize, um die Gefühle anderer mitempfinden zu können.

Wie beim Handeln bleibt die Frage, was diese Unterschiede verursacht, offen. Vielleicht nehmen empathischere Menschen die Emotionen anderer aufmerksamer wahr oder betrachten die Bilder zwar nicht mit größerer Aufmerksamkeit, verfügen aber in der Insel über stärkere Verbindungen zwischen den visuellen und auditiven Arealen, die den Anblick von Emotionen und die eigenen Gefühlserlebnisse verarbeiten.

Auch Freude wird in der Insel mitempfunden

Unsere erste fMRT-Studie hatte sich mit der negativen Emotion des Ekels beschäftigt, weil wir glaubten, diese Emotion besser als positive Emotionen auslösen zu können. Zum Glück gestattet uns das Leben auch, die Freuden und Vergnügungen anderer mitzuempfinden und zu verstehen. Das Schmatzen und die entzückten Gesichtsausdrücke, die wir manchmal absichtlich zur Schau stellen, um ein Kind zum Essen zu bewegen, zeigen, dass wir intuitiv sehr wohl um unsere Anteilnahme an der Freude anderer wissen. In Mbembas Studie verstärkten wir bewusst die freudige Gesichtsmimik, um herauszufinden, ob auch sie die Repräsentation von Körpergefühlen hevorrief – was der Fall war. Durch den Anblick von Vergnügen wurde die Insel an der gleichen Stelle aktiviert wie während Darbietungen von Ekel, was darauf schließen lässt, dass sowohl unangenehme als auch angenehme physische Repräsentationen durch den Anblick von Gesichtsausdrücken ausgelöst werden können. Auch diese Repräsentationen von Freude waren bei empathischeren Individuen intensiver.

Wenn die Insel uns veranlasst, sowohl angenehme als auch unangenehme Empfindungen mitzuerleben, warum haben Patienten mit Läsionen in dieser Region dann nur Probleme mit Ekel und nicht auch mit positiven Emotionen? Ein angeekelter Gesichtsausdruck ist ein nachdrücklicher Hinweis auf die viszeralen Gefühle, die die Insel zu verarbeiten scheint. Dagegen *kann* ein Lächeln – muss aber nicht – ein Anhaltspunkt für viszerale Gefühle sein. Wenn wir beispielsweise jeden Morgen Kollegen höflich anlächeln, kommt darin kein Empfinden intensiver Freude zum Ausdruck. Folglich wird Ekel am stärksten beeinträchtigt, weil er sehr stark auf viszeralen Empfindungen beruht. Obwohl viszerale Empfindungen ein Quell des Glücks sein können, hängt Glück nicht in dem Maße von viszeralen Empfindungen ab wie Ekel. Um einen Vergleich zu bemühen: So wie die Insel für Ekel wichtiger ist als für Glück ist unser Kälteempfinden für das Erkennen von Eiskrem wichtiger als für das Erkennen von Oran-

gensaft, obwohl Eiskrem und ein Glas gut gekühlter Orangensaft unser Kälteempfinden gleich stark aktivieren können. Glück
können wir auch an anderen, nicht-viszeralen Komponenten
erkennen – so wie Kälte ein Faktor beim Genuss eines Glases
Orangensaft sein kann, unsere Fähigkeit, Orangensaft zu erkennen, aber nicht durch Verlust unseres Kälteempfindens beeinträchtigt würde.

Trotzdem können viszerale Empfindungen ein Quell des Glücks
sein, zumal wenn sie das Essen betreffen, und die hat Mbemba
offenbar mit seiner Untersuchung erfasst.

Mit der Reihe dieser Experimente kamen wir der Antwort auf
die Frage, wie wir andere Menschen verstehen, einen wichtigen
Schritt näher. Wenn wir die Handlungen und Emotionen anderer Menschen erleben, sorgt unser Gehirn dafür, dass wir sie mitempfinden, indem es Regionen aktiviert, die normalerweise für
die Ausführung solcher Handlungen oder das Erleben solcher
Emotionen zuständig sind. Das Prinzip, das zunächst bei Handlungen beobachtet worden war, erwies sich also als allgemeiner.
Es scheint auch für Emotionen zu gelten: Ich kann fühlen, was
du fühlst.

Die Macht der Worte

Wir alle wissen, dass man von einem guten Roman tief gerührt
sein kann. Verglichen mit der visuellen Wahrnehmung dessen,
was andere tun und fühlen – bei Tieren ist das seit Jahrmillionen gang und gäbe –, ist das Schreiben eine junge Erfindung,
nicht älter als zehntausend Jahre. Wie es das Gehirn anstellt, uns
mittels dieser neuen Erfindung ein so tiefes Gefühl der Rüh-
rung einzuflößen, ist eine Frage, die Mbemba und ich zu beantworten suchten. Insbesondere wollten wir wissen, ob geschrie-
bene Geschichten in irgendeiner Weise die gleiche Hirnregion
ansprechen wie der Anblick von Emotionen anderer Leute. Wir
wählten die Versuchspersonen, die im vorangehenden Experiment Ekel und Vergnügen bei anderen und bei sich selbst er-

lebt hatten, um sie dieses Mal kleine Texte lesen zu lassen. In einem hieß es: »Als Sie sich umwenden, um zu sehen, wer an Ihrer Schulter lehnt, blicken Sie in das abstoßende Gesicht eines Obdachlosen. Bemüht, sich von seiner aufdringlichen Nähe zu befreien, können Sie einen flüchtigen Blick auf sein entzündetes Zahnfleisch und seine verfaulten Zähne werfen, bevor er die Augen verdreht. Der Kerl krümmt sich zusammen und entleert den gesamten Inhalt seines kranken Magens auf Sie und Ihre Kleidung! Von oben bis unten sind Sie mit Erbrochenem bedeckt, den halbverdauten Resten des verdorbenen Fleischs, das er aus den Mülltonnen auf der anderen Straßenseite geholt hat. Es ist lange her, dass Ihnen so übel war. Sie fühlen, wie sich Ihr Magen zusammenzieht. Dann spüren Sie ein hartes, fleischiges Stück seines Erbrochenen in einem Mundwinkel…« Wir maßen Aktivität in dem Teil der Insel, dessen Aktivität wir zuvor bei unseren Versuchsteilnehmern gemessen hatten, wenn sie angeekelte Gesichtsausdrücke anderer sahen oder selbst unangenehme Geschmackserlebnisse hatten. Zu unserer Verblüffung wurde diese selbe Region bei der Lektüre so ekelerregender Texte heftig aktiviert – und zwar in weit höherem Maße als bei einer emotional neutralen Geschichte.[26] Dann untersuchten wir mit der sogenannten psychophysiologischen Interaktionsanalyse (PPI), welche Gehirnregionen die Aktivität in der Insel unserer Versuchspersonen ausgelöst haben könnten, während sie die Geschichten lasen beziehungsweise beobachteten, wie andere ihr Gesicht angeekelt verzogen. Zwar zeigte die Insel in beiden Fällen die gleiche Aktivität, es stellte sich jedoch heraus, dass diese durch jeweils andere Hirnregionen ausgelöst worden war. Wenn die Gesichtsausdrücke anderer beobachtet wurden, war der Auslöser der prämotorische Kortex, der die beobachteten Gesichtsausdrücke spiegelte. Beim Lesen wurde die Aktivität durch Regionen hervorgerufen, die bekanntermaßen für die Sprachverarbeitung zuständig sind, etwa das Broca-Areal und den Schläfenpol. Die Insel scheint also eine gemeinsame Arena für Emotionen zu sein. Irgendwie leitet das Gehirn die verschiedenen Informationen diesem Treffpunkt zu, egal, ob es sich um die evolutionär älteren, direkt beobachteten oder die neueren, schriftlich niedergelegten Daten handelt. Der Mechanismus, der für eine für ihre eigenen Emotionen verantwortliche Region verantwortlich ist, während Sie den Gefühlsausdruck anderer beobachten, war noch allgemeiner, als wir ursprünglich angenommen hatten.

Nur wer mir gleicht, erkennt mich ganz

Im Allgemeinen wird angenommen, Empathie sei eine unteilbare Eigenschaft: Der Mensch sei entweder mehr oder weniger empathisch. Wenn wir die Persönlichkeit einer Person beschreiben, kommen wir kaum auf die Idee, einzelne Empathiebereiche zu beschreiben. Dabei scheinen unsere Experimente dafür zu sprechen, es zu tun.

In unseren Experimenten über Aktivitätsgeräusche und Gesichtsausdrücke hatten wir beobachtet, dass Teilnehmer mit höheren Empathiewerten entweder ihren prämotorischen oder ihren insulären Kortex – je nach Experiment – stärker aktivierten. Eine genauere Analyse von Davis' Fragebogentest verdeutlicht, dass verschiedene Aspekte der Empathieskala mit prämotorischer und insulärer Aktivität korrelieren.[14] Wenn die Versuchsteilnehmer dem Geräusch von *Handlungen* lauschten, war die prämotorische Aktivität stärker bei Individuen, die auf der Subskala »Perspektivenübernahme« des Fragebogens hohe Werte erzielten. Die Subskala enthält Aussagen wie: »Manchmal versuche ich, meine Freunde besser zu verstehen, indem ich mir vorstelle, wie die Dinge aus ihrer Sicht aussehen mögen.« Andererseits korrelierte die insuläre Aktivität bei der Beobachtung von *Emotionen* anderer mit den emotionaleren Subskalen des Empathie-Fragebogens, vor allem mit den Skalen »Persönliche Betroffenheit« *(Personal Distress)* und »Fantasie«. Teilnehmer, die mit der Aussage »Ich fühle mich manchmal hilflos, wenn ich mich in einer sehr emotionalen Situation befinde« übereinstimmten, aktivierten also ihre eigenen viszeralen Empfindungen in der Insel stärker als andere. Vor allem war die Korrelation zwischen der Skala »Perspektiven-übernahme« einerseits sowie den Skalen »Persönliche Betrof-fenheit« und »Fantasie« andererseits gering, woraus folgt, dass Teilnehmer mit einer hohen Tendenz zur Perspektivenüber-nahme nicht notwendigerweise besonderen Anteil an der Be-troffenheit anderer nehmen.

Aus dem Umstand, dass zwei Gehirnareale, die das Verstehen anderer auf verschiedenen Ebenen vermitteln, mit unterschied-lichen Subskalen korrelieren, folgt, dass wir uns Empathie oder das Verstehen anderer Menschen nicht als ein einziges Phäno-men vorstellen dürfen. Prämotorische Areale spiegeln die *Hand-lungen* anderer Menschen und ermöglichen uns, die Ziele und Beweggründe anderer aus deren Perspektive wahrzunehmen. Die Insel dagegen spiegelt die *viszeralen Zustände* anderer Men-schen und versetzt uns möglicherweise in die Lage, die Gefühle anderer Menschen mitzuempfinden. Im Leben interagieren diese beiden Komponenten häufig und tragen zu einem generellen, in-tuitiven Gefühl der inneren Verfassung der Menschen um uns her bei, einschließlich ihrer Ziele und Gefühle. Allerdings kann diese Fähigkeit in mehr oder weniger trennbare Teilaspekte zer-fallen. Einige Menschen scheinen eine besondere Fähigkeit zum Spiegeln von Handlungen zu haben, andere zum Spiegeln von Emotionen, wieder andere für beides oder nichts von beidem. Wir sollten Empathie als ein Mosaik von Teilaspekten begreifen, die sich zu einem Gesamtbild dessen zusammenfügen, was in an-deren Menschen vor sich geht.

Wie sich erweist, sind die Unterteilungen unserer Empathie noch kleinteiliger, weil die Unterschiede unserer persönlichen Erfahrungen die Unterschiede unserer Empathie prägen. Wer, wie ich, häufig unter Nebenhöhlenbeschwerden leidet, bringt ein hohes Maß an Empathie für Menschen mit Sinusschmerzen auf, jedoch weit weniger für Menschen mit Rückenschmerzen.

Der Unterschied zwischen einem echten und einem falschen Lächeln

Bislang haben wir gezeigt, dass die Insel beteiligt ist, wenn wir die viszeralen Emotionen anderer Menschen mitempfinden – etwa Ekel oder nahrungsbedingtes Vergnügen. Wenn unser Gehirn diese viszeralen Zustände aus den emotionalen Gesichtsausdrücken und Verhaltensweisen anderer Menschen erschließt, muss die Insel irgendwie Input aus Regionen erhalten, die dieses beobachtbare motorische Verhalten verarbeiten. Angesichts der Entdeckung der Spiegelneuronen könnte man vermuten, dass Areale, die der Steuerung von Gesichtsausdrücken dienen, an diesem Prozess beteiligt sind.

Wenn wir das Lächeln von Politikern sehen, spüren wir sofort, dass es falsch ist. Ihre Mundwinkel sind nach oben gezogen, aber die Region um ihre Augen bleibt entspannt. Bekanntlich ist es extrem schwierig, ein Lächeln vorzutäuschen. Schauspieler, die von Berufs wegen Gesichtsausdrücke simulieren, versuchen in der Regel nicht, ein Lächeln zu fälschen – sie bemühen sich nach Kräften, sich in fröhliche Stimmung zu versetzen, damit das Lächeln von allein kommt.

Warum lassen sich Gesichtsausdrücke so schwer auf Bestellung hervorrufen? Ganz einfach, die Hirnareale, die die Willkürbewegungen Ihres Gesichts steuern, unterscheiden sich von denen, die für die emotionale Erzeugung der Gesichtsausdrücke zuständig sind.[58] Der prämotorische und der primär motorische Kortex, von denen in den vorangegangenen Kapiteln die Rede war, gehören zur Willkürmotorik. Wenn Sie ein Lächeln vortäuschen, ohne das betreffende Gefühl zu empfinden, verwenden Sie diese beiden Kortexregionen. Ich möchte in diesem Fall vom »kalten« Gesichtsausdruckssystem sprechen, weil es nicht auf die Wärme der Emotionen angewiesen ist. Das kalte System kontrolliert auch das gesichtsmotorische Programm für Kauen, Ausschnauben, Artikulieren und die anderen zielgerichteten Verhaltensweisen, die wir mit Hilfe unseres Gesichts verrichten.

Parallel zu diesem System erzeugen Strukturen an der Mittel-

linie zwischen den beiden Hirnhälften – am Sulcus cinguli gelegen – unwillkürliche emotionale Verhaltensweisen. Das Kräu-
seln der Nase, wenn Sie einen üblen Geruch wahrnehmen, das
verzogene Gesicht, wenn Sie Schmerz empfinden, und das La-
chen, wenn Sie etwas Komisches hören – all das wird von diesen medialen Regionen kontrolliert. Ich nenne dieses System das
»warme« motorische System, weil es die Wärme des emotionalen
Affekts in beobachtbares Verhalten des Gesichts und des Körpers
umwandelt.

Das warme und das kalte gesichtsmotorische System senden
ihren Output direkt an den Kern in der Hirnbasis, der die Gesichtsmuskeln steuert – sie sind für dieselben Muskeln zuständig, haben aber unabhängige Repräsentationen motorischer
Programme. Die Speicherung warmer und kalter motorischer
Programme in getrennten kortikalen Regionen bedeutet, dass wir
das motorische Programm für emotionales Lächeln nicht willkürlich aktivieren können. Wenn wir ein Lächeln vortäuschen wollen, müssen wir ein neues motorisches Programm anlegen, das
bewusst die Bewegungssequenz der vom warmen motorischen
Programm verwendeten Muskeln reproduziert, und das Ergebnis
wird immer wie eine schlechte Reproduktion aussehen.

Dass die beiden Gesichtskontrollsysteme voneinander unabhängig sind, zeigt sich sehr deutlich nach bestimmten Läsionen.
Schädigungen, die das kalte Gesichtsausdruckssystem beeinträchtigen, nehmen den Betroffenen die Fähigkeit, ihr Gesicht
willkürlich zu bewegen. Wenn Sie einem solchen Patienten einen
guten Witz erzählen, lacht oder lächelt er, obwohl er nicht in der
Lage ist, ein Lächeln vorzutäuschen oder sein Gesicht absichtlich
zu bewegen. Umgekehrt verhält es sich nach Schädigungen des
warmen motorischen Kontrollsystems. Diese Patienten können
ihr Gesicht willkürlich bewegen, während es bei Gefühlserlebnissen unbewegt bleibt.

Aber was geschieht beim Anblick der Gesichtsausdrücke anderer, wenn wir zwei motorische Systeme zur Steuerung unserer
Gesichtsmuskeln haben? Diese Frage untersuchte ich mit meinem Freund Christiaan van der Gaag.[59]

Mit fMRT maßen wir die Gehirnaktivität von Versuchsteilnehmern, die sich kurze Videoclips von lachenden und von angeekelt oder ängstlich aussehenden Schauspielern ansahen. Während die Versuchspersonen im Scanner lagen, forderten wir sie auf, bestimmte Gesichtsausdrücke hervorzurufen und sich in die entsprechende Gefühlslage zu versetzen, sodass sie zur Aktivierung des warmen und kalten motorischen Kontrollsystems gezwungen waren. Wenn es ein Spiegelsystem für Gesichtsausdrücke gibt, mussten Teile des warmen und/oder kalten motorischen Systems durch den Anblick der Gesichtsausdrücke anderer Personen aktiviert werden. Wie erwartet, erwies sich, dass die Beobachtung all dieser Gesichtsausdrücke einen Schaltkreis aktivierte, der auch aktiv war, wenn die Teilnehmer gebeten wurden, ähnliche Gesichtsausdrücke zu machen. Dieser gemeinsame Schaltkreis für die Beobachtung und Ausführung von Gesichtsausdrücken betraf drei wichtige Regionen: den temporalen Kortex, der eine visuelle Beschreibung der beobachteten Gesichtsausdrücke liefert; den prämotorischen Kortex, der zum kalten motorischen Kontrollsystem gehört; und Regionen entlang des Sulcus cinguli, der Teil des warmen motorischen Kortex ist.

Der kalte Teil dieses gemeinsamen Schaltkreises ähnelte der Region, die in Valerias Experimenten bei den Geräuschen und der Verrichtung von Mundaktivitäten aktiv gewesen war.[9] Beide umfassten Areale des Temporallappens und des prämotorischen Kortex. Gleichzeitig aktivierte der Anblick von Gesichtsausdrücken auch das warme motorische Kontrollsystem entlang der Mittellinie des Gehirns. Die Aktivierung war bei emotionaler Mimik stärker als bei Gesichtsbewegungen ohne emotionalen Ausdruck.

Interessanterweise war der primär motorische Kortex, der die stärksten und direktesten Verbindungen zu den Gesichtsmuskeln aufweist, nur aktiv, wenn die Teilnehmer Gesichtsausdrücke ausführten, aber nicht, wenn sie die anderer beobachteten.

Wenn wir Gesichtsausdrücke beobachten, müssen wir einerseits eine neuronale Repräsentation ähnlicher Gefühle in der Insel aktivieren und andererseits einen ähnlichen Gesichtsausdruck in unserem kalten und warmen motorischen Kortex. Diese Ergebnisse haben die Revolution, die durch die Entdeckung der Spiegelneuronen ausgelöst wurde, einen Schritt weiter gebracht. So zeigt sich, dass unser Gehirn, wenn wir das Verhalten anderer Menschen beobachten, diesen offenbar ein vielfältiges Mosaik neuronaler Aktivität nachempfindet – unter anderem die Repräsentationen ihrer physischen Handlungen, Gefühle und Gesichtsausdrücke.

Das Mitempfinden von Gesichtsausdrücken ist entscheidend für das Verständnis der Emotionen anderer Menschen

Ralph Adolphs und seine Kollege in Iowa haben viele Patienten mit umschriebenen Hirnläsionen untersucht.[60] Ihre Testpersonen hatten Schlaganfälle oder andere Hirnschädigungen erlitten und sich bereit erklärt, an psychologischen Experimenten teilzunehmen. Man legte ihnen verschiedene Fotografien von Gesichtern vor, die emotionale Ausdrücke zeigten, und forderte sie auf, die Bilder nach dem Ausmaß an Zorn, Furcht, Glück und so fort einzustufen. Die Forscher stellten fest, dass nur ein kleiner Anteil der Patienten Probleme hatte, die Emotionen anderer Menschen anhand des Gesichtsausdrucks zu identifizieren. Die Forscher verglichen die Lokalisation der Hirnläsion bei diesen beeinträchtigten Teilnehmern mit der Lokalisation der Schädigungen bei den Teilnehmern, die Emotionen problemlos identifizieren konnten. Wie sich herausstellte, schienen die Teilnehmer mit Problemen Läsionen im prämotorischen Kortex der rechten Hemisphäre zu haben – genau dort, wo Christiaan van der Gaag neuronale Aktivität nachgewiesen hatte, während seine Teilnehmer Gesichtsausdrücke sahen und ausführten. Eine Schädigung des gesichtsmotorischen Systems scheint also die Fähigkeit zur Erkennung von Gesichtsausdrücken zu beeinträchtigen. Während wir den Gesichtsausdruck anderer Personen beobachten, können wir offenbar ihre inneren Zustände nur deuten, wenn wir die Bewegungen ihres Gesichts innerlich simulieren können.

Gesichtsmimikry löst Gefühlsansteckung aus

Emotionen und motorisches System sind vielfältig miteinander verschaltet. Welches Buchstabenpaar mögen Sie beispielsweise lieber: FV oder FJ? Wie sich herausgestellt hat, hängt Ihre Antwort davon ab, wie viel Zeit Sie hinter einer Computertastatur verbringen. Bei häufigem Tastaturgebrauch gefällt Ihnen FJ wahrscheinlich besser als FV; einfach weil sich FJ besser tippen lässt, nimmt man dazu doch die Finger verschiedener Hände.[61] Die meisten Menschen mit dieser Präferenz sind sich über den wahren Grund im Unklaren – ihr motorisches System entscheidet über ihre emotionale Vorliebe. Bei Menschen, die Tastaturen nur selten benutzen, ist diese Präferenz nicht zu beobachten.

Mbemba Jabbi untersuchte nun, ob es eine Verbindung gibt zwischen der Aktivierung im kalten motorischen Kontrollsystem und der Aktivierung von Gefühlen in der Insel, die Gesichtsausdrücke begleiten. Wenn Teilnehmer Filmsequenzen von Gesichtsausdrücken sahen, war ihre Aktivität in der Insel und im prämotorischen Kortex nicht immer gleich. In einigen Versuchsreihen aktivierten die angeekelten Gesichter die Insel stärker, in anderen schwächer. Genauso verhielt es sich bei den prämotorischen Programmen für Gesichtsausdrücke. Wenn sich das Miterleben von Gesichtsbewegungen im kalten motorischen System unabhängig vom Mitempfinden der Emotionen in der Insel vollzöge, wären bei Versuchen mit erhöhter Insel-Aktivität nicht unbedingt auch stärkere Reaktionen im kalten motorischen System zu erwarten. Wenn die beiden Prozesse dagegen miteinander verbunden wären, müsste verstärkte Aktivität in der Insel mit entsprechender Aktivität im kalten motorischen Kontrollsystem einhergehen.

Beobachteten die Versuchspersonen neutrale Gesichtsbewegungen, etwa jemanden, der durch einen Strohhalm trank, gab es, wie Mbemba feststellte, keine Verbindung zwischen der Insel und dem kalten motorischen System. Sahen die Teilnehmer hingegen angeekelte oder erfreute Gesichtsausdrücke, waren die beiden Systeme miteinander verbunden. Immer wenn der prämotorische Kortex gesichtsmotorische Programme intensiv aktiviert hatte, löste die Insel auch starke viszerale Gefühle aus. Interessanterweise hatte starke neuronale Aktivität im prämotorischen Kortex größeren Vorhersagewert für Aktivität in der Insel als umgekehrt, was den Schluss nahelegt, dass unser Gehirn zunächst im prämotorischen Kortex simuliert, was im Gesicht des anderen vorgeht, und dass sich dann die Insel einschaltet, um uns die Gefühle des anderen mitempfinden zu lassen.[62]

Mit einem Pokerface Emotionen nachempfinden

Das Gehirn scheint Gesichtsbewegungen – egal, ob emotional oder nicht – mit Hilfe des kalten motorischen Systems zu simulieren. Wenn der Gesichtsausdruck eine körperliche Emotion wie Ekel oder Vergnügen signalisiert, werden Informationen zwischen dem prämotorischen Kortex und der Insel ausgetauscht – ein Vorgang, der eine Repräsentation ähnlicher viszeraler Gefühle auslöst. Wir vollziehen dann nicht nur nach, was mit dem Gesicht vor sich geht, sondern empfinden auch mit, was der andere in seinem Inneren fühlt, und wir haben teil an seinem Vergnügen oder seinem Ekel. Da die Insel auch direkten Input von visuellen Arealen erhält, könnten zwei Wege zur Gefühlsansteckung führen. Einer löst die Gefühlsrepräsentationen unmittelbar durch den Anblick des emotionalen Gesichtsausdrucks aus, während der andere indirekt verfährt, indem er zunächst die visuelle Beschreibung in eine motorische Repräsentation des warmen und des kalten Kontrollsystems übersetzt und dann die Repräsentation der entsprechenden Gefühle über Verbindungen zwischen diesen motorischen Systemen und der Insel auslöst.

In der Psychologie hatte man schon vorher eine ziemlich exakte Theorie der emotionalen Kommunikation entwickelt, in der das Konzept der Gefühlsansteckung mit dem der Gesichts-mimikry kombiniert war. Der direkte Blick ins Gehirn bestätigt die Interaktion zwischen der Aktivierung ähnlicher Gefühle und der Reproduktion ähnlicher Gesichtsausdrücke, verändert die Theorie aber in zwei wichtigen Punkten.

Erstens zeigen die neurowissenschaftlichen Daten, dass die stärkste motorische Aktivierung nicht im primär motorischen Kortex, sondern in höheren motorischen Arealen, unter ande-rem dem »kalten« prämotorischen Kortex und dem »warmen« cingulären motorischen Kortex, erfolgt. Während Aktivität im primär motorischen Kortex zu unmittelbar beobachtbaren Ver-änderungen im Körper führen, kann die Aktivität – wenn keine primär motorische Kortexaktivität vorliegt – verborgen bleiben. Wie wir unseren prämotorischen Kortex aktivieren können, ohne unsere Hände zu bewegen, wenn wir jemand anders einen Ball nehmen sehen, so können wir diese motorischen Areale höherer Ordnung aktivieren, ohne unbedingt unser Gesicht zu bewegen, wenn wir Gesichtsausdrücke anderer sehen. Der Be-obachter fühlt sich dann so, als hätte er einen ähnlichen Ge-sichtsausdruck gezeigt, obwohl es gar nicht der Fall war. Dieser Prozess ist begrifflich verwandt mit dem, was die Psychologen Gesichtsmimikry nennen, weil er eine motorische Funktion ist; er unterscheidet sich aber von der Gesichtsmimikry, weil er nicht zwingend zu Bewegungen im Gesicht des Beobachters führt. Ab-hängig von etlichen Faktoren, *kann* diese motorische Simulation höherer Ordnung an den primär motorischen Kortex und die Gesichtsmuskeln geschickt werden und so die beobachtbare Ge-sichtsmimikry hervorrufen, die von Psychologen gelegentlich als Muskelaktivität im Gesicht des Beobachters gemessen wurde, doch dieser Prozess ist nicht zwingend. Wenn der andere mein Feind oder Konkurrent ist, oder wenn ich meine gefühlsmäßige Anteilnahme verbergen möchte, kann ich ein stoisches Gesicht machen und kein erkennbares Anzeichen meiner motorischen Simulation nach außen dringen lassen.[63]

Die Unterscheidung zwischen der Aktivierung einer Reprä-sentation ähnlicher Gesichtsausdrücke in höheren motorischen

Arealen und beobachtbarer Gesichtsmimikry erklärt, warum die Forscher bislang keine zuverlässige Korrelation zwischen erkennbarer Mimikry und dem Verstehen von Gefühlen gefunden haben.[64] Erst die *verborgene* Simulation höherer Ordnung liefert uns Erkenntnisse über die Emotionen anderer. *Beobachtbare* Gesichtsmimikry hingegen ist lediglich ein *instrumentelles* Werkzeug in sozialen Austauschprozessen.

Mimikry kann beispielsweise dazu beitragen, eine Bindung zwischen Sender und Beobachter herzustellen, da sie die Bereitschaft des Beobachters signalisiert, sich auf die Gefühle des Senders einzustimmen. In der psychologischen oder psychiatrischen Praxis kann das für die Stärkung der Beziehung zwischen Patient und Therapeut von Bedeutung sein.[47] Durch die Unterdrückung erkennbarer Mimikry können wir umgekehrt zum Ausdruck bringen, dass wir uns auf die Emotionen bestimmter Leute nicht einlassen wollen. Wer etwa auf ein Lächeln nicht mit einem Lächeln antwortet, sendet eine unmissverständliche Lass-mich-in-Ruhe-Botschaft, und wer angesichts eines weinenden Kindes kein trauriges Gesicht macht, signalisiert dem Kind mit Nachdruck: »Reiß dich zusammen!«

Sowohl die Beobachtung von physischen Tätigkeiten als auch von Gesichtsausdrücken führt zu Aktivitäten im prämotorischen Kortex. Beide können, müssen aber nicht, zu beobachtbarer Nachahmung führen. Trotz dieser Ähnlichkeit ist beobachtbare Mimikry bei Gesichtsausdrücken häufiger als bei zielgerichteten Handlungen, wo sich eine messbare Muskelaktivität häufig erst nach Einsatz der TMS-Technik zeigt. Warum dieser Unterschied? Die Antwort könnte sehr einfach sein. Wenn Sie und ich in einem Restaurant säßen, an separaten Tischen speisten und Sie würden auf mein Lächeln mit einem Lächeln antworten, nachdem wir beide gesehen hätten, wie ein Kellner unabsichtlich einen arroganten und unangenehmen Gast mit einem Teller Suppe übergossen hätte, würden wir eine gewisse »Verbundenheit« spüren. Wie Studien gezeigt haben, fühle ich mich durch solche Gesichtsmimikry veranlasst, mit Ihnen zu interagieren und positiver von Ihnen zu denken. Die Handaktivitäten des Kellners beobachtbar nachzuahmen und den eigenen Teller Suppe jemand anderem übers Jackett zu gießen, hätte weit negativere Auswirkungen. Im Allgemeinen wirkt sich die Nachahmung zielgerichteter Handlungen während der Beobachtung negativ aus, weil sie das eigene Verhalten des Beobachters beeinträchtigt. Meist verursachen Gesichtsausdrücke keine solchen Beeinträchtigungen.

Die Grenzen zwischen Individuen verwischen

Im Mittelpunkt unserer westlichen Gesellschaften stehen das Individuum und sein Recht, nach Glück zu streben. Werte wie Ehe, Familie und Nation werden zunehmend ersetzt durch das Individuum und sein Recht, nach persönlicher Erfüllung zu suchen. Senioren gehen in Altersheime, um der freien Entfaltung ihrer Kinder nicht im Wege zu stehen. Die Wirtschaftstheorie setzt voraus, dass der Mensch ein *homo oeconomicus* ist, das heißt ein vernunftbegabtes Wesen, welches so handelt, dass es den größten Nutzen davon hat.

Die Neurowissenschaft kann uns nicht verraten, wie die Beziehung zwischen Menschen sein sollte oder ob der Individualismus gut oder schlecht ist. Sie kann uns lediglich sagen, wie unsere Natur beschaffen ist und wie Jahrmillionen Evolution unser Gehirn so geprägt haben, dass wir Beziehungen zu anderen Menschen unterhalten können. Dabei war die Entdeckung der gemeinsamen Schaltkreise ein wichtiger Schritt: Wir verstehen jetzt besser, wie es zu dieser Verbindung zwischen unserem individuellen Geist und den Menschen um uns her kommt.

Vor der Entdeckung der gemeinsamen Schaltkreise war unsere Vorstellung vom Gehirn im Wesentlichen individualistisch. Danach wurde die »Welt draußen« – einschließlich der Menschen um uns her – in sensorischen Hirnarealen repräsentiert. Das »Selbst« und seine Willensfreiheit waren in streng abgetrennten Regionen lokalisiert. Diese »persönlichen« Hirnregionen waren mit den Funktionen des Individuums befasst, etwa mit der Entscheidung, welche von einer Reihe Alternativen das Individuum glauben oder ausführen, wie es seine Aufmerksamkeit ausrichten und welche Erinnerungen es speichern oder abrufen sollte. Natürlich konnte nach dieser Auffassung auch die Umgebung Einfluss auf die persönlichen Hirnareale ausüben, doch dieser Einfluss blieb indirekt und strikt unterschieden vom fortwährend ausgeübten Handlungsvermögen des Individuums. Das Individuum besaß eine klare Grenze in der Gesellschaft wie im Gehirn.

Im Licht neuerer Forschung sind die Menschen um uns her nicht mehr nur Teil der »Welt draußen« – eingeschränkt auf die sensorischen Hirnareale. Durch die gemeinsamen Schaltkreise finden diese Menschen, ihre Handlungen und ihre Emotionen Eingang in viele Regionen unseres Gehirns, die einst ein sicherer Hort unserer Identität waren: unser motorisches und unser emotionales System. Die Grenzen zwischen Individuen werden durchlässig, die soziale und die private Welt mischen sich. Emotionen und Aktionen erweisen sich als ansteckend. Das unsichtbare Band gemeinsamer Schaltkreise schließt unsere Empfindungen und Gefühle zusammen und schafft ein organisches System, das über das Individuum hinausreicht.

Seit Jahrhunderten wissen wir, dass die Handlungen und Gefühle anderer unsere eigenen beeinflussen können. Geirrt haben wir uns nur in der Frage, wie direkt diese Verbindung ist. Die Neurowissenschaft zeigt uns, dass wir dieses Band nicht nur durch unsere Gedanken herstellen oder indem »wir uns vor[stellen], dass wir selbst die gleichen Martern erlitten« oder »gewissermaßen eine Person mit ihm«, dem anderen, würden[65], sondern auch durch die Neigung unseres Gehirns, Handlungen und Emotionen spontan miteinander zu verknüpfen, ohne dass dazu bewusste Anstrengungen vonnöten wären. Unser Gehirn ist von Natur aus befähigt, uns in höhere soziale und empathische Tiere zu verwandeln.

KAPITEL SIEBEN

Sinneswahrnehmungen

Um acht Uhr, als die ersten Gäste eintreffen, ist das Abendessen längst noch nicht fertig. Nach einer raschen Begrüßungsrunde wenden Valeria und ich uns wieder dem Kochen zu. »Danke! Das wäre doch nicht nötig gewesen«, sagt Valeria höflich. »Würdest du sie bitte in eine Vase stellen?«, fügt sie hinzu und gibt mir den Strauß Tulpen, während sie gleichzeitig nach einem fünfzig Zentimeter langen, rasiermesserscharfen japanischen Küchenmesser greift, um die Zwiebeln zu schneiden. Als ich sie frage, wo die Vase sein könnte, beginnt sie zerstreut, die Zwiebeln zu hacken, während ihre Augen die Regale im Wohnzimmer absuchen. Ich blicke sie an und sehe zu meinem Schrecken, wie die Klinge in das Fleisch ihres Fingers statt in die Zwiebel fährt. Ich weiß nicht mehr, wer zuerst »Au!« gesagt hat, sie oder ich. Jedenfalls schießt fast augenblicklich ein roter Strahl aus der Wunde. Sie presst ihren Finger zusammen – und ich den meinen. Hastig reiße ich etwas Küchenpapier ab und wickel es um die Wunde.

Die meisten von uns haben schon ähnliche Situationen erlebt – Vorfälle, bei denen uns der körperliche Schmerz anderer physisches Unbehagen verursachte. Was wir erleben, wenn wir Schmerz sehen, geht über bloßes Verständnis hinaus. Wir spüren den Schmerz buchstäblich: so heftig und so genau verortet, als hätten wir uns selbst in den Finger geschnitten. Bislang haben wir betrachtet, wie wir die Handlungen und viszeralen Emotionen anderer Menschen miterleben, uns aber noch nicht mit den Sinneswahrnehmungen beschäftigt. Wenn wir sehen, wie jemand mit einer Feder an der Fußsohle gekitzelt wird, kann es passieren, dass wir dieses Kitzeln spüren, und der Anblick eines Menschen, der in einen Kaktus greift, kann bei uns Schmerzempfinden auslösen. Diese taktilen Empfindungen unterscheiden sich von Emotionen dadurch, dass wir sie an einer bestimmten Stelle unseres Körpers spüren. Mir tat mein Finger weh, als ich sah, wie Valeria sich in den ihren schnitt. Somatosensorische Empfindungen – von griechisch *soma* (»Körper«) und lateinisch *sensus* (»Wahrnehmung«) – sind Perzepte (Wahrnehmungserlebnisse), die normalerweise aus dem Empfinden unseres eigenen Körpers erwachsen. Wir spüren eine Berührung, wenn uns jemand auf die Schulter klopft, aber auch Schmerz, wenn wir uns schneiden, wir empfinden Kälte und Wärme, wenn wir einen Eiswürfel beziehungsweise einen Heizkörper berühren, oder einen Juckreiz, wenn uns eine Mücke sticht, wir spüren unser Körperinneres, wenn sich unser Magen zusammenkrampft, unsere Körperhaltung, wenn wir aufwachen und wissen, wie unsere Gliedmaßen und unser Körper angeordnet sind, ohne hinsehen zu müssen. Doch im ersten Beispiel sehen wir lediglich, dass der Körper eines anderen Menschen einem bestimmten Reiz ausgesetzt ist, und doch fühlen wir, was der andere fühlt, ohne dass er uns irgendeinen Hinweis geben müsste. Mein Schmerz wurde durch den Anblick von Valerias Schnittverletzung, nicht von ihrem Gesichtsausdruck verursacht.

Inzwischen vermuten Sie natürlich, dass wir die Sinneswahrnehmungen anderer mitempfinden, indem wir die Teile unseres Gehirns aktivieren, die für diese Wahrnehmungen verantwortlich sind. Im vorliegenden Kapitel möchte ich untersuchen, ob diese Vermutung zutrifft. Wir werden die Frage des Mitempfindens über den sozialen Bereich hinaus auf Probleme ausdehnen wie die Frage, warum das schrille Geräusch von Metall auf Beton schmerzhaft ist, wenn wir wissen, dass das Metall zu unserem nagelneuen Auto gehört und der Beton zur Wand unserer Garage. Schließlich werde ich mich noch mit der hochinteressanten Frage auseinandersetzen, warum wir traditionellerweise unsere Männer und nicht unsere Frauen in den Krieg schicken.

Eine Berührung zu sehen, ist buchstäblich berührend

Aus naheliegenden Gründen empfiehlt es sich nicht, einen Test durchzuführen, um herauszufinden, ob es ein Spiegelsystem für den Anblick von Menschen gibt, die sich in den Finger schneiden; dafür würden sich wohl kaum Freiwillige finden lassen. Stattdessen beschlossen mein Kollege Vittorio Gallese in Parma, mein Freund Bruno in Marseille und ich zu untersuchen, ob bei Versuchsteilnehmern, die beobachten, wie jemand anders berührt wird, die gleichen Hirnareale wie bei einer Berührung des eigenen Körpers aktiviert werden. Während wir die Gehirnaktivität unserer Teilnehmer in einem MRT aufzeichneten, ließen wir die Teilnehmer Filme sehen, in denen meine Beine mit einer Bürste bearbeitet wurden, und ähnliche Filme, in denen die Bürste in einem Abstand von 25 Zentimetern über meine Beine bewegt wurde. Dann massierten wir die Beine dieser Teilnehmer mit einem Waschhandschuh, den wir anstelle der unangenehmen Bürstenborsten verwendeten. Die Daten ließen darauf schließen, dass die Teilnehmer, wenn sie im Scanner berührt wurden, vier Gehirnareale aktivierten, die bekanntermaßen für unseren Tastsinn zuständig sind: je eines ganz oben in jeder Hemisphäre und je eines in der Sylvischen Fissur beider Hirnhälften – der waagerechten Furche, die den Parietallappen vom temporalen Kortex trennt. Die oberen Regionen entsprechen dem sogenannten primär somatosensorischen Kortex (SI – S für somatosensorisch und I für römisch Eins, vgl. Tabelle »Das soziale Gehirn« S. 292). Die Berührung des linken Beins aktiviert den rechten SI, die des rechten den linken SI. Dass die Aktivierungen auf den gegenüberliegenden Gehirnseiten stattfinden, liegt daran, dass die Nervenbahnen auf ihrem Weg vom Körper zum Gehirn die Seite wechseln. Eine ähnliche Kreuzung weist das motorische System auf: Wenn die Nervenbahnen vom Gehirn zu den Muskeln ziehen, tauschen sie die Seite, sodass Menschen mit einem Schlaganfall in der linken Gehirnhälfte die Kontrolle über ihre rechte Körperhälfte verlieren.

Das zweite Aktivierungsareal, in der Sylvischen Furche beider Hemisphären gelegen, entspricht dem sogenannten sekundär somatosensorischen Kortex oder SII (vgl. S. 292 f.). Anders als SI reagieren die beiden SII-Regionen auf Berührungen beider Körperseiten. Anatomische Studien an Affen lassen darauf schließen, dass SII seine Information vorwiegend von SI erhält; SII scheint also Informationen vom SI beider Hemisphären zu erhalten. SII ist in der Verarbeitungshierarchie taktiler Reize eine Ebene höher angesiedelt als SI.

Welche Unterschiede zeigten also die Reaktionen der Versuchsteilnehmer, wenn sie einerseits Filme sahen, in denen die Bürste meine Beine berührte, und andererseits Filme, in denen die Bürste die gleichen Bewegungen in 25 Zentimetern Entfernung von meinen Beinen ausführte? Die Filme enthielten das gleiche Maß an Bewegung, daher fanden wir auch kaum Unterschiede zwischen den Reaktionen in den visuellen Hirnregionen, die den Anblick dieser Bewegung repräsentierten. Allerdings erwarteten wir von den Arealen, die direkt analysieren, ob Berührungen stattfinden oder nicht, dass sie stärker auf die Berührungsfilme reagierten. Natürlich hofften wir außerdem, dass die Gehirnregionen, die für unsere eigenen Berührungserlebnisse zuständig sind, während dieser Vorgänge aktiv sein würden. Der zuverlässigste Unterschied zwischen den beiden Filmkategorien zeigte sich in SII, der aktiviert wurde, wenn die Teilnehmer berührt wurden. Ähnlich wie die Forschungsgruppe in Parma bei der Entdeckung der Spiegelneuronen mochten wir kaum an unsere Ergebnisse glauben, denn dieses Areal wird seit mehr als dreißig Jahren untersucht. In allen Einzelheiten ist beschrieben worden, wie die Region an Berührungserlebnissen des eigenen Körpers beteiligt ist, und doch wird in keiner einzigen Studie erwähnt, dass Teile dieses Areals auch aktiviert werden, wenn wir sehen, wie jemand anders berührt wird. Die Überzeugung, dass dieses Gebiet somatosensorisch sei, hat die Forscher für die visuellen Eigenschaften der Region blind gemacht.

Es handelt sich um ein höchst bedeutsames Resultat: Wenn wir die Handlungen anderer in denselben Regionen erkennen, in denen wir unsere eigenen Handlungen programmieren, und wenn wir die Emotionen anderer in den emotionalen Regionen unseres Gehirns verstehen, ergibt sich daraus der Schluss, dass Spiegeln nicht eine besondere Eigenschaft einzelner Hirnregionen ist, sondern ein ziemlich allgemeines Prinzip der Hirnfunktionen. Zwar haben wir spezialisierte Hirnareale, um die Welt zu sehen, nämlich die Sehrinde, doch wenn es darum geht, zu fühlen, was in anderen Menschen vor sich geht, verlassen wir uns nicht auf eine einzelne spezifische und spezialisierte Hirnregion. Stattdessen scheinen wir jene Gehirnregionen zu rekrutieren, mit deren Hilfe wir diesen Zustand selbst erleben, egal, ob es sich um eine Handlung, eine Emotion oder eine Sinneswahrnehmung handelt. Zwar werden jeweils andere Hirnregionen aktiviert – motorische Areale für Handlungen, emotionale Areale für Gefühle und somatosensorische Areale für Sinnesempfindungen –, doch das Prinzip bleibt das gleiche.

Warum uns die Kratzer in unserem Auto Schmerzen bereiten

Wenn wir merken, dass unser Auto einen Kratzer bekommt, stöhnen wir manchmal auf, als würden wir uns in das Auto einfühlen. Wenn wir ein Schaltgetriebe durch falsche Bedienung aufheulen lassen, verzieht sich unser Gesicht, als würden wir seinen Schmerz fühlen. Dabei gilt unsere Empathie doch normalerweise Menschen und keinen unbelebten Gegenständen. Wenn wir sehen, wie ein Messer einen Finger abschneidet, empfinden wir Schmerz. Ganz anders, wenn wir dasselbe Messer dabei beobachten, wie es in einen Laib Brot schneidet. Wie würde das Spiegelsystem für Berührung in diesen Fällen reagieren? Würde unser somatosensorischer Kortex fühlen, was Gegenstände erfahren?

Valeria beschloss, diese Frage zu untersuchen. Wir zeichneten neue Filme auf: In dem einen war zu sehen, wie meine Beine berührt wurden, in den anderen, wie sich die Bürste in 25 Zentimetern Entfernung von meinen Beinen bewegte. Dann legten wir Aktenordner und Rollen mit Papierhandtüchern dorthin, wo vorher meine Beine gewesen waren. Wir filmten genau die gleichen Bewegungen: Einmal berührte die Bürste die Gegenstände, das andere Mal hielt sie 25 Zentimeter Abstand. Diese Filme zeigten wir neuen Versuchsteilnehmern, während wir ihre Gehirnaktivität maßen. Das Ergebnis: Wenn die Teilnehmer sahen, dass die Gegenstände berührt wurden, war die Aktivierung von SII ebenso stark wie bei dem Film, in dem meine Beine berührt wurden! Unser gemeinsamer Schaltkreis für Berührung scheint also den Anblick von Berührung – unabhängig davon, was berührt wird – in das taktile Erlebnis einer Berührung umzuwandeln.

Wie in Kapitel vier gezeigt, ist das Spiegelsystem für Handlungen während der Beobachtung von Robotern genauso aktiv wie während der von Menschen. Bei Handlungen und bei Berührungen machen die gemeinsamen Schaltkreise also keinen Unterschied zwischen Menschen, Robotern und Gegenständen. Das Spiegelsystem übersetzt einfach das, was es sieht, in das Gefühl, das wir hätten, würden wir ähnliche Handlungen ausführen oder ähnliche Berührungen erleben.

Wenn wir beobachten, wie jemand eine Handlung ausführt, ähnelt die Spiegelaktivität in unserem prämotorischen und parietalen Kortex zum einen derjenigen, die auftritt, wenn wir ähnliche Handlungen ausführen, und zum anderen der Aktivität im prämotorischen Kortex der beobachteten Person. In diesem Fall spiegelt die prämotorische und parietale Aktivität diejenige der beobachteten Person getreulich wider. Genauso verhält es sich, wenn wir die Berührungserlebnisse anderer Menschen beobachten: Die somatosensorische Aktivität des Beobachters ist ein genaues Spiegelbild der Aktivität des anderen.

Wenn ein Mensch einen Affen beobachtet oder ein Affe einen Menschen, wird das Ganze etwas komplizierter. Menschen wie Affen haben prämotorische und somatosensorische Kortizes, und die Gehirnregionen, die beim Affen aktiviert werden, wenn er sieht, wie ein Mensch nach etwas greift, ähneln mehr oder weniger denen, die bei dem beobachteten Menschen feuern, doch die genaue Organsation dieser Hirnregionen unterscheidet sich, was zu kleinen Unstimmigkeiten führt. Wie gesehen, entstehen Unterschiede auch, wenn Versuchsteilnehmer, die ohne Hände und Arme geboren wurden, die Handaktivitäten anderer Individuen beobachten. Sie aktivieren Fußrepräsentationen, die sich in gewisser Weise von den Handrepräsentationen der beobachteten Personen unterscheiden. Wenn Menschen die Tätigkeiten von Robotern beobachten, kommt es zu massiven Unterschieden. Die prämotorische Aktivität beim menschlichen Beobachter weist keinerlei Ähnlichkeit mit der elektronischen Aktivität in der Zentraleinheit der Roboter auf. Genauso wenig gibt es die geringste Übereinstimmung zwischen der Aktivität in SII und dem Zustand der Aktenordner, die in unseren Filmen berührt werden.

Aus historischen Gründen werden wir den Ausdruck »Spiegeln« oder »Simulation« auch weiterhin verwenden, um zu beschreiben, was gemeinsame Schaltkreise leisten; tatsächlich aber spiegelt dieses System nicht eigentlich den neuronalen Zustand der beobachteten Person, sondern unterzieht das, was wir sehen, einer *Übersetzung* und *Umdeutung* in das, was wir in dieser Situation täten oder fühlten. Wenn wir die Beobachtung von Menschen verarbeiten, funktioniert diese Übersetzung als neuronaler Spiegel von unterschiedlicher Zuverlässigkeit, je nach der Ähnlichkeit zwischen Beobachter und Beobachtetem. Geht es um grundsätzlich verschiedene Phänomene wie Roboter oder Rollen mit Papierhandtüchern, ähnelt die Übersetzung eher einem Gerät, das die Erfahrung des Beobachters auf die Dinge projiziert, die er sieht. Unsere gemeinsamen Schaltkreise tragen sicherlich nicht zu der Einsicht bei, dass andere Objekte und Organismen möglicherweise anders sind als wir. Diese Schaltkreise führen zu der impliziten Annahme, dass wir alle das Gleiche erleben, oder anders, sie vermitteln uns den Eindruck, alle Dinge um uns her würden fühlen wie wir. Infolge der gemeinsamen Schaltkreise sind wir intuitiv geneigt, die Welt anthropomorph oder sogar »egomorph« zu betrachten.

Allerdings wissen wir noch nicht genau, warum wir so unterschiedlich fühlen, je nachdem, ob das Messer in einen Laib Brot oder eine menschliche Hand schneidet. Die Spiegelsysteme für Sinneswahrnehmungen erzeugen dabei im somatosensorischen Kortex einen neuronalen Zustand, der dem des Berührtwerdens in mancherlei Hinsicht ähnelt. Unser eigenes Berührungserleben wird aber nicht ausschließlich von der Aktivität in den somatosensorischen Kortizes bestimmt. Ein warmes, seidiges Tierfell, das um unsere Beine streicht, aktiviert SII. Wenn wir nachschauen, was uns berührt hat, und sehen, dass es unsere Katze war, empfinden wir die Wahrnehmung als angenehm. Stellen wir hingegen fest, dass es eine streunende Ratte war, die gerade aus dem Abflussrohr gekrochen ist, erscheint uns die gleiche somatosensorische Aktivität ganz anders. Ähnliche Aktivitäten in somatosensorischen Arealen können also, je nach den Aktivitäten in anderen Hirnregionen, die uns mitteilen, was uns berührt oder was wir berühren, zu höchst unterschiedlichen Gefühlen führen. Dass wir bei Gegenständen weniger Empathie empfinden als bei Menschen, scheint also nicht an einem Mangel von Spiegelung in somatosensorischen Arealen zu liegen, sondern an einer aktiven Neubewertung des Spiegelns. Präfrontale Hirnregionen spielen wahrscheinlich eine entscheidende Rolle bei dieser Einschätzung.

Gemeinsame Schaltkreise dürften wesentlich dazu beitragen, dass wir spüren, was anderen Menschen und Gegenständen zustößt, doch das Ergebnis dieser Simulation verbindet sich mit unserem Weltwissen und wird auf dieser Grundlage unterschiedlich interpretiert. Babys reagieren manchmal überraschend bekümmert, wenn sie sehen, dass Gegenstände kaputtgehen, was möglicherweise anzeigt, dass ihre gemeinsamen Schaltkreise bereits auf den Anblick von Berührungen reagieren, dass ihre kognitive Interpretation das Geschehen aber noch nicht als harmlos einstufen kann.

Auf den ersten Blick mag es seltsam erscheinen, dass das Gehirn so extrem anthropozentrisch ist. Anderen Organismen menschliche Zustände zuzuweisen, könnte ein schwerwiegender Fehler sein. Ist es aber wahrscheinlich nicht. Im Zuge der Evolution hat das Gehirn die Fähigkeit erworben, die Tauglichkeit eines Organismus zu maximieren. Um ein Kaninchen zu erlegen, aktiviert der Jäger seine gemeinsamen Schaltkreise und stellt dem Tier nach, als besäße es das gleiche Gehirn wie er selbst, obwohl sich das Kaninchenhirn in vielerlei Hinsicht vom menschlichen unterscheidet. Trotzdem ermöglichen dem Menschen seine gemeinsamen Schaltkreise die zutreffende Voraussage, dass das Kaninchen vor ihm davonlaufen wird, sodass er es mit einer geeigneten Strategie in eine Falle scheuchen kann. Wir können überleben, weil wir das Kaninchen kriegen. Die philosophische Erkenntnis, dass die geistige Verfassung eines Kaninchens ganz anders sein mag als unsere, mag zwar interessant sein, macht uns aber nicht satt.

Wenn die Annahme, dass ein Kaninchen ähnliche Gefühle hat wie Sie selbst, dazu führt, dass Sie des Kaninchens schneller habhaft werden, sollten Sie daran festhalten, egal, ob die Vermutung stimmt oder nicht. Genauso gilt: Wenn Sie die Annahme, dass Ihr Auto bei Berührungen etwas spürt, vor Zusammenstößen schützt, sollten Sie an ihr festhalten. Nur unsere eigenen Handlungen und Empfindungen kennen wir wirklich. Wenn wir mit ihnen alles spiegeln, ist das keine Arroganz, sondern die bescheidene Hinnahme der egozentrischen Situation dessen, der keine anderen Handlungen oder Empfindungen kennt als die eigenen. Anschließend kann unser Verstand das Ergebnis dieses egozentrischen Spiegelns vernünftiger und logischer beurteilen.

Man kann vermuten, dass die Empfindungen, die wir Gegenständen zuschreiben, mit der Bedeutung verknüpft sind, die diese in unserem Leben besitzen. Das dürfte auch für viele Tiere gelten. Wenn sich Primaten von Ast zu Ast schwingen, müssen sie wissen, wann sich ein Ast gefahrlos biegt und wann er bricht. Sich erinnernd, welche Äste ihr Gewicht ausgehalten haben und welche gebrochen sind, könnten die Tiere empirische Regeln entwickeln, doch den Erwerb dieses Wissens würden sie mit gebrochenen Rippen und Todesfällen bezahlen. Die Alternative wäre, dass sie ein intuitives Verständnis für die Belastungsgrenze von Ästen entwickeln, indem sie die Erfahrungen mit dem eigenen

Körper auf solche unbelebten Gegenstände übertragen. Immer wenn wir unsere Finger verbiegen, gewinnen wir eine introspektive, das heißt auf Selbstbeobachtung beruhende Vorstellung von schmerzfreier Spannung, schmerzhafter Spannung und manchmal auch Brüchen. Diese Gefühle lassen sich vielfältig auf intuitive Konzepte abbilden – zum Beispiel, wie weit sich ein Ast biegen lässt, bevor er bricht. In neuerer Zeit könnte uns die Empathie daran hindern, die wertvollen Apparate und Maschinen zu beschädigen, die wir verwenden – etwa unsere geliebten Automobile. Die moderne Kultur ist kaum denkbar ohne das Empfinden, dass »Dinge« nicht zerstört werden dürfen. Gemeinsame Schaltkreise, die Empathie für unbelebte Objekte entwickeln, sind möglicherweise evolutionäre Bausteine, die diese Fähigkeit vorbereitet haben.

Man könnte sogar noch einen Schritt weiter gehen und die Beziehung zwischen unserem Eigentumsbegriff und Empathie untersuchen. Neigen wir, wenn wir sehen, wie unser Auto einen Kratzer bekommt, in höherem Maße zu Empathie und Aktivierung unseres somatosensorischen Kortex, als wenn es sich um das Auto von jemand anderem handelt? Der Umstand, dass weder der Roboter in unserem Experiment über Handlungen noch die Gegenstände in unserer Studie über Sinneswahrnehmungen den Versuchsteilnehmern gehörten, legt den Schluss nahe, dass ein gewisses Maß an Mitempfinden auch dann vorkommt, wenn keine Besitzgefühle im Spiel sind. Besitzgefühle könnten dieses Mitempfinden also verstärken, und umgekehrt könnte unsere Bindung an ein Objekt die Empathie mit dem Objekt fördern. Allerdings müssen wir diese Hypothese noch überprüfen.

Wie dein Schmerz zu meinem Schmerz wird

Während wir uns mit dem Spiegelsystem für Berührungen beschäftigten, begann die deutsche Psychologin Tania Singer in London das Phänomen, das mich schmerzlich zusammenzucken ließ, als sich Valeria in den Finger schnitt, direkt zu untersuchen.

Später erzählte Tania mir am Swimmingpool eines Landguts, in dem wir uns nach einer Konferenz in der Toskana alle eingemietet hatten, sie habe einfach eine Anzeige aufgegeben: »Paare gesucht für Empathie-Experiment mit Magnetresonanztomografie«. Die interessierten jungen Paare, die sich auf die Anzeige meldeten, lud sie zu einem Informationstreffen ein, bei dem sie die Studie erklärte: Die Frau liege in einem MRT-Scanner und der Partner sitze neben ihr. Beide hätten kleine Elektroden an den Händen, über die sie beide von Zeit zu Zeit einen leicht schmerzhaften elektrischen Schlag erhalten würden. Tania befestigte die Elektroden an den Händen der prospektiven Teilnehmer, um ihnen zu zeigen, wie sich das anfühlte. Der Schlag war schmerzhaft, aber nicht unerträglich – als würde man gekniffen. Während die Frau beim Experiment im Scanner liege, so fuhr Tania fort, erblicke sie auf dem Schirm einen kleinen Pfeil. Wenn der Pfeil auf ihre Hand zeige, werde ihr der Schlag verabreicht, schmerzhaft, wenn der Pfeil dunkel sei, schmerzlos, wenn er hell sei. Zeige der Pfeil auf die Hand des Partners, erhalte er entweder den schmerzhaften oder schmerzlosen Reiz; andere Anzeichen für den Schmerz des Partners gebe es nicht. Sobald der Scanvorgang laufe, dürften die Teilnehmer sich nicht mehr sprachlich oder nicht-sprachlich verständigen, dafür werde aber die Farbe der Pfeile der Teilnehmerin verraten, wann ihr Partner Schmerz empfinde.

Wenn die Frauen wussten, dass der Partner Schmerzen erlitt, kam es bei ihnen in der anterioren Insel und im anterioren cingulären Kortex zu ganz ähnlichen Aktivierungen wie bei eigenem Schmerz.[56] Abermals erweist sich, dass das, was anderen Personen zustößt, direkt auf Regionen abgebildet wird, die für unsere eigenen Erfahrungen zuständig sind. Interessanterweise liegen die Aktivierungen, die Tania Singer entdeckt hat, an einer ganz ähnlichen Stelle wie die Aktivierungen, die wir in unseren Experimenten zur Erfahrung und Beobachtung von Ekel gemessen haben, daher ist zu vermuten, dass die Insel viele Körpergefühle repräsentiert – von Ekel und Vergnügen beim Essen bis zu körperlichem Schmerz.[49, 57, 56]

Tania hat ihren Teilnehmern auch erstmals die Davis-Skala zur Messung ihrer interindividuellen Empathie-Unterschiede (Anhang) vorgelegt und dabei festgestellt, dass die Teilnehmer mit den höchsten Punktwerten auf der Subskala »Empathische Anteilnahme« ihre eigenen Schmerzregionen am stärksten aktivierten. Die Subskala enthält Aussagen wie: »Ich würde mich als ziemlich weichherzig beschreiben«, oder: »Ich hege oft liebevolle, besorgte Gefühle für Menschen, die weniger Glück haben als ich.«

Ist Wissen so gut wie Sehen?

Zahlreiche Forscher unterschiedlicher Provenienz haben sich mit je anderen Ansätzen bemüht, das neuronale Substrat der Empathie zu beschreiben. Unabhängig voneinander sind wir alle zu ähnlichen Ergebnissen gekommen: Hirnstrukturen, die für die Ausführung von Handlungen und die Erfahrung von Berührung, Ekel und Schmerz zuständig sind, werden aktiviert, während wir sehen oder wissen, dass andere Personen ähnliche Handlungen ausführen oder ähnliche Ereignisse erleben.

Der entscheidende Unterschied zwischen den Studien war die Art, wie die Versuchsteilnehmer die Emotionen anderer Menschen wahrnahmen. In unseren Untersuchungen zu Berührungen und Emotionen konnte der Versuchsteilnehmer deutlich erkennen, was der anderen Person zustieß. Er sah, wie Beine von Bürsten berührt wurden oder wie jemand das Gesicht angeekelt verzog, nachdem er den Inhalt eines Glases probiert hatte. In Tania Singers Studie sahen die Teilnehmer lediglich kleine farbige Pfeile, die auf Hände wiesen und damit zum Ausdruck brachten, dass der Partner Schmerz empfand. Während also bei den meisten unserer Studien im Labor simuliert wurde, was mit anderen Menschen geschieht, verhält es sich ganz anders in Studien wie der von Tania oder von Mbemba, in der er, wie im vorigen Kapitel beschrieben, seinen Versuchspersonen ekelerregende Geschichten darbot:[62] Dort werden Situationen simuliert, in denen die Beteiligten *wissen*, was ein anderer erlebt, ohne das Ereignis direkt zu sehen – etwa so, als würden Sie in einer E-Mail darüber unterrichtet, dass Ihr Partner sich geschnitten hätte. Die Tatsache, dass in allen Fällen die neuronale Repräsentation Ihrer eigenen Erfahrung aktiviert wird, bekräftigt, dass es mehr als eine Möglichkeit zur Aktivierung gemeinsamer Schaltkreise gibt. Die unmittelbare Wahrnehmung dessen, was dem anderen zustößt, mag die älteste und natürlichste Form der Eingabe in dieses soziale System sein, doch selbst das bloße Wissen um das, was jemand anders erlebt, kann ausreichen, um entsprechende Systeme zu aktivieren. Das Wissen kann von willkürlichen Symbolen oder sprachlichen Erklärungen bezogen werden. Unser empathisches Miterleben ist bemerkenswert flexibel.

Warum berührt werden sich anders anfühlt als Berührung sehen

Der Umstand, dass wir nur sehen müssen, wie sich unser Partner in den Finger schneidet, ist ein schlagendes Beispiel dafür, wie stark Empathie sein kann. Trotzdem sind wir uns nie im Unklaren darüber, wer tatsächlich berührt wird oder wem Schmerz zugefügt wird. Wie erwähnt, wird nur ein kleiner Sektor von SII gemeinsam für die Repräsentation beobachteter Berührungen und erlebter Berührungen verwendet. Der größte Teil von SII scheint für unsere eigenen Sinneswahrnehmungen reserviert zu sein. Außerdem wurde in unserem Experiment SI während der direkten Berührungserlebnisse stark aktiviert, bei der Beobachtung von Berührungen aber nur schwach. Diese Unterschiede könnten erklären, warum wir das Sehen und das Erleben von Berührung so unterschiedlich empfinden. Das Sehen aktiviert nur eine Teilmenge der Neuronen, die an unserer direkten Erfahrung beteiligt sind.

Sarah-Jayne Blakemore war von dem gemeinsamen Berührungsschaltkreis fasziniert. Mir wurde berichtet, sie habe auf einer kleinen Tagung in London über die Konsequenzen gesprochen, die sich aus der Existenz eines Spiegelsystems für Berührung ergäben. »Wenn wir sehen, wie jemand berührt wird, verstehen wir intuitiv, dass der andere die Berührung erlebt. Wie sich zeigt, wird dann unser somatosensorisches System aktiviert, ›als ob‹ wir selbst berührt würden«, erläuterte sie. Eine Kollegin sah sie überrascht an. »Was meinen Sie mit ›als ob‹ oder ›verstehen‹? Ich spüre die Berührung tatsächlich auf meiner Haut!« Sarah-Jayne wusste mit dieser Aussage zunächst nichts Rechtes anzufangen, doch nach der Tagung gewann sie die Überzeugung, dass es etwas Besonderes mit den stellvertretenden Berührungserlebnissen dieser Frau auf sich haben müsse.

Um die Anonymität der Kollegin zu wahren, nennt Sarah-Jayne sie »C«, doch bei uns soll sie Deanna heißen. Wenn Deanna sieht, wie andere Menschen berührt werden – vor allem im Gesicht –, manifestieren sich diese Beobachtungen bei ihr als direkte taktile Erlebnisse. Im Normalfall aktiviert der Anblick von Berührungen eine taktile Simulation, die schwächer ist als das echte Erlebnis. Doch bei Deanna könnte diese Simulation so stark sein, dass sie sie als verwirrend real empfindet. Diese Annahme überprüfte Sarah-Jayne Blakemore mit Hilfe von fMRT. Während sie die Gehirnaktivität aufzeichnete, berührte sie Deanna am Körper und zeigte ihre Filme, in denen andere Personen berührt wurden. Anschließend nahm sie das gleiche Experiment an zwölf Versuchspersonen vor, die, wie die meisten Menschen, berichteten, sie hätten keine echten taktilen Erlebnisse beim Anblick von Berührungen. Anschließend verglich die Forscherin die Aktivierungsamplitude in Deannas somatosensorischen Arealen mit denen der anderen Versuchsteilnehmer. Deanna zeigte beim Anblick von Berührungen sehr viel stärkere Aktivierungen in SI wie SII, was ihr, wenn sie sah, wie jemand anderer berührt wurde, das Gefühl gab, selbst berührt zu werden. Die normale Trennung zwischen der Wirklichkeit und ihrer Simulation war aufgehoben. Da bei Deanna die Aktivität in beiden Regionen – SII und SI – stärker war als bei der Kontrollgruppe, lässt sich schwer entscheiden, welches Areal für die unterschiedliche Wahrnehmung ausschlaggebend war. Es könnte sogar sein, dass umfangreichere und stärkere Aktivität in beiden Arealen notwendig sind, damit beobachtete Berührungen als so real empfunden werden.

Die wichtigste Schlussfolgerung aus Sarah-Jaynes Beispiel lautet: Wenn die Simulation außerordentlich stark ist, kann sich die Grenze zwischen dem Anblick dessen, was anderen zustößt, und unserem eigenen Erleben verwischen. Bei den meisten von uns hat die Evolution in diese Spiegelsysteme eine Bremse eingebaut. Die Ergebnisse fast aller Versuchsteilnehmer fielen in einen Bereich, der anzeigte, dass sie deutliche Unterschiede zwischen Sehen und Erfahren empfanden. Interessanterweise erweist sich, dass Teilnehmer wie Deanna, die nicht genau unterscheiden können, ob sie berührt werden oder ob sie sehen, wie andere berührt werden, höhere Empathie-Werte im Davis-Test erzielen als Teilnehmer, bei denen das nicht der Fall ist.[66] Das spricht für die These, dass Menschen, welche die für die eigenen taktilen Erlebnisse zuständigen Areale aktivieren, wenn sie beobachten, wie andere Personen berührt werden, sich damit tatsächlich einen Zugang zur Empathie eröffnen. Kaltblütige Mörder dürften dagegen am anderen Extrem dieses Kontinuums angesiedelt sein.

Männer heben sich Empathie für anständige Menschen auf, Frauen nicht

Bislang haben wir gezeigt, dass gemeinsame Schaltkreise spontan aktiviert werden, während wir beobachten, was ein anderer Mensch erlebt, egal, ob wir den anderen kennen, wie in Tanias Studie, oder nicht, wie in unseren Experimenten. Tania fragte sich aber, was wohl geschähe, wenn wir jemanden träfen, der sich als schäbiger Charakter erwiese, und wir ihn dann Schmerzen erleiden sähen? Was wäre, wenn er sich uns gegenüber unfair verhalten hätte?

Immer noch am Pool in der Toskana, berichtete sie mir, sie habe die Teilnemer an einem zweiten Schmerz-Experiment einzeln zum fMRT bestellt. Dort trafen sie zwei Schauspieler, die sich auch als Versuchsteilnehmer ausgaben. Vor dem Scannen spielten der Teilnehmer und die beiden Schauspieler das sogenannte sequenzielle oder iterierte Gefangendilemma[V], das in der experimentellen Wirtschaftsforschung dem Test der Kooperationsbereitschaft dient. Die Regeln sind kompliziert, doch das Prinzip ist ganz einfach. Ein Spieler kann einem anderen Spieler Geld anvertrauen, und dieser kann sich entweder fair verhalten und dem ersten Spieler einen Teil dieses Geldes zurückgeben oder unfair und alles Geld behalten. Wichtig war für Tanias Experiment nur, dass sich die Teilnehmer möglichst emotional an diesem Spiel beteiligten. Wenn einem der andere Spieler wiederholt viel Geld zurückgibt, kann man ihn gut leiden, und wenn er wiederholt all das Geld behält, das man ihm anvertraut hat, kann man ihn nicht leiden.

Die Hälfte der Teilnehmer waren Frauen, die andere Hälfte Männer. Bei der Hälfte der weiblichen Teilnehmer waren die beiden Schauspieler Männer, bei der anderen Hälfte Frauen. Genauso verhielt es sich in der männlichen Versuchsgruppe. Die Teilnehmer glaubten, sie kämen zu zwei voneinander unabhängigen Experimenten. Im ersten Experiment spielte der Teilnehmer eine Reihe von Gefangenendilemmas mit den beiden Schauspielern. Einer der beiden Schauspieler, der *Good Guy*, gab dem Teilnehmer, entsprechend einem vorher festgelegten Plan, durchgängig größere Geldbeträge zurück. Der andere Schauspieler, der *Bad Guy*, verhielt sich unfair und gab dem Teilnehmer immer nur kleine Summen (oft auch gar nichts) zurück. Nach dem Spiel waren die Teilnehmer und Teilnehmerinnen in der Tat sehr emotional und beurteilten den *Good Guy* als angenehm und attraktiv, den *Bad Guy* dagegen als unangenehm und sogar unattraktiv.

Nach dem Spiel teilte Tania ihren Teilnehmern mit, jetzt sei es an der Zeit für ein vollkommen anderes Experiment, dieses Mal im fMRT-Scanner.[67] An den Händen des Teilnehmers, des *Good* und des *Bad Guy* befestigte sie kleine Elektroden, ganz ähnlich wie bei den Paaren in ihrem ersten Experiment. Der Teilnehmer wurde in den Scanner geschoben und sah ebenfalls kleine Pfeile auf einem über ihm angebrachten Bildschirm, die ihm mitteilten, wer in dem betreffenden Versuchsdurchgang einen kleinen schmerzhaften oder schmerzlosen Elektroschock erhielt – er selbst, der *Good Guy* oder der *Bad Guy*.

In den Versuchsdurchgängen, in denen die Teilnehmer selbst den elektrischen Schlag erhielten, lokalisierte Tania deren sogenannte »Schmerz-Matrix«, die Areale, die für die Schmerzempfindung zuständig waren. Innerhalb dieser Areale konnte sie dann messen, welchen Unterschied es ausmachte, die Schmerzen eines *Good* oder eines *Bad Guy* zu sehen. Bei den sechzehn Versuchsteilnehmerinnen kam es sowohl bei den eigenen Schmerzerlebnissen als auch bei denen der Schauspieler zu heftigen Reaktionen im anterioren cingulären Kortex und der anterioren Insel. Außerdem ergab sich praktisch kein Unterschied zwischen den Versuchsdurchgängen, in denen der *Good* beziehungsweise der *Bad Guy* den elektrischen Schlag erhielt. Ganz anders war die Situation bei den männlichen Teilnehmern. Bei Männern wurden die Schmerzareale aktiviert, wenn sie wussten, dass der *Good Guy* den Schlag bekam. Die Amplitude dieses empathischen Miterlebens glich dem Ergebnis bei den Teilnehmerinnen. Wussten die Männer hingegen, dass der *Bad Guy* den Elektroschock bekam, wurden ihre Schmerzregionen nicht aktiviert. Anders als die Frauen schienen sich die Männer um das Schicksal unfairer Leute nicht zu kümmern. Mehr noch, die männlichen Versuchspersonen aktivierten sogar eine Hirnregion, in der Belohnung verarbeitet wird: Sie schienen es buchstäblich zu *genießen*, wenn der *Bad Guy* bestraft wurde!

Diese Studie ist von besonderer Bedeutung, weil sie unsere Aufmerksamkeit auf zwei wichtige Aspekte der Empathie lenkt. Erstens zeigt sie, dass Aktivierungen in gemeinsamen Schaltkreisen spontan ausgelöst werden können, dass aber die Stärke dieser Aktivierung davon abhängt, was für Gefühle wir für diese Menschen haben. Dieser Punkt wurde unlängst durch Studien bestätigt, die zeigen, dass Versuchsteilnehmer ihre gemeinsamen Schaltkreise in höherem Maße aktivieren, wenn Menschen ihres eigenen ethnischen Hintergrunds Schmerzen haben. Alessio Avenanti und sein Team an der Universität Rom fanden heraus, dass weiße Teilnehmer stärker mitempfinden, wenn ein weißer Schauspieler Schmerzen simuliert, und schwarze Teilnehmer größere Empathie zeigen, wenn ein schwarzer Schauspieler Schmerzempfinden darstellt. Tanias Gruppe in Zürich wies nach, dass auch trivialere Unterschiede ähnliche Auswirkungen haben können: Erstens haben Fußballfans mehr Mitgefühl mit den Schmerzen der eigenen Fans als mit den Fans gegnerischer Mannschaften. Zweitens zeigte sich in Tanias Fairness-Experiment ein hochinteressanter Geschlechter-Effekt: Bei Männern und Frauen wirken sich unterschiedliche Faktoren auf ihre gemeinsamen Schaltkreise aus.

Um einen Krieg zu beginnen, muss man die Empathie »herunterfahren«

Solche Unterschiede in der Fähigkeit oder Neigung, Empathie zu modifizieren, könnte in Konflikten wie Kriegen eine besondere Rolle spielen. Die meisten Staaten schicken hauptsächlich Männer und nicht Frauen in den Krieg. Die von den meisten Männern verwendete Doppelstrategie, Freunden, aber nicht Feinden mit Empathie zu begegnen, dürfte ihnen im Krieg sehr zugute kommen. Die Fähigkeit, die Schmerzen eines Feindes nicht mitzufühlen, macht die soldatische Pflicht, den Feind zu töten, erträglicher, während die Empathie für die Kameraden den Zusammenhalt in der Truppe stärkt. Verluste beim Feind sind akzeptabel, während die Verluste in den eigenen Reihen als schmerzlich empfunden werden und den Wunsch nach Rache vergrößern.

Ganz anders wäre es bei Frauen. Sie empfänden auch die Schmerzen des Feindes, statt sie als befriedigend zu erleben. Natürlich heißt das nicht, dass Soldatinnen Feinden keinen Schmerz zufügen könnten, aber sie würden darunter vermutlich mehr leiden als Männer. Der Umstand, dass sie den Schmerz des Feindes mitempfänden, könnte ihnen auch die Akzeptanz des Schwarz-Weiß-Schemas »wir gegen sie« erschweren, das von so zentraler Bedeutung für die Kriegsführung ist. Alle diese Schlussfolgerungen gehen weit über Tanias Laborexperimente hinaus, doch direktere Empathie-Studien an Soldaten könnten wichtige Erkenntnisse über Geschlechterdifferenzen hinsichtlich der psychologischen Abwehrmechanismen liefern, die Soldaten mobilisieren müssen, um ihre schwierige Pflicht zu erfüllen.

Die sozialen Gehirne von Frauen und Männern können sich unterscheiden

Viele von uns sind in einer Kultur aufgewachsen, in der Unterschiede zwischen Männern und Frauen als »politisch nicht korrekt« gelten, gemäß dem zentralen Dogma: »Wir sind alle Menschen, da darf es keine Unterschiede geben.« In den achtziger Jahren meldete sich die amerikanische Feministin und Ethikerin Carol Gilligan von der New York University mit der Auffassung zu Wort, dass die Geschlechter sich hinsichtlich der Grundlage ihrer Ethik möglicherweise erheblich unterscheiden. Sie untersuchte, wie Männer und Frauen moralische Entscheidungen treffen. Ein klassisches Beispiel ist das Heinz-Dilemma. Heinz' Frau liegt im Sterben, und die einzige Arznei, die ihr das Leben retten könnte, ist sehr teuer. Der Apotheker ist nicht bereit, mit dem Preis herunterzugehen, folglich kann Heinz die Arznei nicht kaufen, die seiner Frau unter Umständen das Leben rettet. Was soll er tun? Und – was noch wichtiger ist – warum? Wenn Dilemmas wie dieses vorgegeben werden, rechtfertigen Männer überall in der Welt ihre Entscheidung (das Mittel zu stehlen oder nicht) auf abstrakte Weise, indem sie die Rechtsgüter gegeneinander abwägen: Schutz des Lebens contra Schutz des Eigentums. Die Argumentation der Frauen gilt häufiger der Frage, wie sich die Entscheidung auf die persönlichen und emotionalen Beziehungen der Menschen auswirken würde. Es hatte den Anschein, als würden die beiden Geschlechter auf etwas unterschiedliche innere Stimmen hören.[68] Frauen ließen sich in ihren Entscheidungen von der Fürsorge für andere bestimmen, während bei den Männern die Triebkraft eher ein abstraktes Gerechtigkeitsgefühl war. Diese Auffassung bleibt umstritten, weil viele Feministinnen fürchten, Gilligan könnte auf diese Weise wieder das Klischee vom guten, fürsorglichen Hausmütterchen und dem klugen, gerechten Hausvater ausgraben. Doch Tanias Befund, dass Fairness sich auf die gemeinsamen Schaltkreise bei Männern, jedoch nicht bei Frauen auswirkt, verleiht Gilligans Thesen eine bemerkenswerte Aktualität und könnte für diesen Unterschied der »inneren Stimmen« ein neuronales Substrat liefern. Tanias Experimente und die einer wachsenden Zahl anderer Forscher liefern immer deutlichere Hinweise darauf, dass sich männliche und weibliche Gehirne in der Tat unterscheiden. Die Frage lautet: Warum?

Die soziale Realität unserer Vorfahren lässt sich zwar schwer in Erfahrung bringen, aber moderne Jäger-und-Sammler-Kulturen gelten als brauchbarer Anhaltspunkt für die Lebensweise der Menschen in frühen evolutionären Zeiten. In diesen Kulturen gibt es eine klare Aufgabenverteilung zwischen den Geschlechtern, wobei Männer sich mit Situationen auseinandersetzen müssen, in denen Empathie nicht immer förderlich ist. Beim Jagen und Streit mit feindlichen Stämmen kann Empathie hinderlich sein, doch bei Gemeinschaftsjagden und anderen sozialen Aktivitäten innerhalb des eigenen Stamms ist Empathie von Bedeutung. Bei Männern ist eine Doppelstrategie – Empathie darf, aber muss nicht sein – am günstigsten. In der Regel sind Frauen nicht an gewalttätigen Unternehmungen wie Krieg und Jagd beteiligt, sondern kümmern sich um Kinder, Kranke und Alte und beschaffen Nahrung für die Familie, indem sie Nüsse, Früchte und Gemüse sammeln. Daher brauchen sie ihre Empathie nicht so stark herunterzufahren. Nach Jahrmillionen der Evolution unter solchen Bedingungen könnten sich entsprechende Unterschiede tief in der genetischen Beschaffenheit unserer Gehirne verankert haben. Allerdings ist zu berücksichtigen, dass diese Geschlechterdifferenzen nicht einfach auf der Ebene der Empathie angesiedelt sind, sondern dass die meisten Männer – trotz kleiner Unterschiede bei der durchschnittlichen Empathie[14] – genauso empathisch sind wie die meisten Frauen. Der wahre Unterschied liegt in den situativen Einflussfaktoren auf die Empathie. Wir beginnen gerade erst das männliche und weibliche Gehirn zu erforschen, und es bleibt noch viel zu entdecken, aber eines ist klar: Es gibt Geschlechterdifferenzen im Empathieverhalten.

Solche Unterschiede besagen nicht, dass Männer und Frauen sich auf verschiedene Aufgaben konzentrieren sollten. Bei der Entscheidungsfindung ergänzen intellektuelle Fähigkeiten die bislang erörterten empathischen Mechanismen. Obwohl ein Mann den Schmerz eines unfairen Gegners möglicherweise nicht so intensiv mitempfindet wie eine Frau, wird er möglicherweise beschließen, dem anderen keinen Schmerz zuzufügen, weil er der verstandesmäßigen Überzeugung ist, dass man anderen Menschen kein Leid antun darf. Ähnlich mag eine Frau zwar den Schmerz eines unfairen Widersachers mitempfinden, ihn aber trotzdem maßregeln, weil er ein unartiges Kind ist, das Strafe verdient hat, oder ein Verbrecher, den es zu verurteilen gilt.

Wenn uns neuronale Unterschiede auch nicht mitteilen können, wer was tun sollte, können sie uns doch Erkenntnisse über das Seelenleben der Geschlechter vermitteln, die in Studium und Berufsausbildung von Nutzen sein könnten. Die psychologischen Geschlechterdifferenzen in der Berufsausbildung zu missachten, wäre genauso absurd, wie die anatomischen Unterschiede in der Textilindustrie außer Acht zu lassen. Männer wie Frauen können in Jeans toll aussehen – doch wenn man beim Zuschnitt gewisse anatomische Unterschiede beachtet, sind sie sehr viel bequemer zu tragen.

Ich kann spüren, wie du dich bewegst

Als wir uns 2008 noch einmal die 2006 erhobenen Daten ansahen, lenkte Valeria meine Aufmerksamkeit auf ein sehr interessantes Ergebnis. Unsere Versuchspersonen, unter ihnen auch Joyce, hatten im Scanner mit Gegenständen hantiert und andere bei der gleichen Tätigkeit beobachtet. Bislang hatten wir uns auf die Tatsache konzentriert, dass Regionen des prämotorischen und parietalen Kortex, die an der Handlungsplanung des Teilnehmers beteiligt waren, auch aktiv waren, während er Handlungen anderer beobachtete. Dabei war meiner Aufmerksamkeit allerdings entgangen, dass die Aktivität im parietalen Kortex beim Anblick der Handlungen anderer auf den posteriorsten Teil des primär somatosensorischen Kortex übergriff.[69] Diese Region ist nicht für unsere Handlungsplanung zuständig, sondern sorgt dafür, dass wir fühlen, wenn sich unser Körper bewegt und wir Gegenstände anfassen. Eine systematische Durchsicht aller anderen bislang veröffentlichten fMRT-Studien, in denen dieselben Versuchspersonen Handlungen ausführten und die anderer beobachteten, ergab, dass in allen Berichten festgestellt wurde, es habe unter beiden Versuchsbedingungen Aktivität in dieser Region des somatosensorischen Kortex gegeben. Doch überraschenderweise war in keinem Fall dieser Aspekt der Ergebnisse kommentiert worden. Der Umstand, dass dieselbe somatosensorische Gehirnregion aktiv war, während der Versuchsteilnehmer Handaktivitäten beobachtete und ausführte, lässt darauf schließen, dass der Teilnehmer beim Anblick der Handlungen anderer nicht nur motorische Regionen aktivierte, als plante er ähnliche Handlungen, sondern auch somatosensorische Regionen, als fühlte er, wie er den eigenen Körper bewege und den Gegenstand in der beobachteten Weise anfasse. Motorische und somatosensorische Simulation sind keine getrennten Prozesse, sondern scheinen sich bei der Beobachtung von Handlungen übereinstimmend zu vollziehen. Es ist allerdings wahrscheinlich, dass die beiden Simulationsarten uns unterschiedliche, aber einander ergänzende Einsichten in das Handeln anderer liefern können. Motorische Simulation könnte uns mit der Fähigkeit ausstatten, die Absichten anderer zu fühlen und zu ahnen, was sie als Nächstes tun werden, denn Zukunftsplanung ist die zentrale Aufgabe unseres motorischen Systems. Dagegen könnte uns somatosensorische Simulation die Erkenntnis vermitteln, was für ein Gefühl es ist, so zu handeln: Lässt sich der Gegenstand schwer heben? Würde unser Körper ächzen oder frohlocken?[70]

Zusammenfassung

Als die Spiegelneuronen entdeckt wurden, reagierten die meisten Fachleute skeptisch. Neuronen, die nicht nur feuern, wenn Menschen eine Handlung ausführen, sondern auch, wenn sie beobachten, wie eine ähnliche Handlung ausgeführt wird, passten nicht in das gängige Bild eines Gehirns, nach dem für die Beobachtung der Welt eine Reihe ganz anderer Gehirnareale zuständig waren als für die Planung des eigenen Handelns. Im Laufe der Jahre hat sich immer deutlicher erwiesen, dass es ein Spiegelsystem für Handlungen gibt, und entsprechend hat sich auch unsere Vorstellung vom Gehirn gewandelt: Heute gehen wir von einem stärker integrierten System aus, das die Handlungen anderer Menschen mit Hilfe jener Areale verarbeitet, die auch für die Planung des eigenen Handelns verwendet werden.

Anfangs blieb diese neue Auffassung des Gehirns auf das motorische System beschränkt, doch in den letzten Jahren hat sich ihr Geltungsbereich ausgeweitet. Zum einen stellte sich heraus, dass die Emotionen anderer Menschen mit Hilfe gemeinsamer Schaltkreise verarbeitet und durch Aktivierung ähnlicher gesichtsmotorischer Programme und viszeraler Emotionen simuliert werden. Zum anderen scheinen sogar taktile Wahrnehmungen anderer Menschen durch gemeinsame Schaltkreise verarbeitet zu werden – wenn wir sehen, wie sie berührt werden oder wie sie sich bewegen. Angesichts der Beweise dafür, dass ein einziges Prinzip so viele verschiedene Bereich sozialer Kognition erklären kann, dürfte zweifelsfrei feststehen, dass wir ein wirklich fundamentales Prinzip der Gehirnarchitektur entdeckt haben.[50, 51]

KAPITEL ACHT

Mitempfinden lernen

Gemeinsame Schaltkreise scheinen allgegenwärtig zu sein: Wir aktivieren unser eigenes Handeln, Empfinden und Fühlen, während wir miterleben, wie andere handeln empfinden und fühlen. Das wirft die einfache und doch entscheidende Frage auf, wie sich Spiegelneuronen entwickeln. Und weiter müssen wir uns fragen, wie ein einziges Neuron überhaupt auf drei Dinge reagieren kann, die physikalisch sehr wenig gemeinsam haben: Die Muskelkontraktionen bei Ausführung einer Handlung, die Photonen, die in unserem Auge auftreffen, während wir eine ähnliche Handlung sehen, und die Schallwellen, die wir hören, wenn wir diese Handlung hören.

Die Plausibilität einer auf die gemeinsamen Schaltkreise gegründeten neurowissenschaftlichen Erklärung der sozialen Kognition steht und fällt mit unserer Fähigkeit, eine überzeugende Erklärung für die Entstehung dieser gemeinsamen Schaltkreise zu liefern. Im vorliegenden Kapitel werden wir in den Mikrokosmos der synaptischen Verbindungen hinabsteigen und eine Erklärung vorschlagen, die sich auf das sogenannte »Hebb'sche Lernen« stützt. Auch wenn ich mich in diesem Kapitel eingehender auf die Funktionsweise des Gehirns einlasse als bisher, sollten Sie ein wenig Geduld mit mir haben. Am Ende werden Sie feststellen, dass die gemeinsamen Schaltkreise kein Zauberwerk sind, sondern eine fast unvermeidliche Konsequenz unserer Biologie.

Wie das Gehirn assoziieren lernt

Donald Hebb (1904–1985) war ein kanadischer Psychologe und Neurowissenschaftler. Eine Zeit lang arbeitete er bei dem Neurochirurgen Wilder Penfield in Montreal. Wie oben gesehen, behandelte Wilder Penfield Epilepsie-Patienten, indem er die Gehirnstrukturen entfernte, in denen die epileptischen Anfälle offenbar entstanden. Donald Hebb stellte er ein, damit er anschließend die geistigen Funktionen der Patienten überprüfte. Penfield fragte sich, ob bestimmte Funktionen durch bestimmte Eingriffe gestört würden.

Wenn Penfield große Mengen Gehirngewebes bei Kleinkindern entfernte, entwickelten diese Kinder, wie Hebb feststellte, bemerkenswert normale geistige Fähigkeiten. Wurden dem erwachsenen Gehirn entsprechende Mengen entnommen, war die Wirkung desaströs – ein Ergebnis, das ihn sehr verwirrte. In der Folge versuchte er herauszufinden, warum sich die Entfernung gleicher Hirnareale auf verschiedenen Altersstufen so unterschiedlich auswirkte, und begann zu vermuten, dass unsere geistigen Fähigkeiten nicht unwiderruflich mit einer bestimmten Hirnregion verknüpft sind. Wahrscheinlich veranlassen stattdessen bestimmte Kindheitserfahrungen bestimmte Hirnareale, sich bestimmter Funktionen anzunehmen. Wird das Gehirngewebe entfernt, bevor diese Lernprozesse stattfinden, können sie an anderer Stelle stattfinden. Entfernt man das Gehirngewebe nach dem Lernen, werden die geistigen Fähigkeiten beeinträchtigt. In gewisser Weise ähnelt das Gehirn einer Fußballmannschaft. Eine Gruppe von Kindern – keines von ihnen mit besonderem Talent – meldet sich an. Der Trainer bereitet nun jeden Spieler auf eine bestimmte Rolle vor: Angriff, Verteidigung und so fort. Scheidet ein Spieler sehr früh in der Trainingsphase aus, entwickelt sich die Mannschaft ohne besondere Mängel in Angriff oder Verteidigung weiter. Doch fällt derselbe Spieler in einer viel späteren Phase aus, ist die besondere Funktion, für die er trainiert wurde, gestört. Im Laufe der Jahre wurde Hebb klar, dass die entscheidende Frage lautet, wie sich Erfahrung auf die Funktion eines Hirnareals auswirkt. Um diese Frage zu beantworten, musste er genau herausfinden, was beim Lernen im Gehirn statt-findet.

Im Zuge einer stürmischen Entwicklung der Forschung wur-den damals zahlreiche wichtige Merkmale des Gehirns entdeckt. Der spanische Neurophysiologe Santiago Ramon y Cajal hatte 1906 den Nobelpreis für den Nachweis erhalten, dass das Ge-hirn nicht aus einem einzigen Netz aller miteinander verbunde-nen Neuronen besteht, sondern aus getrennten Neuronen, die Informationen über Synapsen austauschen. In 1932 bekam Edgar Adrian einen Nobelpreis, weil er mit den ersten Einzelzellablei-tungen belegt hatte, dass die elektrische Aktivität von Neuronen, das sogenannte Aktionspotenzial, auf dem Alles-oder-nichts-Prinzip beruht und dass die Häufigkeit dieser Entladungen die Intensität eines Reizes repräsentieren. Weiter entwickelte er die Hypothese, dass die Synapsen unterschiedliche Wirksamkeit ent-falten könnten, soll heißen, dass die Aktivität in Neuron 1, das mit Neuron 2 durch eine Anzahl von Synapsen verbunden ist, dieses nachhaltig beeinflussen kann, wenn die Synapsen stark sind, dass aber bei schwachen Synapsen der Effekt gering bleibt. Außerdem glaubte er, dass die Synapsenzahl im Gehirn viel grö-ßer sei als die Anzahl der Neuronen und dass eigentlich jedes Neuron mit jedem anderen verknüpft sein müsse.

Adrians Entwurf der Gehirnphysiologie wurde zur Grund-lage für Hebbs Theorie. Parallel dazu war es den Behavioristen, namentlich dem russischen Physiologen Iwan Pawlow und dem amerikanischen Psychologen Burrhus Skinner, gelungen, die Psy-chologie in eine strenge Wissenschaft zu verwandeln, indem sie unsere Lernfähigkeit in zwei eingehend untersuchte Kompo-nenten zerlegten. Die erste war die klassische Konditionierung, das heißt, unsere Fähigkeit, zwei Reize miteinander zu assoziie-ren, und die zweite die operante Konditionierung: Wir lernen durch negative und positive Verstärkung, bestimmte Reize mit bestimmten Handlungen zu verknüpfen. Ein berühmtes Beispiel für klassische Konditionierung ist Pawlows Hund, der lernte, die Klingel, die vor seinen Mahlzeiten erklang, mit der Mahlzeit selbst zu verknüpfen. Ein Beispiel für operante Konditionierung: Sie lernen, Ihren Regenschirm über Ihrem Kopf zu öffnen (Verhalten), wenn es regnet (Reiz), weil Sie dadurch verhindern, dass der Regen Sie durchnässt und deprimiert (negative Verstärkung, das heißt, Wegnahme eines aversiven – unangenehmen – Reizes). Angesichts solcher Fortschritte auf dem Gebiet der Physiologie und Psychologie war die Zeit reif für eine Überbrückung der Lücke zwischen dem wachsenden Wissen über die Gehirnarchitektur und den von den Behavioristen beschriebenen Lerngesetzen.

Nach reiflichem Nachdenken kam Hebb auf einen verblüffend einfachen und doch überzeugenden Einfall, den er 1949 in seinem Buch *The Organization of Behavior* darlegte.[71] Seine Hypothese: Man müsse sich diese Gehirnfunktion auf zwei kausal miteinander verbundenen Ebenen vorstellen: einem vorübergehenden Aktivitätsmuster und einer dauerhaften Gedächtnisspur. Ein Vergleich mit den Trampelpfaden von Schafen kann zur Klärung dieser Unterscheidung beitragen. Stellen sie sich vier üppige Bergwiesen – A, B, C und D – vor. Eine Schafherde wandert von A nach B nach C und zurück zu A, meidet aber aus irgendeinem, für uns unwichtigen Grund D. Ihre Wanderbewegung (oben links in Abbildung 8.1) hat die Vegetation auf ihrem Weg etwas niedergedrückt, sodass der Ansatz eines Pfads entstanden ist (oben rechts in Abbildung 8.1). Interessant daran ist, dass ihre Wanderbewegung nicht nur der Grund für den Pfad ist, sondern dass der Pfad nun auch der Grund für ihre künftige Wanderbewegung ist. Das nächste Mal, wenn sich die Herde in Bewegung setzt, wird sie wahrscheinlich diesem Weg folgen, weil sich auf ihm leichter gehen lässt. Das wiederum bewirkt, dass der Pfad noch leichter zu sehen ist, weshalb ihm die Schafe in Zukunft mit noch höherer Wahrscheinlichkeit folgen werden. So können wir das Muster ihrer Wanderbewegung auf zwei Ebenen beschreiben: einer vorläufigen Darstellung ihres Bewegungsmusters in dieser Woche (linke Abbildung) und einer dauerhafteren, strukturellen Beschreibung der Pfade, die in dieser Bergregion sichtbar sind (rechte Abbildung), wobei beide in einer wechselseitigen Kausalbeziehung stehen.

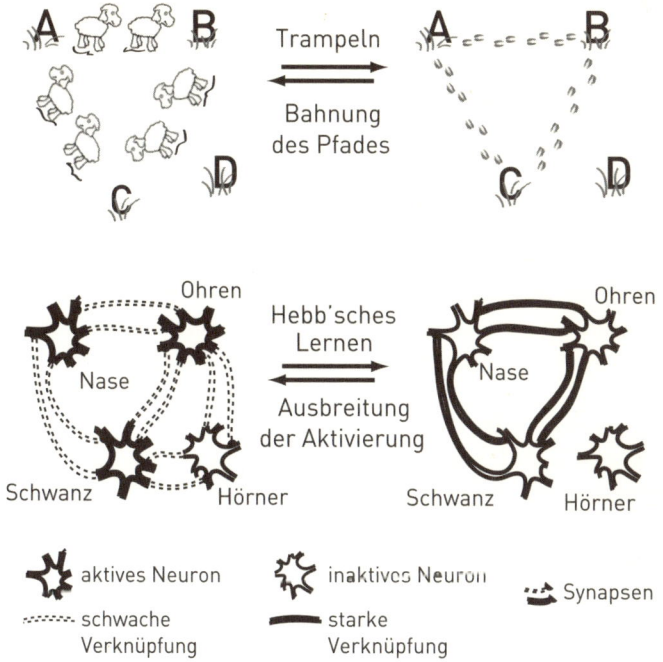

aktives Neuron   inaktives Neuron   Synapsen

schwache   starke
Verknüpfung   Verknüpfung

Abbildung 8.1

Wenn Schafe einem Weg von A–>B–>C–>A folgen, ohne D einzuschließen (oben links), erzeugen sie eine dauerhafte Spur niedergetrampelter Vegetation (oben rechts), die sie in Zukunft veranlassen wird, demselben Weg zu folgen. Entsprechend verhält es sich, wenn wir einen Hund sehen: Unsere Ohren-, Nasen- und Schwanz-Neuronen sind aktiv (durch die fette Umrandung symbolisiert), unsere Horn-Neuronen jedoch nicht (unten links). Das verstärkt die Verknüpfungen zwischen den aktiven Neuronen, nicht aber mit den Horn-Neuronen (unten rechts), und das wird in Zukunft die Bildung eines ähnlichen Aktivitätsmusters bahnen.

Hebb meinte, die Situation im Gehirn sei ähnlich. Wenn wir zum allerersten Mal einen Hund sehen, werden zahlreiche visuelle Neuronen, die verschiedene Merkmale des Hundes repräsentieren – Ohren, Nase, Schwanz und so fort –, gleichzeitig aktiv. Andere Neuronen, die beim Hund nicht vorhandene Merkmale repräsentieren, bleiben inaktiv (links unten in Abbildung 8.1), und schon haben wir eine vorläufige Regel für das, was einen Hund ausmacht. Hebb nimmt an, dass alle diese Neuronen bei der Geburt relativ zufällig miteinander verbunden sind, dann aber seiner Regel folgen: »Neuronen, die zusammen feuern, vernetzen sich.«[VI] Da beim Anblick eines Hundes die Neuronen, die auf Ohren, Nase und Schwanz reagieren (Abbildung 8.1 unten links), zusammen feuern, nicht aber diejenigen, die etwa auf Räder reagieren, vernetzen sich die Ohren-, Nasen- und Schwanz-Neuronen, das heißt, die ehemals schwachen Verknüpfungen zwischen diesen Neuronen verstärken sich. Hingegen werden die Rad-Neuronen kein Bestandteil dieses verstärkten Verschaltungsmusters (Abbildung 8.1 unten rechts).

Wenn wir einen Hund viele Male gesehen haben, werden die synaptischen Verknüpfungen, die die verschiedenen Aspekte des Hundes repräsentieren, so stark, dass sie sich im Gehirn als dauerhafte Erinnerungsspur eines Hundes niederschlagen. Wenn wir eine Nase mit spitzen Ohren hinter einer Mauer vorschauen sehen, denken wir, dass sich der Rest des Hundes hinter der Mauer verbirgt, weil die Aktivität in den Nasen- und Ohr-Neuronen jetzt auf die verstärkten Verbindungen übergreift und die Schwanz-Neuronen aktiviert, wodurch unser Vorstellungsbild vom Hund vervollständigt wird.

Die Hebb'sche Regel »Neuronen, die zusammen feuern, vernetzen sich« ist ein echter Triumph der Neurowissenschaft, weil sie komplexe psychologische Phänomene wie klassische Konditionierung und Mustervervollständigung aus einer mechanistisch-lokalen Perspektive erklärt. Die Neuronen, die die Nase und den Schwanz repräsentieren, werden miteinander verknüpft, ohne dass weitere Kenntnisse von Hunden erforderlich sind. Die einfache Tatsache, dass diese beiden Neuronen wiederholt zusammen feuern, erklärt die Entstehung einer Assoziation zwischen Nase und Schwanz. Hebbs Regel lieferte die erste physiologisch begründete Theorie, die die von den Behavioristen beschriebenen Phänomene der klassischen Konditionierung überzeugend erklären konnte.

Heute, sechzig Jahre nach Erscheinen von Hebbs Buch, gibt es eine Fülle von Forschungsergebnissen, welche die Richtigkeit von Hebbs Grundthesen bestätigen. Überall im Nervensystem wurde beobachtet, dass Neuronen ihre synaptischen Verbindungen verstärken, wenn das präsynaptische Neuron (das Neuron, welches das Signal durch die Synapse schickt) gleichzeitig oder kurz vor dem postsynaptischen Neuron feuert, das von anderen Neuronen aktiviert wurde.[72] Der Molekularbiologe Gunther Stent von der University of California in Berkeley hat Hebbs ursprüngliche Lernregel noch erweitert: Danach vernetzen sich Neuronen nicht nur, wenn ihr Feuern positiv korreliert ist (das heißt, wenn sie häufig zusammen feuern), sondern reduzieren ihre Verbindungen auch, wenn ihr Feuern negativ korreliert ist (das heißt, wenn Neuron B bei Aktivität von Neuron A wahrscheinlich nicht feuert und umgekehrt).[73] In unserem Hunde-Beispiel ist danach die Wahrscheinlichkeit, dass Rad-Neuronen feuern, größer, wenn weder eine Nase noch ein Schwanz zu sehen ist. So entsteht eine negative Korrelation, die zur Verringerung der Synapsen zwischen Rad-Neuronen einerseits und Nasen- beziehungsweise Schwanz-Neuronen andererseits führen müsste.

Hebb hat gezeigt, wie elegant sich die komplexe Verhaltensorganisation durch einfache Gesetze erklären lässt, die die Interaktion zwischen den Neuronen unseres Gehirns regeln.

Wie Assoziationen im Gehirn Spiegelneuronen erzeugen

Die Eigenschaften des Spiegelsystems für Handlungen sind in vorausgehenden Kapiteln erörtert worden. Beim Makaken sind daran mindestens drei miteinander verknüpfte Kortexregionen beteiligt: der visuelle Temporallappen, der posteriore Parietallappen und der prämotorische Kortex (vgl. Abb. S. 285).[74] Neuronen im visuellen Kortex, der Sehrinde, reagieren auf den Anblick der Körperbewegungen anderer Individuen; Neuronen im posterioren Parietallappen reagieren, wenn der Affe eine bestimmte

Handlung vollführt, aber auch, wenn er ein anderes Individuum die gleiche Tätigkeit verrichten sieht; und Neuronen im prämotorischen Kortex lösen die Ausführung zielgerichteter Handlungen aus, wobei 10 bis 20 Prozent dieser Neuronen auch feuern, wenn der Affe entsprechende Handlungen beobachtet oder hört.[38] Die Sehrinde ist nicht direkt mit dem prämotorischen Kortex verbunden, aber wechselseitig mit dem Parietallappen verknüpft, der seinerseits wechselseitig mit dem prämotorischen Kortex in Verbindung steht.

Das Geheimnis des Spiegelsystems reduziert sich damit auf die Frage, wie die Verbindungen zwischen Neuronen, die selektiv für gleiche Handlungen zuständig sind, verstärkt werden und wie die Querverbindungen zwischen Neuronen mit verschiedener Selektivität beseitigt werden.

Verknüpfung der eigenen Handlungen mit denen anderer

Im Licht des Hebb'schen Lernens ist das möglicherweise gar kein so großes Rätsel.[74, 75] Wenn ein Organismus das eigene Handeln beobachtet, entsteht eine seltsame Situation im Gehirn. Die Aktivität der prämotorischen Neuronen, die die Handlung verursacht, verläuft synchron zur Aktivität der Neuronen in den sensorischen Regionen, die auf das Geräusch oder den Anblick der Handlung reagiert, weil der Organismus den eigenen Körper sehen und das Geräusch seiner Handlungen hören kann. Für unser Diagramm des Spiegelsystems folgt daraus, dass Neuronen in der Sehrinde gleichzeitig mit Neuronen im parietalen und im prämotorischen Kortex feuern, die diese Tätigkeiten repräsentieren.

Abbildung 8.2 zeigt, wie Hebb'sches Lernen zu der selektiven Verdrahtung führen kann, die für das Funktionieren des Spiegelsystems erforderlich ist. Stellen wir uns vier Neuronen im prämotorischen Kortex eines Babys vor. Zwei werden als A bezeichnet, weil sie während der Ausführung von Handlung A aktiv sind, und zwei als B, weil sie während der Ausführung von

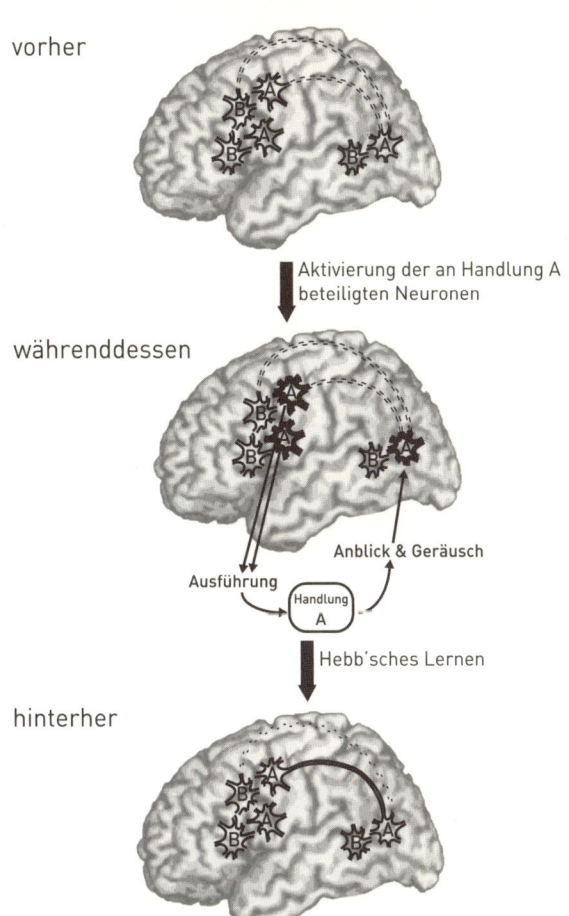

vorher

Aktivierung der an Handlung A
beteiligten Neuronen

währenddessen

Anblick & Geräusch

Ausführung

Handlung
A

Hebb'sches Lernen

hinterher

Abbildung 8.2

Bevor wir jemals Handlung A ausgeführt haben, sind die Verbindungen zwischen
den sensorischen A-Neuronen im Temporallappen und den motorischen A- und
B-Neuronen im prämotorischen Kortex gleich schwach. Während der Ausführung
von A beobachten wir unsere eigenen Handlungen, daher sind die sensorischen
A-Neuronen (fette Umrandung) zur gleichen Zeit aktiv wie die prämotorischen
A-Neuronen. Da nun das, was »gleichzeitig feuert, sich vernetzt«, ist hinterher die
Verbindung zwischen A- und A-Neuronen stärker als die Verknüpfung zwischen
A- und B-Neuronen.

Aktion B feuern. Wenn die A-Neuronen aktiv werden, führt das Baby Handlung A aus. Das Geräusch und der Anblick der Handlung A erregt nun Neuronen im Temporallappen, die zufälligerweise stärker auf Handlung A als auf Handlung B reagieren und die in dieser Darstellung deshalb von dem Buchstaben A repräsentiert werden. Beim Neugeborenen könnten wir annehmen, dass die visuellen, parietalen und prämotorischen Kortizes schwach, aber zufällig miteinander verknüpft sind. Die Aktivität des temporalen Neurons A wird also an eine Teilmenge von sowohl A- als auch B-Neuronen im prämotorischen Kortex geschickt.[VII] Dieser synaptische Input trifft allerding bei den prämotorischen A- und B-Neuronen höchst unterschiedliche Situationen an. Die A-Neuronen sind zu diesem Zeitpunkt aktiv, daher wird die Synapse verstärkt, wie es die Hebb'sche Lernregel verlangt (was zusammen feuert, vernetzt sich). Die B-Neuronen dagegen sind zu diesem Zeitpunkt nicht aktiv, weil das Baby, das Handlung A ausführt, nicht gleichzeitig B ausführen kann, woraufhin diese Synapse geschwächt wird. Nach wiederholter Selbstbeobachtung während der Ausführung von A sind die Synapsen vom visuellen A-Neuron zum prämotorischen A-Neuron so stark, dass das Sehen oder Hören der Handlung ausreicht, um eines der beiden A-Neuronen im prämotorischen Kortex zu aktivieren. Dieses Neuron wird ein Spiegelneuron, während das A-Neuron, das keinen Input vom Temporallappen erhält, ein reines Motoneuron ohne Spiegeleigenschaften bleibt.

Hebb'sches Lernen könnte also erklären, wie wir den Anblick unserer eigenen Handlungen mit der Ausführung dieser Handlungen assoziieren. Doch wie hilft uns das, die Handlungen anderer zu verstehen, die wir doch in der Regel aus einer ganz anderen Perspektive sehen als unsere eigenen Handlungen? Die Antwort lautet »Blickwinkelinvarianz« *(viewpoint invariance)*, das heißt, viele Neuronen in höheren Arealen der Sehrinde, die parietale und prämotorische Regionen mit Input versorgen, reagieren gleich, wenn Objekte oder Menschen aus verschiedenen Perspektiven gesehen werden.[76] So reagieren diese Neuronen auch auf unsere eigenen Handlungen genauso wie auf die anderer und bewirken, dass die Assoziation, die wir während der Selbstbeobachtung gelernt haben, auf die Handlungen anderer Personen verallgemeinert wird. Bei Geräuschen ist diese Verallgemeinerung noch einfacher, weil das Geräusch, das Sie beim Zerreißen eines Papierbogens verursachen, dem Geräusch, das ich dabei erzeuge, außerordentlich ähnlich ist.

Die Entstehung von Spiegelneuronen für Handtätigkeiten lässt sich daher einfach als Ergebnis Hebb'scher Assoziationen während der Selbstbeobachtung verstehen. Um Hebb'sche Assoziationen auszubilden, müssten Kinder schon im frühesten Alter ihre eigenen Handlungen sorgfältig beobachten. Ist das der Fall? Die Antwort lautet: Ja. Kinder sind schon in den ersten Lebensmonaten von ihren eigenen Handlungen fasziniert und verbringen den größten Teil ihrer wachen Zeit damit, alle möglichen Bewegungen mit ihren Händen auszuführen und sie sorgfältig zu beobachten.[77] Falls Sie sich jemals gefragt haben, warum Babys das tun – die Antwort lautet vermutlich, dass sie eine perfekte Situation für Hebb'sches Lernen schaffen.

Der Vorteil dieser These liegt, entsprechend Hebbs ursprünglicher Zielsetzung, in der Annahme, dass an Spiegelneuronen nicht unbedingt etwas Rätselhaftes sein muss. Lediglich zwei Voraussetzungen sind erforderlich: dass es im Gehirn schwache Verbindungen zwischen sensorischen und prämotorischen Arealen gibt und dass das Kind seine eigenen Handlungen beobachtet. Im Prinzip hätte die Evolution zwei Möglichkeiten gehabt, uns mit einem Spiegelsystem zu versorgen. Der genetische Code, den Kinder von ihren Eltern erben, könnte im Zuge der Evolution alle Informationen erworben haben, die erforderlich sind, um Neuronen im Temporallappen mit entsprechenden Neuronen in prämotorischen Arealen zu verschalten. Dann würden wir mit einem perfekt funktionierenden Spiegelsystem geboren werden. Wenn wir bedenken, wie viele Handlungen Menschen wahrnehmen und ausführen können, kommen wir auf eine ungeheure Zahl detaillierter Anweisungen, die im Genom gespeichert sein müssten. Alternativ könnte das Genom im Laufe der Stammesgeschichte Erbinformationen erwerben, die für eine weitgehend zufällige Vernetzung der sonsorischen und prämotorischen Areale sorgen und sie mit Synapsen ausstatten, die zu Hebb'schem Lernen fähig sind, während das Kind einen »Instinkt« erhält, der es veranlasst, Handlungen auszuführen und sie zu beobachten. Die Faszination, die die eigenen Bewegungen auf das Kind ausüben, scheinen zu bezeugen, dass die Evolution sich für die zweite Möglichkeit entschieden hat. Infolgedessen entwickelt das Kind nicht nur ein Spiegelsystem, sondern verknüpft auch den Anblick der eigenen Handlungen in einer Weise mit dem prämotorischen Kortex, dass es überprüfen kann, ob sie so aussehen, wie sie sollen.[VIII] Nach dieser Auffassung könnte diese motorische Kontrollfunktion der Hauptgrund für die evolutionäre Selektion von Gehirnen mit Spiegelneuronen gewesen sein. Doch sobald das Gehirn Spiegelneuronen besaß, konnte es sie auch dazu verwenden, andere Menschen zu verstehen.

Den Unterschied zwischen dem Selbst und anderem lernen

Dank gemeinsamer Schaltkreise können wir die Handlungen anderer zu unseren eigenen Handlungen in Beziehung setzen. Doch wenn ich Ihnen ein Glas Wein gebe und Sie es nehmen, muss ich verstehen, welche Handlung die meine und welche die Ihre ist. Wie unterscheidet das Gehirn eine von mir verursachte Bewegung von einer, die Sie verursachen?

Wie erwähnt, sind die Verbindungen zwischen visuellem und prämotorischem Kortex wechselseitig. Zwar kann der Informationsfluss von visuellen zu prämotorischen Neuronen die Spiegelneuronen mit visuellem Input versorgen, doch der gegenläufige Informationsfluss dient möglicherweise dazu, die Folgen meiner eigenen Handlungen von denen zu unterscheiden, die durch äußere Ereignisse verursacht wurden.

Neuronen im prämotorischen Kortex, die auf die Ausführung von Handlung A reagieren, scheinen hemmende Verbindungen mit einigen der auf die gleiche Handlung reagierenden Neuronen in der Sehrinde zu bilden. Da das Hebb'sche Lernen in beide Richtungen (prämotorisch → visuell und visuell → prämotorisch) Fortschritte mit vergleichbarem Tempo erzielen dürfte, sorgt diese Parallelentwicklung für eine ideale Aufmerksamkeitssteuerung. In der Anfangsphase, wenn das Spiegelsystem intensive Selbstbeobachtung braucht, um die richtigen Verbindungen auszusuchen, ist die Rückwärtshemmung noch nicht eingerichtet, dadurch steht das eigene Verhalten im Vordergrund und beansprucht die ganze Aufmerksamkeit. Mit wachsender Übung verbessert sich die Abstimmung des Spiegelsystems, die Hemmung wird wirksamer, sodass die Selbstbeobachtung die Aufmerksamkeit immer weniger gefangen nimmt. Sobald die Entwicklung des Spiegelsystems abgeschlossen ist, hat die Hemmung ihren höchsten Stand erreicht, woraufhin das Kind seine Aufmerksamkeit von den eigenen Handlungen abwendet. Was allerdings von diesen abhängt: Das Erlernen neuer Handlungen ist natürlich von großem Interesse, sodass die Aufmerksamkeit des Kindes von diesen ganz besonders auf Hebb'sches Lernen angewiesenen Handlungen stark gefesselt wird.

Beim Erwachsenen hat die Unterdrückung der eigenen Handlungen noch zwei zusätzliche Konsequenzen. Erstens erklärt sie, wie wir unsere eigenen Handlungen von denen anderer unterscheiden. Die Handlungen anderer sind die nicht unterdrückten Folgen äußerer Ereignisse, während unsere Handlungen diejenigen sind, die die Rückwärtsverbindungen vom prämotorischen Kortex unterdrückt haben. Zweitens machen sie uns auf Fehler in unserem motorischen System aufmerksam. Stellen wir uns vor, vor uns steht ein Kunststoffbecher, und wir glauben, er sei voll Wasser, daher planen wir, ihn mit einem gewissen Kraftaufwand anzuheben, und erwarten, dass sich die Aufwärtsbewegung allmählich vollzieht. Unsere neuronalen Verbindungen unterdrücken den Anblick unserer eigenen Bewegung, indem sie die Repräsentationen langsamer Aufwärtsbewegungen hemmen. Wenn sich der Becher nun aber als leer herausstellt, lässt er sich sehr leicht heben. Infolgedessen sehen wir, wie der Becher sich rasch nach oben bewegt, eine Bewegung, die sich von der unterdrückten unterscheidet und daher einen überraschenden

Input erzeugt – ein rotes Alarmlicht, das uns zu einer langsameren Bewegung auffordert.[IX]

Man kann nur spiegeln, was man tun kann

Wenn sich das Spiegelsystem wirklich durch Hebb'sches Lernen entwickelt, wäre zu erwarten, dass sehr kleine Kinder kein Spiegelsystem für eine bestimmte Handlung haben, bevor sie in der Lage sind, die Handlung selbst auszuführen. Beispielsweise beginnt sich das Greifen erst im Alter von etwa sechs Monaten zu entwickeln. Ein Säugling von drei Monaten dürfte also noch kein Spiegelsystem für das Greifen besitzen und nicht wirklich verstehen, was andere Menschen tun, wenn sie greifen. Doch wie lässt sich herausfinden, ob ein sechs Monate altes Kind eine Handlung versteht, wenn es uns das noch nicht sagen kann?

An der University of Washington in Seattle untersuchten die Entwicklungspsychologinnen Jessica Sommerville, Amanda Woodward und Amy Needham diese Frage mit einer einfachen, aber einfallsreichen Methode.[80] Sie verglichen, wie gut Babys mit und ohne Greiferfahrung den Vorgang des Greifens verstehen – und das, ohne das Kind irgendetwas zu fragen. Nennen wir die beiden Durchschnittsbabys – eins von jeder Gruppe – Alison und Anne. Klein Alison ist dreieinhalb Monate alt, also zu jung, um allein ein Spielzeug greifen zu können. Ihr Gehirn vermag die erforderliche Bewegungsfolge noch nicht richtig zu koordinieren. Alison sitzt auf dem Schoß der Mutter vor einer Puppenbühne. Eine Versuchsleiterin auf der Bühne hat einen Kletthandschuh. Auf der Bühne befinden sich zwei Spielzeuge: links ein Teddy und rechts ein Ball. Hinter der Bühne schaut ein verborgener Beobachter durch ein kleines Loch, um festzustellen, wohin Alison blickt. Zunächst streckt die Versuchsleiterin die handschuhbewehrte Hand nach dem Ball aus, der an dem Handschuh haften bleibt. Die Versuchsleiterin verharrt so wie erstarrt, solange Alison sie beobachtet – jedoch höchstens zwei Minuten lang. Das erste Mal betrachtet Alison das Ereignis dreißig Sekunden lang.

Anschließend wiederholt die Versuchsleiterin diese Bewegung wieder und wieder, ohne sie im Geringsten zu verändern. Nach ungefähr zehn Wiederholungen scheint Alison das Interesse zu verlieren und folgt dem Geschehen nur noch zehn Sekunden lang. Diese Verringerung der Beobachtungszeit bezeichnen wir wissenschaftlich als Habituation und in der Alltagssprache als Langeweile. Anschließend vertauscht die Versuchsleiterin die beiden Spielzeuge. Wie zuvor streckt sie die Hand mal nach rechts aus – nur dass sich dort jetzt der Teddy befindet, ein neues Ziel – und mal nach links – ein neuer Weg zum altbekannten Objekt, dem Ball. Für Alison scheinen die beiden neuen Handlungen gleich interessant zu sein. Wieder betrachtet sie sie geschlagene dreißig Sekunden lang. Sie erkennt also, dass es sich um neue Reize handelt, die genauso viel Aufmerksamkeit verdienen wie die allererste Handlung, die sie gesehen hat. Der Umstand, dass sie das neue Ziel ebenso lange fixiert hat wie den neuen Weg der Hand, zeigt uns, dass es bei ihr – im Unterschied zum Spiegelsystem des Erwachsenen – noch keine speziellen Repräsentationen von Zielen gibt. Aber schließlich hat sie ja auch noch nie selbst nach einem Spielzeug gegriffen, daher erwarten wir auch nicht, dass sie Spiegelneuronen hat, die ihr ermöglichen, das Ziel zu verstehen, nach dem die Versuchsleiterin die Hand ausstreckt.

Einen Tag später ist Anne an der Reihe. Sie ist genauso alt wie Alison und hat ebenfalls noch nie eine Greifbewegung gemacht, doch bevor sie beobachtet, wie die Versuchsleiterin greift, erhält sie Gelegenheit, sich mit den Spielzeugen zu beschäftigen. Sie sitzt auf dem Schoß der Mutter, und vor ihr auf einem Tisch liegen ein Ball und ein Teddy – kleinere Versionen der Objekte, die sie später auf der Puppenbühne sehen wird. Anne berührt die Spielzeuge vorsichtig, kann sie aber noch nicht richtig ergreifen. Nach drei Minuten mit den Spielzeugen zieht die Versuchsleiterin einen Kletthandschuh über Annes rechte Hand. Wenn Anne den Teddy damit berührt, bleibt er haften, und sie kann den Bär bewegen, als hätte sie ihn ergriffen. Nach einigen Sekunden löst die Versuchsleiterin das Spielzeug von dem Handschuh und legt es wieder auf den Tisch. Anne streckt die Hand nach dem Ball aus, und wieder bleibt der Ball an dem Handschuh haften. Dieses kleine Spiel setzt sich vier Minuten fort. Jetzt, da Anne erlebt hat, was für ein Gefühl es ist, ein Objekt zu ergreifen, könnte – wenn unser Hebb'sches Konzept richtig ist – der Anblick einer Person, die die Hand nach einem Objekt ausstreckt, mit der Handlung des Nehmens verknüpft werden.

Anne wird vor die Puppenbühne gesetzt, und es folgen die gleichen Darbietungen, die auch Alison gesehen hat. Die Versuchsleiterin streckt die Hand zum ersten Mal nach dem Ball aus. Anders als Alison, die diese Handlung dreißig Sekunden lang beobachtet hat, schaut Anne dem Geschehen sechzig Sekunden lang zu. Die Erfahrung, das Objekt schon einmal genommen zu haben, scheint erheblich zum Interesse an der Handlung beizutragen. Doch nach zehn Mal schaut auch Anne, wie Alison, nur noch zehn Sekunden hin, was darauf schließen lässt, dass sie gleichfalls gelangweilt ist. Die beiden Spielzeuge werden vertauscht, sodass die Versuchsleiterin jetzt die Hand auf der anderen Seite nach dem Ball ausstreckt. Genau wie Alison beobachtet Anne die Bewegung jetzt wieder dreißig Sekunden lang, was zeigt, dass der neue Weg die Handlung etwas interessanter erscheinen lässt. Doch jetzt streckt die Versuchsleiterin die Hand nach dem Teddy aus – dem neuen Ziel. Und siehe da – Anne betrachtet den Reiz wieder sechzig Sekunden lang. Offenbar findet sie das neue Ziel weit interessanter als einen neuen Weg. Dass sie einige Minuten mit einem Handschuh gegriffen hat, verändert viel für ihr Gehirn, denn jetzt erkennt sie, dass Ziele einen besonderen Charakter besitzen. Nachdem sie den Anblick ihrer Hand bei der Berührung eines Gegenstands mit der Erfahrung, das Objekt zur Verfügung zu haben, verknüpft hat, nimmt sie die Handlungen anderer Personen verändert wahr – so wie unsere Hebb'sche Theorie es vorhersagt.[X]

Ohne Kletthandschuhe erleben Kinder erst mit sechs oder acht Monaten, was für ein Gefühl es ist, ein Objekt zu ergreifen.[81] Interessanterweise können Kinder, die nicht diesem Kletthandschuh-Training unterzogen werden, auch erst etwa in diesem Alter dem Reiz des neuen Ziels etwas abgewinnen. Offenbar müssen wir alle zunächst uns selbst beim Ergreifen eines Objekts sehen, um zu verstehen, dass die Handlung des Handausstreckens ein Ziel hat, und diese Einsicht übertragen wir dann unmittelbar auf unser Verständnis für die Handlungen anderer Menschen.[XI]

Lallen erzeugt ein Spiegelsystem für Sprache

Hebb'sches Lernen lässt sich auf mehr als nur Handtätigkeiten anwenden. Es könnte auch für die Entstehung gemeinsamer Schaltkreise während der Sprachentwicklung sowie für unser Verständnis von Sinneswahrnehmungen und Emotionen von Bedeutung sein. Außerdem gibt es ein Spiegelsystem für Handlungsgeräusche, insbesondere für die Geräusche von Mundbewegungen.[8, 9, 37–39, 50] Die könnten beim Erwerb des Sprechens eine besondere Rolle spielen, weil wir gehörte Sprachlaute in das motorische Programm zur Erzeugung ähnlicher Laute übersetzen. Bei Kleinkindern gibt es ein typisches Verhalten, die sogenannte Lallphase. In den ersten Lebensmonaten geben Babys spontan Gurgel- und Glucksslaute von sich, die Vokalen ähneln (»aaaah«, »ooooh«). Mit ungefähr vier Monaten beginnen sie, Konsonanten hinzuzufügen (»gaga« und »dada«). Vom sechsten bis zum zwölften Monat erproben die Kinder spielerisch verschiedene stimmliche Äußerungen, um herauszufinden, was für Laute sie erzeugen können. Lallen ist kein Kommunikationsversuch, trotzdem muss es irgendeinem Zweck dienen, sonst fände es nicht statt.

Aus Hebbscher Perspektive entspricht das Lallen der Selbstbeobachtung. Wenn ein Kind lallt, dürften die Neuronen im prämotorischen Kortex, die für die Hervorbringung stimmlicher Laute verantwortlich sind, gleichzeitig mit den Neuronen im sensorischen Kortex feuern, die auf das Geräusch – den Laut – der Handlung reagieren. Wie oben beschrieben, wird das die Neuronen, die für die Repräsentation bestimmter Stimmlaute im sensorischen Kortex zuständig sind, veranlassen, sich mit Neuronen

zu verschalten, die an der Hervorbringung dieser Laute im prämotorischen und parietalen Kortex beteiligt sind. Das Kind trainiert sein Gehirn also gezielt, um herauszufinden, welche motorischen Programme sich zur Erzeugung eines bestimmten Lautes
eignen. Wenn das Kind später hört, wie ein Erwachsener diesen
Laut hervorbringt, ist der Apparat vorhanden, der die entsprechenden motorischen Programme aktiviert und den Laut reproduziert. Außerdem besitzt das Kind jene Fähigkeit, die oben im
Rahmen der motorischen Theorie der Sprachwahrnehmung im
Sprachkapitel beschrieben wurde.

Bei Erwachsenen aktivieren nicht nur die Sprachlaute motorische Programme, sondern Neuronen im prämotorischen Kortex reagieren auch, wenn die Person sieht, wie jemand anders
spricht. Solche visuellen Reaktionen sind faszinierend, weil sich
Babys in der Regel nicht beim Lallen sehen. Wir haben es hier
also mit opakem Handeln zu tun, wie die Entwicklungspsychologen sagen. Wie soll Hebb'sches Lernen stattfinden, wenn sich
das Kind nicht beim Artikulieren der Laute sehen kann? Babys
schauen Erwachsenen gerne und oft ins Gesicht, besonders
wenn diese sprechen. Das Hören der Laute, welche die Eltern
beim Vokalisieren erzeugen, fällt zeitlich mit dem Anblick ihrer Mund-, Lippen- und Kehlkopfbewegungen zusammen, daher
könnte es in sensorischen Arealen, die sowohl auditiven als auch
visuellen Input aufnehmen, zu Hebb'scher Assoziation kommen.
Tatsächlich ist, wie oben erwähnt, schon bei Affen zu beobachten, dass Neuronen in der Region des Temporallappens, die ich
als »Sehrinde« bezeichnet habe, auditive und visuelle Reaktionen auf Vokalisationen kombinieren.[82] Daher ist es wahrscheinlich, dass das Kind beim Lallen auditive Repräsentationen mit
motorischen Repräsentationen von Sprachlauten verknüpft und
dass es, wenn es die Gesichter anderer beobachte, die visuelle Repräsentation bestimmter Mundbewegungen mit den dabei ent-
stehenden Lauten assoziiert. Durch diese doppelte Assoziation
aktiviert der Anblick einer sprechenden Person audio-visuelle
Repräsentationen im Temporallappen, die ihrerseits entsprechende motorische Programme auslösen.[XII] In diesem Fall ist

nicht ein Hebb'scher Lernprozess, sondern es sind zwei erforderlich, aber das Prinzip bleibt dasselbe.

Meine Empfindungen mit deinen verknüpfen

Gemeinsame Schaltkreise für Sinneswahrnehmungen sind ein weiteres Beispiel dafür, wie das neuronale Substrat der Empathie durch Hebb'sches Lernen angelegt werden kann. Jedes Mal, wenn wir sehen, wie ein Objekt sich unserem Körper nähert und ihn berührt, finden die taktile und die visuelle Wahrnehmung gleichzeitig statt, was die Neuronen, die den Anblick der Berührung repräsentieren, dazu veranlasst, ihre Verbindungen mit den Neuronen, die das Berührungserlebnis repräsentieren, zu verstärken. Solche Vernetzung könnte für den Experimentalbefund verantwortlich sein, nach dem der Anblick von Berührung somatosensorische Gehirnareale aktiviert,[83] selbst wenn die Berührung nicht den eigenen Körper des Versuchsteilnehmers betrifft. Teilnehmer, die stärkere Hebb'sche Assoziationen zwischen Berührungsanblick und Berührungserlebnis knüpfen, hätten demnach stärkere somatosensorische Aktivierungen, die möglicherweise zu Extremfällen führen könnten, wie wir oben bei Deanna gesehen haben: Sie wusste nicht, ob die Beobachtung real oder nur beobachtet war.[84]

Ein interessantes Phänomen – die sogenannte »Gummihand-Täuschung« – veranschaulicht, wie rasch sich neue visuell-taktile Assoziationen herstellen lassen.[85] Nehmen Sie ein Paar Handschuhe, ziehen Sie den rechten über Ihre rechte Hand, und legen Sie den linken neben Ihre rechte Hand auf den Tisch. Nun halten Sie die linke Hand unter den Tisch, genau unter den leeren Handschuh. Die meisten Menschen fühlen in dieser Situation deutlich, dass sich ihre linke Hand unter dem Tisch befindet, nicht in dem leeren Handschuh. Bitten Sie nun einen Freund um Hilfe. Lassen Sie ihn zunächst auf den leeren Handschuh und gleichzeitig auf Ihre linke Hand unter den Tisch klopfen und nach dreißig Sekunden innehalten. Haben Sie jetzt das seltsame

Empfinden, der Handschuh sei ein Teil Ihres Körpers? Wenn Ihr Freund nun aber zeitlich versetzt verfährt – Ihre Hand und den Handschuh zu verschiedenen Zeiten, nicht synchron, berührt –, stellt sich der Effekt nicht mehr ein, was die Grundvoraussetzung des Hebb'schen Lernens beweist: Gleichzeitigkeit führt zu Assoziationen oder Verknüpfungen.

Warum Eltern den Gesichtsausdruck ihres Babys nachahmen

Haben Sie sich jemals gefragt, warum Eltern so häufig den Gesichtsausdruck ihrer Babys nachahmen? Emotionale Gesichtsausdrücke sind nicht leicht mit der Hebb'schen Theorie der gemeinsamen Schaltkreise zu erklären, da wir unseren Gesichtsausdruck bei Gefühlserlebnissen im Allgemeinen nicht sehen.

Ende der siebziger Jahre zeigten Meltzhoff und Moore, dass Neugeborene die Zunge herausstrecken, wenn sie sehen, dass Erwachsene die ihre herausstrecken,[22, 86] was man ursprünglich als Beweis für eine angeborene Fähigkeit zur Gesichtsimitation wertete, woraus folgen würde, dass die Hebb'schen Überlegungen nicht auf Gesichtsausdrücke anzuwenden sind. Neuere Studien haben gezeigt, dass das Herausstrecken der Zunge offenbar die einzige Bewegung ist, die von Neugeborenen augenblicklich nachgeahmt wird.[87] Daher gilt die Nachahmung des Zungeherausstreckens heute als ein sehr spezieller Fall, der auf einem besonderen angeborenen Mechanismus beruht und nicht mit echter Gesichtsimitation zu verwechseln ist. Andere Formen der Gesichtsimitation hängen wahrscheinlich von anderen Mechanismen ab, die durchaus mit Hebb'schem Lernen zu tun haben könnten.

Es gibt drei Mechanismen, mittels deren die Emotionen des Säuglings auf Hebb'sche Weise mit dem Anblick besonderer Gesichtsausdrücke anderer Menschen verknüpft werden können.

Erstens, die Vielzahl von Spiegeln oder anderen spiegelnden Oberflächen, die es in unserer Umwelt gibt, verschaffen uns die

Möglichkeit, uns beim Grimassieren oder beim Ausdruck echter Emotionen zu beobachten. Solche Spiegel bieten ideale Voraussetzungen für Hebb'sches Lernen, weil wir ein absolut synchrones Feedback erhalten. Dabei kommt es zur Verknüpfung der den Anblick eines Gesichtsausdrucks repräsentierenden Neuronen sowohl mit den motorischen Programmen zur Erzeugung des Ausdrucks als auch den somatosensorischen Konsequenzen – was für eine Empfindung es ist, das Gesicht in dieser Weise zu bewegen. Zwar dürften spiegelnde Objekte eine Rolle für die Entwicklung von Kindern in modernen Gesellschaften spielen, doch es ist unwahrscheinlich, dass sie eine notwendige Bedingung für die Entwicklung gemeinsamer Schaltkreise der Gesichtsausdrücke sind. Menschen, die in Gesellschaften mit sehr begrenztem Zugang zu Spiegeln aufwachsen, sind in ihrer Fähigkeit, Gesichtsausdrücke zu erkennen, nicht eingeschränkt.[88]

Zweitens, die Neigung von Eltern, die Gesichtsausdrücke ihres Säuglings nachzuahmen, ermöglicht diesem, sich auf den imitierten Gesichtsausdruck zu konzentrieren. Obwohl dieses Verhalten die Eltern manchmal etwas lächerlich aussehen lässt, ist es für das Kind sehr wichtig, denn die Erwachsenen übernehmen dabei im Wesentlichen die Funktion eines Spiegels und bieten dem Kind die Möglichkeit, ein Spiegelsystem für Gesichtsausdrücke zu entwickeln. Während das Kind echte Gefühle wie Glück, Traurigkeit, Ekel oder Schmerz empfindet, ahmen die Eltern mit ihren Gesichtsausdrücken nicht nur den des Kindes nach, sondern empfinden den Zustand des Kindes auch empathisch mit, indem sie lächeln, wenn das Kind glücklich ist, und ein sorgenvolles Gesicht machen, wenn es weint. Auf diese Weise werden gemeinsame Schaltkreise für Gesichtsausdrücke im Rahmen eines intergenerationellen Vertrags von den Eltern auf das Kind übertragen. Das Kind entwickelt einen gemeinsamen Schaltkreis für Gesichtsausdrücke, weil die Eltern seine Gesichtsausdrücke nachahmen. Und wenn das Kind selbst Mutter oder Vater wird, gibt es diese Fähigkeit an das eigene Kind weiter.

Gleiches gilt für die Augenbewegungen. Augen sind ein sozialer Hinweisreiz von außerordentlicher Bedeutung. Wenn wir

Menschen in die Augen blicken, wissen wir, wohin sie ihre Aufmerksamkeit richten, und können so erraten, woran sie denken. Allerdings sehen wir nicht unsere eigenen Augenbewegungen, während wir sie ausführen. Darin liegt eine weitere Schwierigkeit des Hebb'schen Erklärungsmusters. Blickverfolgung ist die natürliche Neigung, dorthin zu sehen, wo unser Gegenüber hinschaut. Wenn Sie mit jemandem sprechen und er plötzlich nach rechts starrt, werden Sie sehr wahrscheinlich in dieselbe Richtung blicken, um herauszufinden, wohin er schaut. Sieht ein Säugling in eine bestimmte Richtung, folgen die Eltern seinem Blick. Wenn das Kind wieder seine Eltern anblickt, sieht es, dass seine Augenbewegung gleichzeitig mit einer Veränderung in der Augenstellung seiner Eltern stattfand. Derartige Bewegungsfolgen helfen dem Kind, Veränderungen der eigenen Aufmerksamkeitsausrichtung mit einer veränderten Stellung der farbigen Iris in der weißen Lederhaut seiner Eltern zu verbinden.

Es ließe sich einwenden, dass Eltern zwar den Gesichtsausdruck ihres Säuglings ziemlich häufig nachahmen, aber durchaus nicht immer, was zu falschen Hebb'schen Verknüpfungen führen könnte. Es gibt jedoch Gründe für die Annahme, dass es nicht zu dieser falschen Verknüpfung kommt. Reizen, die zeitlich parallel zu ihrem eigenen Verhalten auftreten, schenken Säuglinge größere Aufmerksamkeit,[89, XIII] das heißt, sie achten mehr auf die Fälle, in denen das Gesicht des Erwachsenen auf ihr eigenes reagiert. Dadurch verringert sich der Einfluss von Situationen, in denen es keine Kausalbeziehung zwischen dem Gesichtsausdruck des Kindes und dem des Erwachsenen gibt. Außerdem tritt während der Nachahmung der Anblick des übereinstimmenden Gesichtsausdrucks sehr viel häufiger auf als irgendein anderer einzelner Ausdruck, wodurch die entsprechenden synaptischen Verbindungen intensiv und selektiv verstärkt werden. Außerhalb solcher Nachahmungsphasen kommt es sicherlich ähnlich häufig zu vielen verschiedenen Gesichtsausdrücken, während das Kind ein bestimmtes Gefühl erlebt, daher gibt es keinen Grund zu der Annahme, dass ein bestimmter Gesichtsausdruck fälschlicherweise mit dem inneren Zustand des Kindes verknüpft wird. Hierbei kann es allerdings wichtige Ausnahmen geben. Ein zorniger Elternteil könnte beispielsweise gröber mit dem Kind umgehen, dann wird der zornige Gesichtsausdruck beim Kind möglicherweise nicht mit einer zornigen, sondern mit einer beklommenen Gefühlsregung verknüpft. Diese Ausnahmen scheinen unsere Hypothese zu bestätigen, denn unsere Reaktion auf zornige Gesichtsausdrücke ist häufig ambivalent: Wir empfinden eine Gefühlsmischung aus Zorn und Beklommenheit.

Der dritte Faktor, der das Hebb'sche Lernen bahnt, sind äußere Faktoren, die den Säugling und die Menschen in seiner Umgebung auf ähnliche Weise beeinflussen. Ein unangenehmer Geruch kann Menschen veranlassen, zur gleichen Zeit Ekel zu empfinden, und ein lautes Geräusch kann bewirken, dass Menschen im selben Augenblick überrascht oder erschreckt aussehen. Diese gemeinsame Erfahrung sorgt dafür, dass der Gesichtsausdruck der Menschen in der Umgebung des Säuglings dessen Gemütszustand spiegelt.

Verknüpfung somatosensorischer und motorischer Spiegelung

Hebb'sches Lernen kann in einer Vielzahl von Fällen erklären, warum ein Individuum seine eigenen Handlungen, Empfindungen und Emotionen mit denen anderer verbindet und auch verschiedene innere Aspekte seiner Handlungen und Emotionen miteinander verknüpft. Wenn wir eine Handlung vornehmen, aktivieren wir unsere prämotorischen Programme für die Ausführung der Handlung, sehen und hören wir unsere eigenen Handlung, spüren aber auch die somatosensorischen Folgen dieser Handlung. Beispielsweise werden unsere primär und sekundär somatosensorischen Kortexregionen beim Greifen aktiv, weil unsere Gelenke und Muskeln sich in unserem Körper bewegen und weil unsere Finger den Gegenstand zwischen sich spüren. Diese somatosensorischen Konsequenzen sind eng mit dem motorischen Befehl verbunden, die Handlung auszuführen, und mit dem Anblick und Geräusch der Handlung. Das legt den Gedanken nahe, dass wir, während wir die Handlungen anderer sehen oder hören, nicht nur unseren prämotorischen Kortex aktivieren, sondern auch unseren somatosensorischen Kortex, und dass wir das Gefühl mitempfinden, dass man bei Ausführung der Handlung aus motorischer und somatosensorischer Perspektive erlebt. In einer Reihe eleganter Experimente lieferte Valeria den Beweis für genau diese Hypothese: Jedes Mal, wenn wir ein Objekt ergreifen, aktivieren wir nicht nur unseren motorischen Kortex, der uns veranlasst, diese Handlung auszuführen, sondern auch die primär und sekundär somatosensorischen Regionen, denen wir es verdanken, dass wir unsere Arm- und Handbewegungen spüren, wenn wir nach dem Gegenstand greifen, und dass wir erleben, wie sich der Gegenstand anfühlt, wenn wir ihn berühren. Wenn wir sehen, wie jemand anders ein Objekt ergreift, aktivieren wir interessanterweise neben den motorischen Kortexbereichen auch unsere somatosensorischen Areale, so als würden wir den Gegenstand selbst ergreifen. Angesichts der Tatsache, dass der somatosensorische Kortex uns normalerweise ermöglicht, die Bewegungen unseres eigenen Körpers zu spüren und Berührung von Gegenständen auf unserer Haut wahrzunehmen, könnte diese stellvertretende somatosensorische Aktivität entscheidend dazu beitragen, dass wir fühlen, was andere fühlen, wenn sie bestimmte Handlungen ausführen.[9, 19, 70, 90]

Die Hebb'sche Verknüpfung sensomotorischer und motorischer Elemente könnte im Fall von Gesichtsausdrücken eine besondere Rolle spielen. Da wir zwei motorische Systeme zur Steuerung unserer Gesichtsausdrücke haben, ein kaltes und ein warmes, stellt sich die Frage, welches der beiden wir mobilisieren, wenn wir die Gesichtsausdrücke anderer beobachten. Aus hebbscher Sicht lautet die Antwort: Beide Systeme werden aktiv. Bei emotionalen Gesichtsausdrücken werden sich bestimmte somatosensorischen Neuronen, die repräsentieren, was für ein Gefühl es ist, hochgezogene Mundwinkel zu haben, mit Neuronen im warmen motorischen System verschalten, die mit spontanem Lächeln assoziiert sind. Doch wenn wir die Mundwinkel absichtlich hochziehen, werden sich auch prämotorische Neuronen mit diesen somatosensorischen Neuronen verbinden. Damit sind die willkürlichen und die emotionalen motorischen Programme über die somatosensorischen Programme miteinander verknüpft. Alle drei sind, wie oben beschrieben, durch den Anblick ähnlicher Gesichtsausdrücke und die Erfahrung ähnlicher zugrunde liegender Gefühle miteinander verbunden. Dieses Geflecht vielfältiger Assoziationen ist wahrscheinlich der Grund, warum wir intuitiv fühlen, was in den Menschen um uns her vor sich geht und warum wir wissen, was für ein Gesicht wir machen, auch ohne in den Spiegel zu schauen.

Das Spiegelsystem verändert sich im Laufe des Lebens

Die besondere Leistungsfähigkeit einer Hebb'schen Erklärung der gemeinsamen Schaltkreise liegt in der ihr eigenen Plastizität. Würden die gemeinsamen Schaltkreise ausschließlich auf angeborenen Mechanismen beruhen, wäre ihr Geltungsbereich eingeschränkt: Wir könnten nur die Aspekte des Lebens anderer Menschen mitempfinden, die während unserer stammesgeschichtlichen Entwicklung eine Rolle gespielt haben. Doch unsere moderne Welt befindet sich in raschem Wandel, daher muss unser Verständnis für das Verhalten anderer mit dieser Veränderungsrate Schritt halten. Wir haben bereits gesehen, dass Säuglinge lernen können, den Akt des Greifens zu verstehen, wenn sie ihn vier Minuten lang erlebt haben, doch es gibt auch im Erwachsenenleben viele Beispiele für solche Plastizität. Wenn wir einen Klingelton hören, wenn wir dann sehen, wie jemand sein Handy aufklappt, auf das Display blickt und glücklich aussieht, nehmen wir an, er habe eine erfreuliche Textnachricht erhalten. Es ist schwer vorstellbar, dass uns die Evolution darauf vorbereitet hat, uns empathisch in die Wirkung von Mobiltelefonen hineinzudenken.

Das Klavierspiel ist ein eingehend untersuchtes Beispiel für die Plastizität des Spiegelsystems.[91] Die Neurowissenschaftlerin

Amir Lahav und ihre Kollegen von der Harvard University warben für ein Experiment Teilnehmer ohne musikalische Vorbildung an, die noch nie Klavier gespielt hatten. Dann brachten sie ihnen bei, ein bestimmtes Klavierstück zu spielen. Die Teilnehmer brauchten am ersten Übungstag rund eine halbe Stunde, um das Stück korrekt zu spielen, und die Übungen wurden an fünf aufeinander folgenden Tagen fortgesetzt. Außerdem hörten sich die Versuchspersonen zwei weitere Klavierstücke an, die entweder aus denselben Tönen in veränderter Reihenfolge komponiert waren oder aus vollkommen neuen Tönen. Am fünften Tag wurden die Teilnehmer gescannt, während sie Passagen aus den drei Stücken lauschten. Zwar erregten alle drei Stücke auditive Hirnregionen, doch nur das erlernte Stück aktivierte durchgehend die prämotorischen »Spiegel«-Regionen. Diese glichen den Arealen, die auch bei der Ausführung und dem Geräusch von Handlungen aktiv sind.[9, 38]

Eindrucksvoll stellt dieses Experiment unter Beweis, dass fünf Übungstage, in denen Fingerbewegungen mit Klaviertönen verknüpft werden, Hebb'sche Assoziationen zwischen auditiven Hirnregionen, die den Klang von Klaviermusik repräsentieren, und prämotorischen Regionen, die die motorischen Programme für Sequenzen von Fingerbewegungen encodieren, schaffen. Diese extreme Flexibilität stattet unsere gemeinsamen Schaltkreise mit der Fähigkeit aus, sich rasch an die Erfordernisse unserer in ständigem Wandel begriffenen Umwelt anzupassen.

Warum Spiegelneuronen nicht überall im Gehirn sein können

Wenn Hebb'sches Lernen zwischen zwei Neuronen stattfinden soll, müssen sie wiederholt zusammen feuern und von Beginn an zumindest schwach verbunden sein. Diese beiden Bedingungen schränken die Hirnregionen ein, in denen Spiegelneuronen auftreten können. Wenn ich zwei Neuronen habe, von denen eines die Ausführung der Greifbewegung repräsentiert und das andere den Anblick des Greifens, unabhängig von der Perspektive, werden diese beiden Neurone fast immer zusammen feuern, während wir unsere eigenen Handlungen beobachten. Hebb'sches Lernen ist sehr einfach.

Wenn wir andererseits zwei verschiedene Neurone betrachten – ein Motoneuron im primär motorischen Kortex, das reagiert, wenn ein bestimmter Schultermuskel verwendet wird, und ein visuelles Neuron in der primären Sehrinde, das aktiviert wird, wenn eine senkrechte Linie an einer bestimmten Stelle des Auges erscheint –, so werden diese beiden Neurone zwar gelegentlich zusammen feuern, meistens aber nicht. Falls die Schulterbewegung den Arm veranlasst, diese bestimmte Stelle meines Gesichtsfeldes zu durchqueren, kommt es zu gemeinsamem Feuern, doch es gibt auch viele andere Bewegungen, die meinen Arm durch diese Stelle des Gesichtsfeldes führen können, und viele Schulterbewegungen, die den Arm nie an diese Stelle bringen. Der Mangel an einer engen Aktivitätspaarung zwischen diesen beiden Neuronen bedeutet, dass sie durch Hebb'sches Lernen niemals verlässlich verknüpft werden.

Im Gegensatz zu den nahe der Netzhaut gelegenen Stadien des Sehsystems, in denen der Anblick der Handlungen anderer je nach unserem Blickwinkel verschiedene Neurone aktiviert, repräsentieren Neurone in den höheren Arealen der Sehrinde, die komplexeren Input aus früheren Stadien empfangen, bestimmte Handlungen unabhängig von diesem Blickwinkel. Auch im motorischen System gibt es diesen Unterschied. Anders als im primär motorischen Kortex, wo das Greifen von ganz verschiedenen Neuronen erfasst wird, je nach der Richtung des Greifens und der Frage, ob die linke oder die rechte Hand beteiligt ist, sind im prämotorischen Kortex und hinteren Parietallappen gleiche Neuronenkomplexe an vielen verschiedenen Fällen des Greifens beteiligt. Infolgedessen ergibt sich unmittelbar aus dem Hebb'schen Lernen, dass sich Spiegelneuronen genau zwischen den Verbindungen der höheren visuellen Areale im Temporallappen, dem parietalen und dem prämotorischen Kortex, bilden.

Vorhersagen lernen

Beim Hebb'schen Szenario vernachlässigen wir einen wichtigen Aspekt: die Zeit. Wenn Ihr prämotorischer Kortex Ihrem Körper einen Befehl erteilt, dauert es einige Zeit, bis der Befehl Ihren Körper tatsächlich bewegt, und noch einmal Zeit, bis Ihr Auge und Ihre Sehrinde diese Bewegung verarbeitet haben. Diese Verzögerungen sind nicht riesig, aber messbar: Sie betragen rund 0,3 Sekunden. Die Folge dieser Verzögerung ist allerdings bedeutsam. Wenn Sie die Hand nach einem Glas ausstrecken, um es zu ergreifen, ist Ihr prämotorischer Kortex zu dem Zeitpunkt, wo ihm das Sehsystem Informationen über Ihr Handausstrecken übermittelt, bereits damit beschäftigt, das Glas zu ergreifen. Das, was zusammen mit dem motorischen Programm zum Greifen feuert und sich infolgedessen auch mit diesem vernetzt, ist demnach der Anblick des Handausstreckens. Natürlich dauert dieses Ausstrecken selbst länger als 0,2 Sekunden, deshalb überschneidet sich der Beginn des Beobachtens des Greifens zeitlich mit dem Ende des motorischen Befehls für das Greifen, doch die Verzögerungen im System sorgen dafür, dass die Beobachtung einer Handlung auch auf Hebb'sche Art mit dem motorischen Programm der normalerweise darauf folgenden Handlung verknüpft wird. Infolgedessen sind die Hebb'schen Verknüpfungen, die wir in unserem Spiegelsystem anlegen, nicht nur ein Abbild dessen, was in unser Auge eintritt, sondern auch eine Vorhersage dessen, was die Menschen um uns her wahrscheinlich als Nächstes tun werden. Und diese Vorhersagen sorgen dafür, dass wir trotz der Verzögerungen in unserem Gehirn unser Verhalten mit dem anderer synchronisieren können.

Ergänzen lernen

Das Vorhersagevermögen des Hebb'schen Lernens hat noch eine weitere Konsequenz. Wenn Sie mir einen 50-Euro-Schein geben, nehme ich das Angebot erfreut an und ergreife ihn (danke schön!). Im Allgemeinen folgt Nehmen zuverlässig auf Geben. Meine motorische Repräsentation des Greifens ist daher gleichzeitig mit meiner visuellen Repräsentation Ihres Gebens aktiv, was darauf schließen lässt, dass es im prämotorischen Kortex Neuronen gibt, die sowohl während der Ausführung des Greifens als auch während der Beobachtung des Gebens feuern. Das ist in der Tat der Fall.[24] Diese Neuronen sind keine Spiegelneuronen, weil sie verschiedene Handlungen untereinander assoziieren, aber sie können sehr wichtig für soziale Interaktionen sein und scheinen auf dem gleichen Hebb'schen Prinzip zu beruhen.

Hebb'sches Lernen erleichtert die Entstehung gemeinsamer Schaltkreise

Hebb revolutionierte die Psychologie, weil er bewies, dass sich geistige Funktionen mit Hilfe mechanistischer Prozesse im Gehirn erklären lassen. Spiegelneuronen und gemeinsame Schaltkreise nutzen diese Mechanismen für soziale Kognition.

Neuronen, die zusammen feuern, vernetzen sich – und vernetzen Menschen, könnte man hinzufügen. Das Gehirn muss visuelle, auditive, somatosensorische und prämotorische Areale miteinander verbinden, weil es anhand dessen, was es sieht, hört und fühlt, Handlungen planen muss. Daher ist Empathie die unausweichliche Folge Hebbscher Plastizität in diesen Verbindungen.

Bislang ist diese Hebb'sche Erklärung sozialer Kognition nur eine Theorie. Um ihre Gültigkeit zu prüfen, müssen wir die synaptischen Veränderungen im Gehirn messen, während die Menschen ihre Fähigkeit entwickeln, das Handeln und Fühlen anderer mitzuempfinden. Doch schon heute wissen wir, dass sich Empathie prinzipiell in einfachen biologischen Begriffen erklären lässt. Empathie, gemeinsame Schaltkreise und Spiegelneuronen mögen im Grunde genommen erlernte Assoziationen sein, wenn auch Assoziationen mit wahrhaft erstaunlichem Potenzial.

KAPITEL NEUN

Autismus und Missverständnisse

Wir alle nehmen unsere soziale Intuition als selbstverständlich hin. Wir gehen ins Kino und fühlen, was in den Protagonisten vor sich geht. Wir versetzen uns in die Menschen in unserer Umgebung, als wäre es die selbstverständlichste Fähigkeit der Welt. Doch bei einigen Menschen, beispielsweise denen, die unter Autismus leiden, ist diese Fähigkeit eingeschränkt. Sogar Leute ohne solche Störungen ziehen gelegentlich unzutreffende Schlussfolgerungen, wenn sie gemeinsame Schaltkreise verwenden. Angesichts solcher Irrtümer müssen wir uns fragen, welche Grenzen und Fallen gemeinsame Schaltkreise haben.

Der seltsame Fall – eine literarische Einführung in den Autismus

Mark Haddons Buch *Supergute Tage oder Die sonderbare Welt des Christopher Boone* gibt ausgezeichnete Einblicke in die sozialen Defizite des Autismus:

> »Ich heiße Christopher John Francis Boone. Ich kenne alle Länder der Welt und ihre Hauptstädte und sämtliche Primzahlen bis 7057.
> Vor acht Jahren, als ich Siobhan kennenlernte, zeigte sie mir dieses Bild,

und ich wusste, es bedeutete ›traurig‹; genauso fühlte ich mich, als ich den toten Hund fand.

Dann zeigte sie mir dieses Bild,

und ich wusste, es bedeutete »glücklich«; so fühle ich mich zum Beispiel, wenn ich etwas über die Apollo-Weltraum-Missionen lese oder wenn ich um 3 oder 4 Uhr morgens noch wach bin und die Straße auf und ab gehen und so tun kann, als sei ich der einzige Mensch auf der ganzen Welt.

Dann malte sie noch ein paar andere Bilder,

aber ich konnte nicht sagen was sie bedeuteten.

Ich ließ Siobhan viele solcher Gesichter malen und daneben genau hinschreiben, was sie bedeuten. Den Zettel steckte ich in die Tasche und zog ihn jedes Mal heraus, wenn ich nicht verstand, was jemand sagte. Aber es war sehr schwierig zu entscheiden, welche Abbildung der jeweiligen Miene am meisten entsprach, weil die Mimik der Menschen ja sehr rasch wechselt.

Als ich Siobhan davon erzählte, nahm sie einen Stift und noch einen Zettel und sagte, die Leute fühlten sich dann wahrscheinlich sehr

und dann lachte sie. Ich zerriss den ersten Zettel und warf ihn weg. Siobhan entschuldigte sich. Und wenn ich jetzt mal jemanden nicht verstehe, dann frage ich ihn, was er meint, oder ich gehe einfach weg.«*

* Mark Haddon, *Supergute Tage oder Die sonderbare Welt des Christopher Boone*, München, Karl Blessing Verlag, 2003, S. 9 f.

Die fiktive Figur Christopher Boone hat das Asperger-Syndrom. Er mag es nicht, berührt zu werden oder neue Menschen kennenzulernen. Er kann nicht unverbindlich plaudern, aber er ist ein Mathegenie mit einem sehr logisch arbeitenden Gehirn und liebt Rätsel mit eindeutigen Lösungen.

Eigentlicher Autismus und Asperger-Syndrom bilden den Kern einer Familie von Entwicklungsstörungen – der sogenannten »Autismus-Spektrum-Störungen« –, von denen jeder hundertfünfzigste Mensch betroffen ist.[XIV]

Obwohl seit Jahrzehnten nach der biologischen Ursache des Autismus geforscht wird, stützt sich die Diagnose dieser Störungen immer noch ausschließlich auf Verhaltenskriterien: Irgendwann in den ersten drei Lebensjahren weicht die Entwicklung dieser Kinder von der ihrer normal entwickelten Altersgenossen ab. Beide Krankheitsbilder zeichnen sich durch eingeschränktes Interesse und repetitives Verhalten aus; hinzu kommen – in unserem Zusammenhang von besonderem Interesse – Defizite der sozialen Interaktion. Außerdem findet beim eigentlichen Autismus der Spracherwerb verzögert statt. Das gemeinsame Auftreten dieser scheinbar verschiedenen Probleme bezeichnet man als Autismus-Syndrom oder -Triade.

Ferner leiden autistische Kinder häufig unter geistiger Retardierung. Siebzig Prozent haben einen Intelligenzquotienten (IQ) von weniger als 70 und damit ein »niedriges Funktionsniveau« *(low-functioning)*. Die verbleibenden 30 Prozent haben IQs, die von relativ normal bis sehr hoch reichen. Häufig brillieren sie in Disziplinen wie Mathematik, Physik und Ingenieurswissenschaft, die auf analytischem Denken beruhen. Diese 30 Prozent verwenden oft geistige Strategien, um viele Defizite ihrer Störungen zu kompensieren. Bei ihnen spricht man von »hohem Funktionsniveau« *(high-functioning)*. Autisten dieser Kategorie sind hochinteressant für die Erforschung sozialer Kognition, weil sich an ihnen zeigt, dass es sich beim Verständnis anderer Menschen um eine ganz andere Fertigkeit handelt als beim Verständnis der nicht-sozialen Welt.

Autisten haben eingeschränkte Interessen

Der erste Symptomkomplex, der bei Autismus auftritt, ist ein eingeschränktes, rigides und repetitives Verhalten. Patienten mit niedrigstem Funktionsniveau tun unter Umständen wenig mehr, als vor und zurück zu schaukeln und in die Hände zu klatschen. Bei höherem Niveau zeigen die Betroffenen eingeschränkte Interessen, etwa für Raumfahrt oder Mathematik – wie Christopher Boone. Andere sind von Kalendern und den Tagen des Jahres fasziniert. Mein Freund Marc Thioux, ein belgischer Psychologe, berichtete mir von Donny; er ist 21 Jahre alt, leidet an eigentlichem Autismus und hat einen IQ von rund 70. Wenn Sie Donny erzählen, dass Sie am 27. Juni 1973 geboren wurden, braucht er rund sieben Hundertstel Millisekunden, um Ihnen mitzuteilen, dass Sie an einem Mittwoch geboren wurden (ich habe zehn Minuten gebraucht, um mit Hilfe von Google zu der gleichen Schlussfolgerung zu gelangen), wobei er in 97 Prozent der Fälle recht hat.[92] Bei Menschen wie Donny – mit einer besonderen Fähigkeit, die ihr allgemeines geistiges Niveau überragt –, sprechen wir nach dem französischen Wort für »gelehrt« von einem *Savant*-Syndrom oder einer Inselbegabung.

Autisten vernachlässigen die soziale Welt

Das zweite Merkmal von Autisten ist das Fehlen einer Fähigkeit, die wir alle als selbstverständlich hinnehmen: der sozialen Intuition. Wir sind vom frühesten Säuglingsalter an von den Gesichtern anderer Menschen fasziniert. Für Autisten sind die Gesichter anderer oft relativ uninteressant. Häufig gelingt es ihnen nicht, dieses Gefühl der Verbundenheit zu entwickeln, das für die soziale Welt der meisten von uns so typisch ist.

Dass Autisten soziale Hinweisreize anders verwenden, zeigt eine elegante Studie von Ami Klin und seinen Kollegen am Yale Child Study Center.[93] Statt die soziale Kognition in einer sehr künstlichen, aseptischen Laborsituation zu untersuchen, entschlossen sie sich zur Verwendung eines komplexeren und naturalistischeren Reizes: Sie zeigten ihren Versuchsteilnehmern ein Sozialdrama – den klassischen Hollywoodfilm *Wer hat Angst vor Virginia Woolf?* Für die meisten Menschen liefern die Augen anderer Personen die wertvollsten sozialen Anhaltspunkte. Häufig erkennen wir einen Lügner an seinem ausweichenden Blick, und ein Mann bemerkt, dass eine Frau in ihn verliebt ist, weil sie ihm etwas länger als üblich in die Augen blickt. Klin ging von der Annahme aus, dass Autisten diese Vorliebe für Augen nicht teilen. Die Hypothese bestätigte sich: Normal entwickelte Kinder fixierten die Augen der Schauspieler während fast 70 Prozent der Zeit, wobei ihr Blick zwischen den Augen und Gesichtern der verschiedenen Schauspieler hin- und herwanderte. Die autistischen Teilnehmer verbrachten nur 20 Prozent der Zeit damit, die Augen zu betrachten, und blickten erheblich länger auf die Münder der Schauspieler und verschiedene Objekte der Kulisse.

Im Laufe der Jahre führt das fehlende Interesse des autistischen Kindes an Gesicht und Augen anderer dazu, dass sich weniger Gelegenheiten für Hebb'sches Lernen ergeben. Infolgedessen könnten sich die Verknüpfungen zwischen den eigenen Emotionen und Aufmerksamkeitszuständen einerseits und den Gesichtsausdrücken und Blickrichtungen der Kommunikationspartner andererseits nur verzögert entwickeln. Angesichts der enormen Wirkung, die schon eine Übung von fünf Stunden auf die Verknüpfung zwischen dem Klang der Musik und dem Klavierspiel ausübt[91], können wir nur ahnen, wie nachhaltig sich ein lebenslanger, prinzipieller Unterschied beim Kontakt mit angemessenen sozialen Signalen auswirkt.

Sind gemeinsame Schaltkreise bei Autismus beeinträchtigt?

Eine Zeit lang glaubte man, ein »kalter« Elternteil, die sogenannte »Kühlschrank-Mutter«, könnte bei Kindern Autismus hervorrufen. Heute wissen wir aus Zwillingsstudien, dass genetische Faktoren die Hauptursache für Autismus sind. Zwillingsstudien sind ein beliebtes Forschungsinstrument, weil eineiige Zwillinge die gleiche DNA haben, während bei zweieiigen Zwillingen wie bei normalen Geschwistern nur die halbe DNA gemeinsam ist. Wenn Autismus allein auf die Umwelt zurückzuführen wäre, müsste die Konkordanz – das heißt die Wahrscheinlichkeit, dass, wenn ein Zwilling Autismus hat, auch der andere darunter leidet – bei eineiigen und zweieiigen Zwillingen weitgehend gleich sein. Falls die Ursache genetisch wäre, sollten eineiige Zwillinge eine weit höhere Konkordanz haben. Im Fall des Autismus ist die Konkordanz bei eineiigen Zwillingen höher als 90 Prozent, bei zweieiigen Zwillingen dagegen niedriger als 10 Prozent. Dieser eklatante Unterschied lässt darauf schließen, dass es im Genom von Autisten eine Besonderheit gibt, die ihr Gehirn veranlasst, sich ungewöhnlich zu entwickeln, und sie daran hindert, die für uns anderen selbstverständliche soziale Intuition zu entwickeln.

Eine wachsende Zahl von Forschern, darunter auch mich, beschäftigt die Frage, ob eine Funktionsstörung der Spiegelneuronen und gemeinsamen Schaltkreise womöglich zur biologischen Ursache des Autismus beiträgt.[94-99] Zur Untersuchung dieser Möglichkeit gibt es zwei Ansätze. Erstens, wenn gemeinsame Schaltkreise beim Autismus beeinträchtigt wären, stünde zu erwarten, dass Betroffene in ihrer Fähigkeit, das Verhalten anderer – etwa deren zielgerichtete Tätigkeiten und Gesichtsausdrücke – nachzuahmen, ziemlich deutlich von der Norm abweichen würden. Zweitens wäre zu erwarten, dass sich in Experimenten, bei denen gemeinsame Schaltkreise durch fMRT oder andere bildgebende Verfahren gemessen würden, bei Teilnehmern mit Autismus im Vergleich zu nicht-autistischen Versuchspersonen eine verringerte Aktivität zeigte.

Autisten ahmen weniger nach

Nachahmung ist bei Kindern und Erwachsenen mit Autismus recht eingehend untersucht worden. Unter dem Strich ergeben alle diese Studien, dass Kinder mit Autismus weniger nachahmen. Wenn nicht-autistische Kinder sehen, dass ein Spielkamerad mit einem neuen Spielzeug auf bestimmte Weise umgeht – etwa indem er ein Spielzeug vorwärts- und rückwärtsschiebt und dabei das Motorgeräusch nachahmt –, neigen sie spontan zu einer Kopie des beobachteten Verhaltens. Bei Kindern mit Autismus ist die Wahrscheinlichkeit einer solchen Handlungsweise geringer.

Gleiches gilt für Gesichtsausdrücke. Die meisten von uns produzieren, wenn sie den Gesichtsausdruck eines anderen Menschen sehen, eine sogenannte kongruente Gesichtsmuskelreaktion: Sie runzeln die Stirn, wenn sie einen ärgerlichen Gesichtsausdruck sehen, und lächeln, wenn sie jemanden lächeln sehen. Inkongruente Reaktionen sind das Gegenteil. Bei nicht-autistischen Kindern treten kongruente Reaktionen in 70 Prozent der Fälle auf, bei autistischen Kindern sind es dagegen nur 35 Prozent.

Körperliche Handlungen und Gesichtsausdrücke anderer beeinflussen also Autisten in geringerem Maße als die meisten von uns. Bedenkt man, dass unser Verbundenheitsgefühl mit anderen Menschen wesentlich davon abhängt, wie intensiv diese unsere Handlungen und emotionalen Gesichtsausdrücke spiegeln, muss diese geringere Neigung das soziale Netzwerk von Autisten negativ beeinflussen.

Natürlich stellt sich die Frage, warum autistische Kinder weniger dazu neigen, körperliches Verhalten und Gesichtsausdrücke nachzuahmen. Zwei Antworten sind möglich: Entweder sind sie unfähig zur Nachahmung, oder sie verwenden ihre intakte Fähigkeit nicht so häufig. Alles in allem hat es den Anschein, als wäre ihre Nachahmungsfähigkeit relativ unbeeinträchtigt. Werden die Kinder beispielsweise ausdrücklich zur Nachahmung aufgefordert, zeigen sowohl die nicht-autistischen als auch die autistischen Kinder durchgehend kongruente Gesichtsausdrücke.[100]

Genauso verhält es sich bei körperlichen Handlungen, wie die britische Kognitionswissenschaftlerin Antonia Hamilton und ihre Kollegen nachwiesen. Unter Verwendung einer Aufgabe, die mein Kollege, der holländische Psychologe Harold Bekkering, entwickelte,[101, 99] setzten sie Kinder mit und ohne Autismus einzeln an einen Tisch, vor dem sich ein Versuchsleiter befand. Auf dem Tisch lagen vier scheibenförmige Zielobjekte. Das Kind wurde aufgefordert, genau das zu tun, was der Versuchsleiter tat. Zunächst berührte der Versuchsleiter eines der vor ihm liegenden Ziele. Wenn er das rechte Ziel mit der rechten Hand oder das linke Ziel mit der linken Hand berührte, griffen die autistischen wie die nicht-autistischen Kinder in der Mehrzahl der Fälle nach dem entsprechenden Ziel. Streckte der Versuchsleiter dann die rechte Hand nach dem linken Ziel oder die linke Hand nach dem rechten Ziel aus, berührten die autistischen und nicht-autistischen Kindern meistens das richtige Ziel, woraus folgt, dass sie das Handlungsziel des Erwachsenen richtig verstanden hatten; doch in ungefähr der Hälfte der Fälle bedienten sich beide Kindergruppen dazu der falschen Hand – überwiegend derjenigen, die dem Ziel näher war. Sie erreichten das Ziel der Handlung, nutzten dazu aber andere Mittel als der Versuchsleiter – Mittel, die im Sinne der Zielerreichung »vernünftiger« waren.

Dass Menschen mehr Wert darauf legen, das beobachtete Ziel zu erreichen, als die Methode der Zielerreichung nachzuahmen, konnten wir bereis an unseren ohne Arme geborenen Teilnehmern feststellen. Wenn diese die Handbewegungen anderer Menschen beobachten, aktivieren sie ihre Fußrepräsentation, was darauf schließen lässt, dass sie im Geist das Ziel der beobachteten Handlungen aktivieren, doch um es zu erreichen, das für sie geeignetste Mittel verwenden, auch wenn es nicht der beobachteten Handlung entspricht.[90] Wenn auch autistische Kinder dazu neigen, den Zielen vorrangige Bedeutung einzuräumen, analysiert ihr Gehirn die zielgerichteten Handlungen anderer offenbar in einer Weise, die sich nicht grundlegend von der nicht-autistischer Kinder unterscheidet.

Zwar bleibt die Fähigkeit unbeeinträchtigt, sinnvolle Handlungen nachzuahmen – etwa ein Zielobjekt zu ergreifen oder zu lächeln –, doch zeigen zahlreiche Experimente (zum Beispiel den Arm ohne erkennbare Zielsetzung so auszustrecken, dass die Handfläche mit aufgestelltem Daumen und kleinem Finger nach oben weist), dass autistische Kleinkinder leichte Defizite haben. Allerdings legen sie sich, wenn die Kinder älter werden.[97, 102]

Die Daten sagen uns also zweierlei: Autisten können Handlungen und Gesichtsausdrücke zwar nachahmen, aber weniger spontan, und die Schwierigkeiten werden mit zunehmendem Alter geringer.

Neuroimaging kann die Aktivität des Spiegelsystems bei Autismus quantifizieren

Mit verschiedenen Methoden (Elektroenzephalografie, Magnetoenzephalografie und fMRT) hat man untersucht, ob das Spiegelsystem für Handlungen bei autistischen Personen weniger ansprechbar ist. Es zeigte sich, dass Autisten ihr motorisches System seltener als andere nutzen, wenn sie beliebige repetitive Handlungen sehen (etwa das ständige Öffnen und Schließen einer Hand[95]). Hingegen verringert sich dieser Unterschied bei weniger repetitiven Handlungen – wenn beispielsweise ein bestimmter Finger in einem bestimmten Versuchsdurchgang gehoben wird.[96] Bei der Beobachtung einer zielgerichteten Handlung (der Manipulation eines Gegenstands) aktivieren sie ihr motorisches System ebenso häufig wie nicht-autistische Versuchspersonen.[103]

Mirella Dapretto und ihre Kollegen von der University of California in Los Angeles untersuchten, ob autistische Kinder geringere neuronale Aktivität in motorischen und emotionalen Hirnregionen erkennen ließen, während sie Gesichtsausdrücke beobachteten und nachahmten.[94] Dabei stellten die

Forscher fest, dass nichtaustische Kinder bei der Beobachtung von Gesichtsausdrücken neben den höheren visuellen Arealen auch ihre prämotorischen und insulären Regionen aktivieren – was unseren Befunden bei Erwachsenen entspricht.[49, 57, 59] Dagegen nahmen autistische Kinder diese Regionen weniger stark in Anspruch – ein Ergebnis, das zu der Beobachtung passt, dass autistische Kinder auch in geringerem Maße zu spontaner Gesichtsmimikry neigen. In Übereinstimmung mit dem Umstand, dass autistische Kinder zu willkürlicher Gesichtsimitation fähig sind, wenn man sie auffordert, im Scanner Gesichtsausdrücke nachzuahmen, aktivierten die an der Studie beteiligten autistischen Kinder ihren visuellen Kortex, den inferioren parietalen Kortex und den prämotorischen Kortex ganz ähnlich wie nicht-autistische Versuchspersonen. Das galt jedoch nicht für die Insel und den ventral-anterioren prämotorischen Kortex, die geringere Aktivität zeigten, woraus folgt, dass bei autistischen Kindern bestimmte Aspekte ihrer motorischen Simulation und emotionalen Reaktion weniger intensiv ausfallen als bei nicht-autistischen Kindern.

Jojanneke Bastiaansen, einer meiner Doktoranden, Kollegen aus meinem Institut und ich hatten ein ähnliches Experiment mit autistischen Erwachsenen durchgeführt. Unsere Teilnehmer sahen sich in Filmausschnitten verschiedene Gesichtsausdrücke an, darunter auch solche, die Ekel zeigten. Anschließend kamen sie in den Scanner, wo wir sie mit Hilfe unangenehmer Geschmackserlebnisse in einen bestimmten Gefühlszustand versetzten. Um die Gehirnregionen zu lokalisieren, die für die Hervorbringung der Gesichtsausdrücke verantwortlich sind, forderten wir sie auf, ihr Gesicht entsprechend zu verziehen. Im Gegensatz zu den Ergebnissen, die Dapretto und ihre Kollegen bei autistischen Kindern fanden, zeigte unsere Studie, dass autistische Erwachsene im Durchschnitt die für Emotionen zuständige Insel und ihre motorischen Regionen mindestens genauso intensiv aktivieren wie nicht-autistische Teilnehmer (einige ältere autistische Teilnehmer sogar stärker als Nicht-Autisten). Die medial-präfrontalen Regionen, die für bewusste Gedanken über andere Personen zuständig sind, waren bei ihnen im Schnitt sogar noch aktiver als bei den meisten von uns. Faszinierend war jedoch, dass bei den nicht-autistischen Versuchspersonen die Aktivität in den motorischen Regionen mit wachsendem Alter abnahm, bei den autistischen Teilnehmern jedoch das Gegenteil zu beobachten war. Die Aktivität im Spiegelsystem der autistischen Versuchspersonen war ungewöhnlich niedrig bei den jüngsten Teilnehmern, die wir untersuchten – rund 18 Jahre alt –, um sich dann bis zum 30. Lebensjahr zu normalisieren. Dieser Alterseffekt erklärt, warum Mirella Dapretto im Spiegelsystem der Kinder eine verminderte Aktivität feststellt. Dieses Defizit konnten wir bei Erwachsenen mittleren Alters nicht mehr beobachten. So entsteht der Eindruck, dass beim Autismus das Spiegelsystem nicht zerstört, sondern einfach verzögert wird. Folgerichtig zeigte sich bei unseren Versuchsteilnehmern, dass sich ihre sozialen Fähigkeiten in dem Maße verbesserten, wie sich die Funktion des Spiegelsystems normalisierte: Die älteren mit erhöhter Aktivität des Spiegelsystems hatten mehr Freunde und waren besser in der Lage, einer geregelten Arbeit nachzugehen. Das deckt sich mit den Ergebnissen anderer Forschungsgruppen, die zeigen, dass bei Autismus auch Nachahmungsprobleme mit dem Alter schwinden.[97, 102] Weitere Untersuchungen werden erforderlich sein, um genau festzulegen, wann bei Autisten eine verringerte Aktivität ihrer gemeinsamen Schaltkreise vorliegt und wie sich diese Unterschiede mit zunehmendem Alter verringern können.

An dieser altersbedingten Normalisierung der Spiegelaktivität und der sozialen Fähigkeiten finde ich vor allem interessant, dass das autistische Gehirn auf hohem Funktionsniveau offenbar über Mechanismen verfügt, die seinem Besitzer den Weg zu verbesserter sozialer Integration bahnen. Wenn wir uns genauer mit den Mechanismen beschäftigen, die zur Normalisierung der Spiegelaktivität beitragen, können wir vielleicht einen natürlichen Prozess bestimmen, durch dessen therapeutische Beschleunigung sich das Leben von Autisten verbessern ließe.

Autismus ist komplexer als ein zerbrochener Spiegel

Im Augenblick können wir nur über die Frage spekulieren, welche Besonderheiten im Gehirn von Autisten dafür verantwortlich sind, dass sie so wenig Interesse an ihrer sozialen Umwelt finden und dass ihnen der intuitive Zugang zu ihr so schwer fällt, allerdings lassen zahlreiche Forschungsdaten darauf schließen, dass das autistische Gehirn grundsätzlichere Schwierigkeiten hat, die über das Spiegelsystem hinausgehen.

Elegante genetische Studien haben gezeigt, dass es bei bestimmten Formen des Autismus Probleme mit zwei Proteinfamilien gibt, den Neurexinen und Neuroliginen. Diese Moleküle sind Zelladhäsionsproteine. Sie tragen dazu bei, dass zwei Neuronen an der Synapse zusammenhaften, durch die sie kommunizieren, und haben wesentlichen Anteil an den Veränderung, die beim Hebb'schen Lernen stattfinden, da sie regulieren, wie intensiv zwei Neuronen mittels einer gegebenen Synapse kommunizieren können.[104] Mit Hilfe von Methoden, die messen, wie eng der Kontakt zwischen verschiedenen Arealen im aktiven Gehirn ist, hat man herausgefunden, dass die Interkonnektivität im autistischen Gehirn geringer zu sein scheint als im nicht-autistischen Gehirn.[105] Schwächere Vernetzung im Gehirn hätte weitreichende Folgen für viele Aspekte der Gehirnfunktion, würde sich aber auch auf die Fähigkeit auswirken, die Handlungen, Gefühle und Sinneswahrnehmungen anderer Menschen, die in sensorischen Hirnrealen repräsentiert werden, in die eigenen Handlungen, Emotionen und Sinneswahrnehmungen zu integrieren.

Autisten verarbeiten soziale Reize nicht nur anders, sie achten auch weniger auf diese Reize. Sie blicken anderen Menschen seltener in die Augen[93] und ziehen, im Gegensatz zu den meisten von uns, künstliche Töne der menschlichen Sprache vor.[106] Interessanterweise spielt die Amygdala, eine im Temporallappen gelegene Hirnstruktur, eine Schlüsselrolle bei der Aufmerksamkeitsausrichtung von Nicht-Autisten auf soziale Reize[107], und diese Struktur scheint sich bei Autismus nicht normal zu entwickeln.

Wenn wir die Ergebnisse dieser Forschungsansätze zusammenfassen, spricht eine gewisse Wahrscheinlichkeit dafür, dass Autisten im Wesentlichen zwei Defizite haben. Ihr Gehirn richtet die Aufmerksamkeit weniger auf die soziale Welt aus, und es stellt weniger Verknüpfungen zwischen Prozessen her, die in verschiedenen Gehirnregionen stattfinden. Das Hebb'sche Lernen wird beeinträchtigt, folglich ist das Kind sozial weniger integriert und die Entwicklung seines Spiegelsystems verzögert. Dieser Prozess wird zusätzlich verschlimmert durch Eltern, die, von dem Mangel an Reaktionen enttäuscht, einen geringeren Antrieb zu Nachahmungsspielen mit dem Kind verspüren. Infolgedessen liefern sie *weniger* Lernanstöße, wo eigentlich *mehr* erforderlich wären. Ähnlich dürfte es sich bei der Sprachentwicklung verhalten.

Wir haben gesehen, das hemmende Hebb'sche Verbindungen von prämotorischen zu visuellen Arealen möglicherweise dafür sorgen, die eigenen Handlungen des Kindes unauffällig erscheinen zu lassen. Wenn also das Hebb'sche Lernen dieser Verbindungen verzögert stattfindet, könnten die eigenen Handlungen des Kindes abnorm auffällig bleiben. Das Händeklatschen und Schaukeln, das manchmal bei Autismus beobachtet wird, könnte darauf zurückzuführen sein, dass Autisten das Erleben ihrer eigenen Bewegungen aufregender finden, weil ihr Gehirn die sensorischen Konsequenzen dieser Tätigkeiten nicht ausblendet.

Würden Sie mich fragen, ob die sozialen Defizite des Autismus durch Probleme in gemeinsamen Schaltkreisen verursacht werden, müsste ich ehrlicherweise antworten, dass ich es noch nicht weiß. Die Daten lassen darauf schließen, dass Autismus eine Vielfalt von Primärursachen haben kann – etwa Probleme mit der Aufmerksamkeitsausrichtung und Konnektivität –, die das Gehirn ganz allgemein beeinträchtigen. Eine wichtige Wirkung dieser Ursachen könnte eine verzögerte Entwicklung der Hebb'schen Verknüpfungen sein, die notwendig für die normale Entwicklung von gemeinsamen Schaltkreisen sind. Möglicherweise erklärt diese verzögerte Entwicklung auch, dass die Nachahmungsfähigkeit verspätet erworben wird – was sich wiederum auf viele Aspekte der sozialen Kognition auswirken würde, die auf das intuitive Gefühl angewiesen sind, dass andere Menschen empfinden und handeln wie man selbst. Es ist denkbar, dass diese Verzögerung für einen Teil der sozialen Defizite des Autismus-Spektrums verantwortlich ist und auch den normalen Spracherwerb beeinträchtigt. Nach dieser Argumentation gäbe es bei Autisten sicherlich gemeinsame Schaltkreise, aber ihre Funktionen wären eingeschränkt. Beim Autismus ist der Spiegel mitempfundenen Handelns, Fühlens und Empfindens also nicht »zerbrochen«, sondern nur ein wenig beschlagen und verzögert. Therapien, die dem autistischen Gehirn helfen, stärkere gemeinsame Schaltkreise früher zu entwickeln, könnten der Entwicklung normaler sozialer Funktionen sehr zuträglich sein.

Hebb'sche Therapie könnte bei Autismus helfen

Anhaltspunkte für eingeschränkte Plastizität und Konnektivität, die zumindest bei einigen Autisten beobachtet wurden, lassen darauf schließen, dass der autistische Säugling mehr Gelegenheiten brauchte, seine eigenen Erfahrungen und Handlungen mit denen anderer zu paaren, um jenes Niveau Hebb'schen Lernens zu erreichen, das für die normale Entwicklung gemeinsamer Schaltkreise erforderlich ist. Es sind einige Therapieansätze denkbar, die autistische Kinder bei dem Erwerb gemeinsamer Schaltkreise unterstützen könnten.

Erstens sollte die Nachahmung verstärkt werden. Im Säuglings- und Kindesalter müsste man den Autisten eine soziale Umgebung bieten, die reich an Handlungskontingenzen ist, indem die Eltern beispielsweise dazu aufgefordert werden, die Handlungen ihres Kindes häufiger nachzuahmen. Außerdem kann auch das Kind zur Nachahmung angehalten werden, wodurch es sich möglicherweise motiviert fühlt, den Handlungen, Gesichtsausdrücken und Gefühlen anderer Menschen größere Aufmerksamkeit zu schenken.

Die Kinderpsychologin Brooke Ingersoll und ihre Kollegen an der Michigan State University haben eine naturalistische Verhaltenstherapie entwickelt, die genau diese Perspektive berücksichtigt, allerdings nur für Körperbewegungen und nicht für Gesichtsausdrücke. In der ersten Therapiephase, die ungefähr zwei Wochen dauert, ahmt der Therapeut das Spielverhalten des kleinen Patienten nach, um Kontingenzen herzustellen. Wenn das Kind mit einem Spielzeugauto spielt, beschäftigt sich die Mutter oder der Therapeut mit einer Kopie des Autos auf die gleiche Weise. Später verschafft der Therapeut dem Kind Gelegenheit zur Nachahmung, indem er neue Verwendungsmöglichkeiten des Spielzeugs demonstriert, mit dem das Kind gerade hantiert. Wenn das Kind dieses Verhalten nachahmt, wird es vom Therapeuten gelobt, der das Nachahmungsverhalten auf diese Weise verstärkt. Außerdem begleitet der Therapeut das Spiel des Kindes durch einen fortlaufenden sprachlichen Kommentar, um dem Kind zu helfen, sein Verhalten mit Sprache zu verknüpfen. Auch Gesten werden eingeführt und ihre Nachahmung durch das Kind verstärkt.[108] Alle diese Faktoren wirken gemeinsam darauf hin, die Bereitschaft des Kindes zu verstärken, seine gemeinsamen Schaltkreise in sozialen Situationen zu aktivieren.

Zwar steckt diese Form der Therapie noch in ihren Kinderschuhen, aber sie ist genau auf die Aspekte ausgerichtet, die man nach einer Hebb'schen Theorie der gemeinsamen Schaltkreise ins Auge fassen müsste. In einer begrenzten Studie an 27 Kindern zeigte die Therapie ermutigende Ergebnisse: Das Kind neigte nicht nur in höherem Maße zu spontaner Nachahmung, sondern bediente sich auch häufiger der Sprache und richtete seine Aufmerksamkeit öfter auf dieselben Objekte wie seine Eltern (die sogenannte gemeinsame Aufmerksamkeitsausrichtung). Eltern berichteten ferner, dass sich das soziale und emotionale Verhalten der Kinder nach einer Therapiedauer von drei Monaten verbesserte.

Besonders vielversprechend sind diese Therapien, wenn sie nicht auf die Praxis des Therapeuten beschränkt bleiben. Eltern können in den therapeutischen Techniken unterrichtet und damit in die Lage versetzt werden, den häuslichen Erfahrungshorizont des Kindes entsprechend zu bereichern.[109] Dieser Umstand ist besonders wichtig, wenn wir bedenken, dass die Probleme des Autisten sich nicht auf Nachahmung und gemeinsame Schaltkreise beschränken, sondern dass die therapeutischen Interventionen viele Bereiche der Kognition und des Verhaltens berücksichtigen müssen. Die Therapeuten müssen auch jenseits des sozialen Bereichs geistige Fähigkeiten fördern, die für den späteren beruflichen Erfolg des Autisten entscheidend sein werden. Ingersoll und ihre Kollegen führen gegenwärtig eine umfassendere Studie durch, an der sechzig Kinder beteiligt sind. Von ihr sind wertvolle Informationen über die Wirksamkeit dieses therapeutischen Ansatzes zu erhoffen.

Abgesehen von zusätzlichen interpersonalen Interaktionen sollte auch ein großer Spiegel in der Spielumgebung des Kindes angebracht werden. Die Eltern könnten die Aufmerksamkeit des Kindes auf seinen Gesichtsausdruck im Spiegel lenken, während es positive oder negative Gefühle erlebt, wobei auf die oberen Abschnitte des Gesichts besonders hinzuweisen wäre, weil autistische Kinder die Augen häufig vernachlässigen.

Mit Hilfe von Computern könnten visuomotorische Kontingenzen entwickelt werden. Ein Computerspiel könnte auf dem Bildschirm einen Gesichtsausdruck darstellen, und wenn es dem Kind gelänge, diesen Ausdruck in einem Zeitraum von 700 bis 1000 Millisekunden nachzuahmen, würde es mit Punkten und einem lustigen Comicfilmchen belohnt. Vor einer Webcam könnte das Kind aufgefordert werden, bestimmte Gesichtsausdrücke zu zeigen, während man ihm entweder ein Livestream seines eigenen Gesichtsausdrucks oder ein Playback früherer Gesichtsausdrücke der gleichen Kategorie zeigte. Anschließend müsste das Kind sagen, ob es gerade ein Playback oder einen Livestream gesehen habe. Der Videostream könnte so eingestellt werden, dass er vor allem zur Musterung der oberen Hälfte des Gesichtsausdrucks einlüde. Solche therapeutischen Videospiele haben allerdings einen Haken: Sie mögen zwar zur Entwicklung willkürlicher Nachahmungsfähigkeiten beitragen, dürften aber außerhalb der Spiele kaum die spontane Nachahmung des Kindes verbessern. Ihr Einsatz empfiehlt sich also vor allem in Fällen, in denen das Kind Probleme mit der willkürlichen Imitation hat, jedoch nicht, wenn das Kind die Nachahmung beherrscht, sie aber nicht spontan nutzt.

Der wichtigste Faktor schließlich – und zwar nicht nur für Autisten, sondern für die gesunde Entwicklung von Kindern generell – ist echte, kontingente soziale Interaktion. Leider verbringen Kinder immer häufiger viele Stunden vor dem Fernseher. Im Gegensatz zu einem lebendigen Menschen, der auf das Verhalten und die Gefühle des Kindes reagiert, bleibt der Fernsehschirm völlig ungerührt. Dabei ist meine größte Sorge gar nicht so sehr, dass das Fernsehen als solches die kindliche Entwicklung negativ beeinflusst, sondern dass jede vor dem Fernseher verbrachte Stunde eine Stunde weniger in Gegenwart eines reagierenden Menschen ist. So erlebt das Kind seltener, dass beobachtete Gesichts- und Körperbewegungen den eigenen Zuständen entsprechen. Dieser Umstand könnte die normale Entwicklung gemeinsamer Schaltkreise durch Hebb'sches Lernen stören. Bei Autisten, deren Gehirn möglicherweise Probleme hat, solche Assoziationen in verstärkte synaptische Verbindungen umzuwandeln, könnte sich diese Einbuße an Lerngelegenheiten besonders nachteilig auswirken. Der Umstand, dass es möglicherweise in der Natur von Autisten liegt, weniger Interesse an sozialen Reizen aufzubringen, mag noch zur Verschlimmerung dieser Situation beitragen: Da sie sich nicht aktiv um soziale Kontakte bemühen, sind sie eher bereit, soziale Interaktionen durch nicht-kontingente, nicht-soziale Aktivitäten zu ersetzen.

Ist ein zerbrochener Spiegel ein gebrochenes Herz?

Wir haben gesehen, dass Nicht-Autisten ihre gemeinsamen Schaltkreise spontan mobilisieren, während Autisten offenbar seltener dazu neigen. Ihr Verständnis für die soziale Umwelt erscheint geringer. Funktionsbeeinträchtigungen gemeinsamer Schaltkreise sind nicht auf Autismus-Spektrum-Störungen beschränkt. Es gibt Situationen in unser aller Leben, in denen uns die gemeinsamen Schaltkreise hinters Licht führen. An ein Beispiel aus meinem eigenen Leben erinnere ich mich noch sehr genau.

Sommer 2000. Antonella, meine damalige Freundin, und ich waren auf dem Weg zur Hochzeit einer Freundin. Es war ein heißer Sommertag in Piemont, und wir kamen wie immer zu spät, aber wir lachten darüber. Ich öffnete das Fenster des alten Lancia Y und spürte eine herrliche warme Brise. Süß ertönte das Lied der Zikaden. Ich war glücklich, doch das Glück sollte nicht von Dauer sein. Aus heiterem Himmel gerieten Antonella und ich in die schönste Auseinandersetzung. Sie habe es satt, sagte sie, dass sie nie einen richtigen Streit mit mir vom Zaun brechen könne. Es sei nichts Schlimmes, wenn mal keine Harmonie herrsche. Sie brauche einen Mann, an dem sie von Zeit zu Zeit herummäkeln könne. So gehe es jedenfalls nicht weiter.

Ich war betroffen. Diese Auseinandersetzung hatte ich überhaupt nicht kommen sehen. Ich hatte gedacht, es sei für uns beide ein wunderschöner Tag – sie schien genauso guter Stimmung wie ich zu sein. Doch offenbar hatte sich da in ihrem Inneren schon seit Längerem etwas zusammengebraut. Meine fröhliche Stimmung verwandelte sich in ein Gefühl schmerzlicher Distanz. Ich wurde daran erinnert, wie viel von dem, was in ihrem Inneren vor sich ging, für mich intuitiv nicht zugänglich war. Zu solchen Vorfällen kam es immer häufiger, sodass meine Fähigkeit zur Affekteinstimmung[XV] mich zunehmend im Stich ließ. Schließlich führte das zum Ende unserer Beziehung.

Ich denke, ich weiß, was an diesem Tag und in all den anderen Situationen, in denen sich dieses Gefühl einstellte, falsch gelaufen ist – die gemeinsamen Schaltkreise, die die Grundlage meiner sozialen Intuition und meiner Affekteinstimmung sind, orientierten sich an meiner eigenen Art zu fühlen und zu handeln, um Antonellas Geistesverfassung zu erkennen. Auf unserer Fahrt zu dieser Hochzeit deuteten meine gemeinsamen

Schaltkreise ihre Reaktionen im Sinne meines Glücksgefühls, meiner Freude über das schöne Wetter und der angenehmen Assoziationen mit dem Zikadengezirpe. Mein Fehler lag darin, diesem intuitiven Gefühl gemeinsamen Glücks zu trauen, obwohl ihr Lächeln vielleicht nur Höflichkeit mir gegenüber war.

Doch das Problem lag viel tiefer als die momentane irregeleitete Projektion meines Glücksgefühls. Wir alle leiden unter einer egozentrischen Wahrnehmungsverzerrung. Gemeinsame Schaltkreise sind keine Zauberei; sie veranlassen uns, andere Menschen im Licht unserer eigenen Handlungen, Empfindungen und Gefühle zu interpretieren. Wenn sich unser Innenleben grundsätzlich von dem unseres Gegenübers unterscheidet, veranlassen uns die gemeinsamen Schaltkreise, etwas zu fühlen, was der andere nicht fühlt. In diesen Fällen täuscht uns der Spiegel der gemeinsamen Schaltkreise. Als mir Antonellas Verhalten an diesem Tag im Auto klarmachte, wie weit meine Intuition von ihrer Geistesverfassung entfernt war, fühlte ich mich blind, verkrüppelt und verletzt – der genauesten sozialen Sinneswahrnehmung beraubt, die wir haben. Alles, was mir blieb, war ein abstraktes Regelwerk, mit dem ich durch unsere Beziehung zu navigieren und alle Krisen zu umschiffen suchte. Es hatte große Ähnlichkeit mit dem, was Autisten über ihre Gefühle bei Sozialkontakten berichten. Ich begann nun, Antonella von Zeit zu Zeit heftig zu widersprechen, nicht, weil ich das *Gefühl* hatte, dass das richtig sei (ich persönlich lebe lieber in Harmonie als im Streit), sondern weil mein Bewusstsein sich die Regel zu eigen gemacht hatte: »Antonella braucht von Zeit zu Zeit einen Streit, der letzte liegt schon länger zurück, also brich einen vom Zaun.« Dieses bewusste Taktieren war nicht nur anstrengend, sondern es gelang mir auch nie so recht zu erraten, wonach ihr der Sinn stand. Wenn ich mich auf Regeln verließ, war ich mir über ihre Wünsche nie wirklich im Klaren, und es kostete mich immer große Anstrengungen, sie zu erfüllen. Nichts scheint so genau zu sein, wie einfach zu *fühlen*, was der andere braucht.

Seit ich mit Valeria zusammen bin, weiß ich, wie falsch die

Annahme war, dieser Mangel an Affekteinstimmung sei eine normale Situation in einer engen Beziehung. Meine Intuition ist zurückgekehrt – ich spüre, wenn Valeria glücklich oder traurig ist, und ich fühle intuitiv, warum. Meine gemeinsamen Schaltkreise sind jetzt wieder wertvolle Informationsquellen. Statt – wie bei Antonella – meine Energien mit der bewussten Planung zu verschwenden, spüre ich heute, wie sie mir zufließen, wenn ich mühelos Freude und Schmerz mitempfinde. Der Mythos von der Liebe als der Wiedervereinigung zweier getrennter Seelenhälften scheint sich in der unmittelbaren Zusammengehörigkeit unserer gemeinsamen Schaltkreise zu erfüllen: Sie wird ein Teil von mir und ich einer von ihr. Bei niemandem sonst habe ich so sehr das Gefühl, dass wir Menschen soziale Tiere sind, die durch die Kraft ihrer gemeinsamen Schaltkreise miteinander verbunden sind.

Gleich und Gleich gesellt sich gern

In den letzten Jahrzehnten hat sich die empirische Forschung eingehend mit den Faktoren beschäftigt, die bestimmen, welche Partner wir attraktiv finden und von welchen wir eine glückliche Ehe erwarten dürfen. Die Ergebnisse dieser Studien hat mein bester Freund, der deutsche Psychologe und Wissenschaftsautor Bas Kast, in seinem Buch *Die Liebe und wie sich Leidenschaft erklärt* elegant zusammengefasst.[110] In der Alltagspsychologie gibt es zwei gegensätzliche Meinungen über Partnerschaft. Die einen sagen: »Gegensätze ziehen sich an«, mit anderen Worten, wir suchen uns Partner, die ergänzende Eigenschaften haben. Träfe dies zu, gäbe es für gemeinsame Schaltkreise in Partnerschaften ständig Probleme. Soweit es die Intuition anginge, würde Liebe wirklich blind machen. Die andere Meinung besagt: »Gleich und Gleich gesellt sich gern«, das heißt, wir suchen uns einen Partner, der uns ähnlich ist. Wäre das der Fall, würden wir gezielt nach Partnern Ausschau halten, bei denen sich unsere gemeinsamen Schaltkreise besonders gut bewährten, weil unsere Partner ähnlich denken und fühlen würden wie wir, sodass unsere Simulationen gewöhnlich zuträfen.

Es gibt zwei Gruppen von Forschungsergebnissen, die eindeutig dafür sprechen, dass Gleichartigkeit von Vorteil für ein Paar ist. Erstens scheinen Versuchsteilnehmer ähnliche Partner attraktiver zu finden. David Buss von der University of Michigan und Michael Barnes von der Yale University führten gemeinsam eine Befragung von Studenten durch, um herauszufinden, auf welche Merkmale diese bei der Partnersuche Wert legten.[111] Anschließend ließen sie von ihren Teilnehmern eine Reihe von Fragebögen ausfüllen, die verschiedene Merkmale der Probanden selbst erfassten. Dabei stellte sich heraus, dass die Teilnehmer im Hinblick auf Persönlichkeit, Einstellungen, Attraktivität und sozioökonomischem Status nach Partnern suchten, die ihnen glichen. Extrovertierte Menschen mögen extrovertierte Menschen. Religiöse Menschen mögen religiöse Partner. In vielen anderen Studien wurde Ähnliches festgestellt. In der zweiten Gruppe von Forschungsdaten geht es nicht um die Frage, wen wir attraktiv finden, sondern um den Einfluss, den Gleichartigkeit auf Ehezufriedenheit und Scheidungsrate ausübt. Weisfeld und seine Kollegen in Großbritannien[112] befragten 1053 Ehepaare und stellten fest, dass Paare, die sich in Hinblick auf Bildung, Intelligenz und Attraktivität glichen, glücklicher waren, wie sich zeigte, als sie gefragt wurden, ob sie ihre Entscheidung bedauerten (»Haben Sie jemals daran gedacht, sich von Ihrer Frau/Ihrem Mann scheiden zu lassen?« oder »Wenn Sie die Wahl hätten, würden Sie Ihren Partner noch einmal heiraten?«), wie unangenehm ihr Partner sei (»Wie oft haben Sie einen ernsthaften Streit?« und »Ist Ihr Mann/Ihre Frau wirklich gemein zu Ihnen?«) und wie befriedigend die Beziehung in sexueller Hinsicht sei (»Finden Sie sexuelle Erfüllung in Ihrer Ehe?« und »Würden Sie sich wünschen, dass sich Ihre Frau/Ihr Mann Ihnen gegenüber sexuell ansprechbarer zeigte?«).

Die Wahl gleichartiger Beziehungspartner, die sogenannte Homogamie (nach griechisch »homos« – gleich – und »gamos« – Ehe), kann zahlreiche Gründe haben. Biologen nehmen an, dass bei einem gleichartigen Partner die Wahrscheinlichkeit für ähnliche Gene spricht. Dann haben beide Eltern nämlich mehr Gene mit den Nachkommen gemeinsam, als es bei ungleichartigeren Partnern der Fall ist. Denn neben den Genen, die sie von der Mutter erhalten, bekommen die Nachkommen auch vom Vater Gene, die zufällig mit denen der Mutter übereinstimmen (das gilt auch aus der Sicht des Vaters). Weiterhin vermuten Biologen, dass Individuen Partner suchen, die körperlich ungefähr so attraktiv sind wie sie selbst, weil bei einem Partner, der sehr viel attraktiver ist als der andere, die Wahrscheinlichkeit größer ist, dass er sich einem attraktiveren Partner zuwendet. Egal, was für evolutionäre Gründe unsere Neigung zur Wahl gleichartiger Partner hat, unter dem Blickwinkel der gemeinsamen Schaltkreise wirkt sich diese Tendenz sehr positiv aus. Ein ähnlicher Partner lässt sich durch Simulation besser erkennen und vorhersagen, wodurch der angenehme Eindruck einer Gleichgestimmtheit entsteht. Halten wir also fest: Gegensätze mögen sich zwar anziehen, doch wenn Sie sich eine Beziehung wünschen, der Dauer beschieden ist und die Sie glücklich macht, halten Sie sich lieber an die Maxime »Gleich und Gleich gesellt sich gern«, und geben Sie der Simulation eine Chance!

Natürlich existiert es bei keinem Paar eine vollkommene Übereinstimmung. Wir heiraten nicht uns selbst. Ein bisschen Überraschung und Unterschiedlichkeit sind in jeder Paarbeziehung angenehme Herausforderungen. Sie eröffnen uns die Möglichkeit, neue Aspekte der Welt kennenzulernen, und aus evolutionärer Sicht verhindert das die Inzucht, deren Nachteile sattsam bekannt sind. In einer stabilen, erfüllten Paarbeziehung beruhen diese Unterschiede auf einer soliden Grundlage von Gleichartigkeit. Die Entdeckung der gemeinsamen Schaltkreise verrät uns, dass wir uns dort, wo wir uns gleichen, auf unsere Intuition verlassen können, während wir in Bereichen, wo wir uns unterscheiden, auf sie achtgeben müssen, weil sie uns zu dem irrigen Schluss führen kann, unser Partner würde genauso fühlen wie wir.

Beziehungen sind Situationen, in denen Empathie zu einer erstaunlich engen Bindung führen kann, aber auch Situationen, in denen wir besonders wenig Toleranz dafür aufbringen, dass wir den anderen nicht verstehen. Doch in der Regel stoßen wir außerhalb unserer Beziehungen auf die Grenzen der Empathie. So sehen wir vielleicht jemanden täglich schwimmen und fragen uns verständnislos, wie dieser Mensch jeden Morgen um fünf Uhr aufstehen kann, um schwimmen zu gehen. Der Grund ist ganz einfach, dass wir nie erlebt haben, was für ein wunderbares Gefühl es ist, um acht Uhr morgens wach zu sein und zu spüren, wie unser Körper selig in einer Flut von Endorphinen badet. Ohne diese Erfahrung ist uns der intuitive Zugang zu den Gründen, warum der andere so handelt, versperrt. Oder wir werden zum Abendessen eingeladen und bekommen nur Bier zu trinken, was uns intuitiv zu der Annahme bringt, unser Gastgeber lege keinen besonderen Wert auf unseren Besuch, da er es noch nicht einmal für nötig hält, einen vernünftigen Wein zu kaufen – und das nur, weil wir seine Leidenschaft für dieses seltene belgische Bier nicht teilen, für dessen Einkauf er eine Fahrt von zwei Stunden auf sich nimmt. In Bulgarien könnten wir zu der Überzeugung gelangen, dass wir es mit äußerst negativen Leuten zu tun haben, die auf jeden unserer Vorschläge mit einem Kopfschütteln reagieren, nur weil wir ihr motorisches Programm nicht verstehen, nach dem Kopfschütteln Ja heißt und Kopfnicken Nein. Soziale Intuition wird immer zu sehr treffenden Schlussfolgerungen führen, wo Menschen sich ähneln, und zu wachsenden Missverständnissen, wo Menschen sich unterscheiden. Wie für die Gestaltung von Beziehungen sind wir auch für die erfolgreiche Ausübung sozialer Fertigkeiten auf Intuition angewiesen, können aber flexibel zu anderen Formen der Interpretation wechseln, wenn wir Grund zu der Annahme haben, dass die Menschen, mit denen wir es zu tun haben, anders sind.

Anhand der gemeinsamen Schaltkreise können wir erklären,

warum wir bestimmte Sozialkontakte als vertraut und entspannt und andere als fremd und steif empfinden. Immer wenn wir mit unserer Intuition gut zurechtkommen, verlassen wir uns auf gemeinsame Schaltkreise. Diese verknüpfen die sozialen Signale des anderen – seine Gesichtsausdrücke, Gestik, Handlungen und so fort – mit einem Empfinden dafür, was in ihm vor sich geht, ohne unsere bewusste Aufmerksamkeit zu beschäftigen. In den Fällen, in denen wir uns auf abstrakte Regeln verlassen (»Denk dran, dass in Bulgarien die Gesten für Ja und Nein umgekehrt zu sein scheinen«), müssen wir unsere Intuition unterdrücken und sie durch kognitive Aspekte – Wissen und Kenntnisse – ersetzen, die unserer Aufmerksamkeit bedürfen. In solchen Beziehungen wird die innere Anspannung spürbar sein, sie werden uns unbehaglicher und anstrengender vorkommen. Jeder Mensch mit sozialer Kompetenz wird bei der Interaktion mit anderen Menschen sowohl Intuition als auch Kognition nutzen, wobei jedoch unsere Intuition eine bevorzugte Rolle spielt. Das gelegentlich im Verhältnis zu einem Menschen beschworene Gefühl, dass »die Chemie stimmt«, spiegelt wahrscheinlich wider, in welchem Maße unsere gemeinsamen Schaltkreise die Möglichkeit bieten, uns in den anderen mühelos einzufühlen – und damit, in welchem Maße wir ihm gleichen.

Das Spiegelsystem kann lügen: Konsequenzen für Therapeuten

Auch in der psychotherapeutischen Praxis ist Intuition ambivalent. Einerseits ist es wichtig, dass sich ein Therapeut in die Handlungen und Empfindungen eines Patienten einfühlen kann, und deshalb wird er den Patienten ermutigen, sich zu öffnen.[47] Wie wir bei der Erörterung von Paarbeziehungen gesehen haben, können gemeinsame Schaltkreise tatsächlich wertvolle Erkenntnisse über andere Menschen liefern, doch das gilt nur insofern, als der Therapeut dem Patienten in diesem besonderen Aspekt gleicht. Natürlich haben Menschen einen umfangreichen Bestand an grundlegenden Gefühlen, Sinneswahrnehmungen und Handlungsmustern gemeinsam, insofern werden viele intuitive Erkenntnisse richtig sein. Andererseits sind sich Psychoanalytiker seit Freud bewusst, dass wir auch dazu neigen, bestimmte Aspekte unserer selbst fälschlicherweise auf die Menschen in unserer Umgebung zu projizieren. Ein Therapeut, der eine Scheidung hinter sich hat, läuft Gefahr, sein eigenes Problem auf einen Patienten in einer ähnlichen Situation zu projizieren. Solche Projektionen sind eine natürliche Tendenz gemeinsamer Schaltkreise. Ein Therapeut sollte sich immer darüber im Klaren sein, dass Intuition sehr wichtig ist, ihn aber auch dazu verführen kann, dem anderen die eigenen Zustände fälschlicherweise zuzuschreiben.

Schau in den Spiegel, und du siehst einen Menschen

Trotz gelegentlicher Missverständnisse ist unser intuitives Verständnis anderer relativ genau, weil Menschen viel miteinander gemein haben. Mehr als 99 Prozent unserer Gene sind identisch, unsere wichtigsten Gesichtsausdrücke ähneln sich,[88] und die meisten Menschen, denen wir begegnen, haben in ihrem Leben vergleichbare Grunderfahrungen gemacht wie wir (sie arbeiten, werden älter, atmen Luft, sprechen eine Sprache). Im Vergleich dazu ist im Umgang mit Tieren lange nicht so viel Verlass auf unsere Intuition, da Tiere weit weniger mit uns teilen.

Viele Signale scheitern an der Artgrenze. Wenn Affen beispielsweise grinsen, das heißt, die Mundwinkel hochziehen und die geschlossenen Zähne entblößen, ist das kein Anzeichen von Glück, sondern von ängstlicher Unterwerfung. Es signalisiert »Lass mich in Ruhe!«, »Ich habe Angst vor dir« und »Ich möchte lieber nicht mit dir kämpfen«. Unser ähnlichster Gesichtsausdruck ist ein Lächeln. Als ich anfing, mit Affen zu arbeiten, führte dieser Unterschied zu einer Fülle von Missverständnissen. Ich dachte, der Affe suche den sozialen Kontakt mit mir, obwohl er mich in Wirklichkeit davon abbringen wollte, und umgekehrt dürfte mein freundliches Lächeln für den Affen verwirrend gewesen sein.

Die Untersuchung gemeinsamer Schaltkreise zeigt uns, dass unser Gehirn beim Umgang mit anderen Tieren deren Verhalten mit unserem Verhalten verknüpft. Wir haben Versuchsteilnehmern Videofilme mit einem schwanzwedelnden Hund gezeigt und beobachtet, dass dieser Anblick ganz ähnliche Gehirnaktivierungen auslöste, wie sie stattfinden, wenn ein Mensch seinen Arm bewegt. Wenn wir Gesichtsausdrücke eines Affen sehen, aktivieren wir unser Spiegelsystem in Regionen, die normalerweise auf menschliche Gesichtsausdrücke reagieren.[20] Entsprechend aktivieren auch Affen Spiegelneuronen, wenn sie menschliche Gesichtsausdrücke wahrnehmen.[113] Diese Simulation führt dazu, dass wir unsere Ziele und Gefühle den Mitgliedern anderer Arten zuschreiben und diese zwangsläufig vermenschlichen. Daher müssen wir uns unsere artbedingten Wahrnehmungsverzerrungen bewusst machen und unsere Intuition in Frage stellen, wenn wir mit Tieren zu tun haben.

KAPITEL ZEHN

Eine einheitliche Theorie der sozialen Kognition

Als mich einer meiner Lehrer in der Schule aufforderte, menschliche Erfahrung zu beschreiben, sagte er: »Beschreibe nicht nur, was du sehen oder hören kannst. Beschreibe, was du mit allen Sinnen erfährst.« Um zu schildern, was für ein Gefühl es ist, zum ersten Mal am Meer zu sein, muss ich den weiten Blick beschwören, die weißen Schaumkronen der windgepeitschten Wellen, das Geräusch der Kiesel, die von den Wellen an den Strand geworfen und wieder seewärts gezogen werden, aber auch die Empfindung des kalten Wassers an meinen Füßen und das Kribbeln, wenn es Wirbel zwischen meinen Zehen bildet, die Brise, die mir das Haar ins Gesicht weht, den Salzgeschmack im Mund, den Jodgeruch in der Nase, die Feuchtigkeit in der Luft. Genau das zeichnet bedeutende Dichter und Schriftsteller aus: die Fähigkeit, alle Sinnesmodalitäten unseres Daseins einzubeziehen, nicht nur das Sehen, sondern auch das motorische, somatosensorische und emotionale Erleben.

Mit Einzelzellableitungen und fMRT-Scans, Läsionsstudien und TMS, mit der ganzen Hightech-Ausrüstung der zeitgenössischen Neurowissenschaft stellen wir fest, dass das Gehirn in Wahrheit ein großer Dichter ist. Es liefert uns eine wunderbare Schilderung des geheimen Innenlebens der Menschen um uns her. Es versieht, was wir sehen und hören, mit einer alle Sinnesmodalitäten einbeziehenden Beschreibung dessen, was wir an ihrer Stelle tun, fühlen und empfinden würden. Wie jeder Dichter verfährt das Gehirn dabei in seinem ganz subjektiven und persönlichen Stil, der die tatsächlichen Gefühle und Absichten anderer im Spiegel unserer eigenen Erfahrungen zeigt, aber dennoch die Geisteszustände der Menschen mit intuitiver Lebhaftigkeit und Nachvollziehbarkeit wiedergibt.

Die Empathie-Aspekte, die wir bislang gesondert erörtert haben, wirken zusammen und tragen gemeinsam zu unserer sozialen Kognition bei. Doch das Verstehen anderer ist mehr als nur die intuitive Poesie gemeinsamer Schaltkreise. Wenn uns ein Gebrauchtwagenhändler mit strahlendem Lächeln und begeisterter Stimme verkündet, wie wunderbar es wäre, einen rostigen alten Chevy zu besitzen, veranlassen uns unsere gemeinsamen Schaltkreise, seine Begeisterung zu teilen und das Auto zu kaufen. Auf einer bewussteren Ebene wissen wir aus den schlechten Erfahrungen anderer, dass Gebrauchtwagenhändler nicht immer vertrauenswürdig sind. Unser bewusstes Denken wirkt bei der Entscheidungsfindung mit unseren empathischen Intuitionen zusammen und verschafft uns die Möglichkeit, aus den Erfahrungen anderer zu lernen, sodass wir nicht auf Versuch und Irrtum angewiesen sind.

Zum Verständnis anderer sind Denken und Intuition erforderlich

Während ich mich bislang nur mit gemeinsamen Schaltkreisen und intuitiver sozialer Kognition beschäftigt habe, gibt es zahlreiche Forscher, die sich der anderen Seite der sozialen Kognition angenommen haben, das heißt der Frage, wie wir bewusst über die Geisteszustände anderer nachdenken. Weitgehend unerforscht blieb das Problem, wie Intuitionen mit Gedanken wechselwirken.[114]

Beginnen wir mit unseren eigenen Erfahrungen. Wenn ich Sushi esse, das nicht mehr ganz so frisch ist, wie es sein sollte, aktiviere ich zunächst prämotorische und motorische Regionen, die ich zum Essen brauche, und erst später, wenn die Lebensmittelvergiftung einsetzt, nehmen somatosensorische und insuläre Regionen meinen veränderten Zustand wahr und lösen Übelkeit aus. Zunächst kann ich mich möglicherweise auch weiterhin auf meine Arbeit konzentrieren, doch später nimmt die Übelkeit meine ganze Aufmerksamkeit in Anspruch, und ich horche in mich hinein, um zu begreifen, was mir fehlt.

Vielleicht fragen Sie sich, was bei dieser Selbstbeobachtung im Gehirn geschieht. Dazu können Sie selbst ein kleines Experiment durchführen. Setzen Sie sich bequem hin und versuchen Sie, Ihren Herzschlag zu fühlen, ohne Hand oder Finger auf das Herz oder den Puls zu legen, denn dann würden Sie keine Selbstbeobachtung mehr betreiben, sondern nur noch ein externes Ereignis registrieren, nicht anders, als wenn Sie den Puls eines anderen Menschen fühlen würden. Sitzen Sie einfach da, und lauschen Sie auf die inneren Empfindungen Ihres Körpers. Hugo Critchley und seine Kollegen in London untersuchten, was geschieht, wenn sich Menschen in dieser Weise selbst beobachten.[115] Sie befestigten ein Pulsoximeter an den Fingern ihrer Versuchsteilnehmer und wandelten jeden Herzschlag in einen Ton um. In der Hälfte der Versuchsdurchgänge ließ er einen Zeitraum von einer halben Sekunde zwischen Herzschlag und Ton verstreichen. Die Teilnehmer im Scanner mussten sich beobachten und entscheiden, ob der Ton gleichzeitig mit ihrem Herzschlag erklang oder nicht. Es erwies sich, dass die anteriore Insel und der mediale präfrontale Kortex zwischen den beiden Hirnhälften selektiv aktiviert wurden, wenn die Teilnehmer in sich hineinhorchten, um ihren Herzschlag zu hören. Die betreffende Region in der anterioren Insel glich weitgehend derjenigen, die an dem Erlebnis und der Beobachtung von Ekel in unserem Experiment beteiligt war[57], was den Gedanken nahelegt, dass zum Ekel in der Tat die Wahrnehmung unseres Körperzustands gehört (Ekel im Sinne von »mir wird schlecht«).

Nicht alle sind wir gleichermaßen zur Selbstbeobachtung fähig. Einige Menschen, die unter sogenannter Alexithymie (Gefühlsblindheit) leiden, haben große Schwierigkeiten, ihre Gefühle zu erkennen und zu beschreiben. Sie spüren unter Umständen eine gewisse Ruhelosigkeit, sind sich aber nicht sicher, ob es sich um Ärger, Furcht oder Sorge handelt. Ausgeprägte Alexithymiker aktivieren Insel und medialen präfrontalen Kortex seltener als Menschen, die auf vertrauterem Fuß mit ihren Gefühlen stehen.[116]

Entsprechend besteht mein Sushi-Erlebnis zunächst einmal aus einer Aktivität im motorischen, prämotorischen, somatosensorischen und insulären Kortex. Durch Selbstbeobachtung und Aktivität im medialen präfrontalen Kortex kann mich dieser Zustand veranlassen, über meine eigene Verfassung nachzudenken. Zunächst wird der Zustand also auf unterer Ebene repräsentiert, dann wird er zum Gegenstand einer bewussten Reflexion. Inwieweit mein Gehirn in der Lage ist, Repräsentationen unterer Ebenen in Gedanken zu verwandeln, hängt davon ab, wie alexityhm ich bin.

Was geschieht also, wenn wir den Zustand eines anderen Menschen wahrnehmen? Was ist, wenn ich einen Freund Sushi essen und grün werden sehe? Beobachte ich, wie er Sushi verspeist und mit der Übelkeit kämpft, so löst dieser Anblick mittels gemeinsamer Schaltkreise Aktivität in verschiedenen Regionen meines Gehirns aus – im insulären, prämotorischen, parietalen und somatosensorischen Kortex – so, als hätte ich selbst Sushi gegessen und verspürte jetzt Übelkeit. Ich fühle mich intuitiv und präreflektiv ein wenig wie er. Zusätzlich kann ich mich selbst beobachten, also die gleiche Vorgehensweise wählen, durch die ich mir über meine eigene Übelkeit klar geworden bin, die mir aber dieses Mal dazu dient, *seine* Übelkeit zu verstehen: Ich simuliere in mir einen Zustand, der den seinen spiegelt und Aktivität in meiner Insel[49, 57] und meinem medialen präfrontalen Kortex[117] auslöst, ganz so, als dächte ich über eigene Zustände nach.

Bewusstes Nachdenken über andere Menschen vollzieht sich also in zwei Phasen. Zuerst spiegeln wir ihre Zustände, dann verschaffen wir uns mittels Selbstbeobachtung Klarheit. Wir denken nicht mehr direkt über andere Menschen nach, sondern über ihr Bild im Spiegel unserer eigenen Zustände. Die Eleganz dieser These liegt darin, dass sie für das Nachdenken über andere keinen gesonderten Schaltkreis bemühen muss, sondern auf den zurückgreift, mit dem wir über uns selbst nachdenken, und daher auf all das Wissen verweisen kann, das wir über unsere eigenen

Zustände und ihre Ursachen zusammengetragen haben. Ich weiß beispielsweise, dass es beim letzten Mal, als ich mich schlecht fühlte, am Essen lag, und kann mit Hilfe dieses persönlichen Wissens die Übelkeit meines Freundes interpretieren. Im Gegensatz zu den gemeinsamen Schaltkreisen für Handeln, Fühlen und Empfinden, von denen oben die Rede war, ist diese sozial-introspektive Phase viel bewusster – ich kann meine Gedanken über seinen Zustand fortlaufend kommentieren.

Nicht alles Mentalisieren – die Fähigkeit, die Gründe eigenen und fremden Verhaltens zu verstehen – ergibt sich aus dem Wirken gemeinsamer Schaltkreise. Manchmal müssen wir über Menschen nachdenken, die sich von uns unterscheiden. Wie im vorhergehenden Kapitel erwähnt, sind gemeinsame Schaltkreise in diesen Situationen irreführend. Dann unterdrückt unser Gehirn die Simulation und bedient sich einer anderen Form des Denkens.

Ein Experiment, das Jason Mitchell und seine Kollegen an der Harvard University durchgeführt haben, untermauert die Annahme, dass wir zwei Möglichkeiten haben, andere Menschen zu verstehen: eine, die auf Simulation beruht, und eine, die ohne auskommt.[117] Die Versuchsleiter zeigten ihren Probanden Fotografien zweier fiktiver Protagonisten nebst einer kurzen Beschreibung von jedem. Von dem einen hieß es, er habe liberale gesellschaftspolitische Ansichten und nehme an diversen Aktivitäten teil, die typisch für Studenten an geisteswissenschaftlichen Colleges im Nordosten der Vereinigten Staaten seien. Der andere wurde als fundamentalistischer Christ beschrieben, der zahlreiche von religiösen und republikanischen Gruppen organisierten Veranstaltungen an einer Universität im Mittleren Westen aufsuche.

Während des Scans erblickten die Teilnehmer eines der beiden Fotos und eine Aussage wie »Ich freue mich darauf, zu Thanksgiving nach Hause zu fahren«, »Ich habe ein kleines Auto ausschließlich aus ökologischen Gründen« oder »Ich halte kulturelle Vielfalt für ein wichtiges nationales Anliegen«. Die Teilnehmer mussten entscheiden, inwieweit die betreffende Person mit der

Aussage einverstanden wäre. Und in einem Drittel der Versuchs-durchgänge sollten die Teilnehmer angeben, inwieweit sie selbst mit der Äußerung übereinstimmen würden.

Einige der Teilnehmer identifizierten sich mit dem liberalen Charakter, andere fühlten sich eher zu der konservativen Figur hingezogen. In allen Fällen bestimmt die wahrgenommene Ähnlichkeit das Muster der Gehirnaktivität. Beide Teilnehmergruppen aktivierten eine *ventrale* Region des medialen präfrontalen Kortex auf die gleiche Weise, egal, ob sie an den ihnen ähnlichen anderen oder an sich selbst dachten. Diese ventrale Region scheint zuständig zu sein, wenn es darum geht, Menschen durch den oben beschriebenen Simulationsprozess zu verstehen. Beim Mentalisieren über den ihnen unähnlichen Protagonisten *deaktivierten* sie diese ventrale Simulationsregion und verließen sich vollständig auf eine weiter dorsal gelegene Region, die wohl für abstraktes Denken zuständig ist. Die Ergebnisse lassen darauf schließen, dass bei uns tatsächlich zwei Regionen für soziale Kognition zuständig sind. Eine eher ventral gelegene simuliert Individuen, die uns ähnlich sind, indem sie sich an unseren eigenen Meinungen, Handlungen, Sinneswahrnehmungen und Gefühlen orientiert und uns auf diese Weise wohl ein Höchstmaß an Erkenntnissen über andere Menschen vermittelt. Allerdings hängt ihre Wirksamkeit von dem Ausmaß an Einstimmung auf andere (Empathie) und auf uns selbst (Alexithymie) ab. Die eher dorsal gelegene Region dagegen ermöglicht uns, über die inneren Zustände anderer zu reflektieren, ohne Rückgriff auf das, was wir über uns selbst wissen. Die abstrakte Natur dieses Prozesses sorgt dafür, dass unsere Gedanken einerseits nicht dem Einfluss anderer unterliegen, anderseits aber auch frei von egozentrischer Voreingenommenheit bleiben. Unser Gehirn scheint zwischen den beiden Möglichkeiten hin- und herzuwechseln, je nachdem, wie verschieden wir uns von dem Menschen fühlen, mit dem wir es zu tun haben.[XVI] Wenn wir uns an die weiter dorsal gelegene Region halten, müssen wir leider auf zahlreiche im Gedächtnis gespeicherte Annahmen über andere Menschen zurückgreifen (z. B. »Gebrauchtwagenhändler sagen nicht immer die Wahrheit«), und diese Regeln werden nie so gründlich sein wie unser Wissen über uns selbst.

Der Unterschied zwischen bewusster Reflexion und automatischer Intuition lässt sich am besten im Vergleich mit dem Autofahren erläutern. Während der ersten Fahrstunden müssen wir uns außerordentlich konzentrieren, sodass es uns fast unmöglich erscheint, alles gleichzeitig zu beachten. Die grundlegenden Verrichtungen nehmen uns völlig in Anspruch und lassen keinen Raum für zusätzliche Gedanken. Nach den Fahrstunden sind wir völlig erschöpft. Dieser Zustand höchster Konzentration ähnelt den expliziten Prozessen, auf die wir bei dem Versuch angewiesen sind, die Geistesverfassung von Menschen einzuschätzen, die uns unähnlich sind, daher ist es nicht verwunderlich, dass das Zusammenleben mit einem Partner, den wir intuitiv kaum verstehen können, so anstrengend ist wie eine erste Fahrstunde. Sobald wir erfahrene Autofahrer sind, laufen diese grundlegenden Prozesse automatisch ab, sodass wir genügend freie geistige Kapazitäten haben, um uns beim Fahren unterhalten oder potenzielle Verkehrsrisiken vorhersehen zu können. Die soziale Intuition der Simulation ähnelt dieser Routine, weil sie so automatisch abläuft, dass wir uns dabei entspannen oder sogar noch zusätzliche Überlegungen zu anderen Menschen anstellen können, um unser soziales Handeln noch besser auf sie abzustimmen.

Während unserer Entwicklung scheint die intuitive Simulationsregion sehr viel früher zu arbeiten als die abstrakte dorsale Region.[119] Noch bevor Kinder sprechen lernen, entwickeln sie eine Vorliebe für ein neues Spielzeug, wenn sie sehen, dass die Mutter freudig darauf reagiert, und eine Abneigung, wenn sie furchtsam reagiert, was beweist, dass ihre gemeinsamen Schaltkreise bereits eine »Ansteckung« mit den Gefühlen anderer ermöglichen.[120] Doch erst im Alter von vier bis sechs Jahren lernen wir, dass andere Kinder möglicherweise Überzeugungen und Gedanken haben, die sich von den unseren unterscheiden. Ob ein Kind versteht, dass andere Menschen ihre eigenen, unabhängigen Gedanken haben, lässt sich mit dem sogenannten

False-Belief-Test feststellen.[121] Dabei werden dem Kind einige kurze Bildfolgen vorgelegt, die den kleinen Jungen Maxi und seine Mutter zeigen. Maxi hat eine Tafel Schokolade und legt sie in einen blauen Schrank, bevor er hinausgeht. Jetzt kommt seine Mutter herein und legt die Schokolade in eine grüne Schublade. Als Maxi zurückkommt, verlangt er nach seiner Schokolade. Das Kind, das die Bilder betrachtet, wird gefragt: »Wo wird Maxi zuerst nach der Schokolade suchen?« Das Kind muss lediglich zeigen, wo Maxi nachschauen wird. Kinder ab fünf Jahren zeigen auf den blauen Schrank, weil Maxi *fälschlich meint (falsely believes)*, die Schokolade befinde sich dort.

Kinder unter vier zeigen häufiger auf die grüne Schublade, weil sich die Schokolade dort tatsächlich befindet. Der Unterschied in den Reaktionen lässt darauf schließen, dass Kinder irgendwann während des fünften Lebensjahrs die Fähigkeit entwickeln, das eigene Bewusstsein, das um den neuen Aufenthaltsort der Schokolade weiß, von Maxis Bewusstsein zu trennen, das die Schokolade immer noch dort wähnt, wo er sie hingelegt hat.

Autistische Kinder scheinen bei der Simulation wie der Fähigkeit, das Bewusstsein anderer als von dem eigenen getrennt zu begreifen, Defizite aufzuweisen. Wir haben bereits gesehen, dass sie mit der spontanen Imitation Probleme haben. Hinzu kommt, dass Autisten mit acht Jahren, wenn es für normale Kinder längst selbstverständlich ist, dass das Denken anderer von dem ihren verschieden ist, bei der False-Belief-Aufgabe noch immer auf den falschen Ort zeigen, als gingen sie von der Annahme aus, jeder wisse das Gleiche wie sie, nämlich wo sich die Schokolade tatsächlich befindet.[99,122]

Tatsächlich können das manchmal selbst erwachsene Autisten nicht erkennen, wie wir im Falle von Jerome sahen, dem Physiker, der dachte, nur weil er es wisse, müssten auch andere Menschen wissen, dass sich in einer bestimmten, ursprünglich für dänische Kekse bestimmten Dose Buntstifte befänden.

Aus diesen Forschungsdaten können wir schließen, dass unsere Fähigkeit zum Verständnis dessen, was in anderen Menschen vor sich geht, flexiblen Zugriff auf zwei einander ergänzende Wege hat. Der eine beruht auf Simulation und liefert uns ein intuitives Bauchgefühl für das, was in anderen vor sich geht, kann aber auch in expliziteres Denken übergehen, welches das Verhalten anderer Menschen im Spiegel unserer gemeinsamen Schaltkreise betrachtet. Auf diesem Weg können intuitive Erkenntnis und Denken Hand in Hand gehen – eine Verbindung, die von höchster Bedeutung für Liebesbeziehungen ist.[123] Der andere, abstraktere Weg hilft uns bei zwischenmenschlichen Unterschieden, ist aber weniger vielfältig und entwickelt sich später im Leben. Die beiden Wege ergänzen sich: Der eine unterdrückt den anderen, je nachdem, für wie ähnlich wir den Menschen halten, mit dem wir es zu tun haben. Diese beiden Facetten der sozialen Kognition setzen in ihrer Kombination das ganze Vermögen sozialer Kompetenz frei.

Ich lerne, was du lernst

Von anderen zu lernen, ist die sicherste und wirksamste Methode zum Erkenntnisgewinn, und der moderne Mensch hat diese Fertigkeit zur Perfektion entwickelt. Während die meisten Tiere auf sehr spezifische Lebensräume eingeschränkt sind, hat der Mensch die Welt kolonisiert und gelernt, auch in unwirtlichsten Umwelten zu leben. Die Entdeckung der für das Handeln zuständigen Spiegelneuronen hat für das Verständnis des neuronalen Substrats dieser Fertigkeit eine sehr wichtige Rolle gespielt. Würde einer von uns allein in der Arktis ausgesetzt, stürbe er mit hoher Wahrscheinlichkeit. Ein dort geborener Inuit hätte keine Schwierigkeiten, weil er von den Mitgliedern seiner Gruppe lernen könnte, zu überleben. Wenn er sieht, wie sein Vater eine Robbe mit einem Speer erlegt, aktiviert sein Spiegelsystem die entsprechenden motorischen Programme: ein Loch ins Eis schlagen, stillstehen, warten und den Speer auf die Robbe werfen. Der Umstand, dass sein Gehirn diese Bewegungsfolge aktiviert hat, wird ihm eines Tages ermöglichen, selbst eine Robbe zu erlegen. Spiegelneuronen statten ihn mit der Fähigkeit aus, eine beobachtete zielorientierte Handlung (hier: eine Robbe mit dem Speer erlegen) in ein motorisches Programm umzuwandeln, das ein ähnliches Ziel erreicht.

Eine nur auf Spiegelneuronen beruhende Erklärung ist jedoch problematisch. Ständig sehen wir, wie Menschen handeln, mal erfolgreich, mal weniger erfolgreich. Allein auf Spiegelneuronen vertrauend, würden wir die erfolgreichen und erfolglosen Handlungen anderer gleichermaßen mitempfinden. Natürlich ist das nicht der beste Ansatz zum sozialen Lernen. Wenn wir sehen, wie jemand etwas tut und damit ein wünschenswertes Ergebnis erzielt, sollten wir dieses Verhalten lernen, doch wenn das Ergebnis belanglos ist, lohnt sich das Lernen nicht. Führt es zu einem sehr unerwünschten Ergebnis, sollten wir uns zwar an die Handlung erinnern, aber nur, um sicherzugehen, dass wir sie *nicht* ausführen.

Der Psychologe Burrhus Frederic Skinner von der Harvard University hat uns nachdrücklich vor Augen geführt, wie formbar Verhalten ist, indem er zeigte, dass bei allen höheren Tieren – von den Insekten bis zum Menschen – die Häufigkeit eines Verhaltens zunimmt, wenn das Verhalten Belohnung auslöst, und abnimmt, wenn es Bestrafung hervorruft. Mit Hilfe dieser Mechanismen lernen wir, was vorteilhaft und was nachteilig für den Organismus ist. Beispielsweise müssen wir als Kinder schmerzhaft erleben, dass die Berührung einer heißen Herdplatte unangenehm ist. Für Erwachsene ist schon der bloße Gedanke daran schmerzhaft und die Ausführung der Handlung daher unwahrscheinlich.

Diese Lernprozesse finden im Gehirn statt, weil Belohnung und Bestrafung die Freisetzung von Acetylcholin und Dopamin regulieren. Diese Neurotransmitter teilen dem Gehirn mit: »He, daran solltest du dich lieber erinnern!«, wobei sie teilweise die hebbsche Plastizität verstärken. Infolgedessen erinnern wir uns an die sehr angenehmen und sehr unangenehmen Episoden unseres Lebens sehr viel besser als an diejenigen, die keine besonderen Folgen hatten. Ereignisse, die unerwartete Belohnungen hervorrufen, veranlassen die Freisetzung von Dopamin und Acetylcholin; diese erhöhen die Häufigkeit des Verhaltens, indem sie durch entsprechende synaptische Veränderungen die Verknüpfung zwischen der Situation und dem Verhalten verstärken. Wenn wir ohne große Erwartungen ein Restaurant aufsuchen und dort wirklich gutes Essen bekommen, setzt unser Gehirn Dopamin und Acetylcholin frei, mit dem Erfolg, dass wir dort häufiger hingehen. Sobald wir erwarten, dass wir dort hervorragend essen, schüttet unser Dopaminsystem seinen Neurotransmitter nicht mehr aus. Das bedeutet nicht unbedingt, dass wir das Restaurant in Zukunft meiden, sondern nur, dass wir es nicht noch öfter besuchen. Bekommen wir enttäuschendes Essen, steigt der Dopaminspiegel: Wir werden uns an die Situation gut erinnern, aber die Verknüpfung zwischen der Situation und dem Verhalten wird schwächer und infolgedessen die Häufigkeit unserer Besuche abnehmen.

Dank Dopamin und Acetylcholin ist das Gehirn der meisten Tiere mit einem Mechanismus ausgerüstet, der ihnen gestattet, aus den Ergebnissen des eigenen Handelns zu lernen. Wenn sich ein Tier in einer bestimmten Situation in einer bestimmten Weise verhält, sind drei Aspekte, auch als Lerndreieck bezeichnet, von Bedeutung: die Situation, das Verhalten und das Ergebnis.

Die Entdeckung gemeinsamer Schaltkreise sowohl für Handlungen als auch für Gefühle zeigt das Problem des sozialen Lernens in einem neuen Licht. Stellen Sie sich vor, Sie gehören einer Gruppe Frühmenschen an und betreten mit ihr ein neues Waldstück, dessen Bäume voller fremdartiger Früchte sind. Keines der Ihnen bekannten Nahrungsmittel steht zur Verfügung, und Ihr Magen knurrt. Sie könnten selbst eine der Früchte probieren, doch damit würden Sie ernsthaft Gefahr laufen, sich zu vergiften und zu sterben. Viel günstiger ist es, andere zu beobachten. Wenn Sie einen Einheimischen in eine rote Frucht beißen und ein glückliches Gesicht machen sehen, passieren drei Dinge in Ihrem Gehirn. Erstens aktivieren Sie prämotorische, parietale und somatosensorische Programme zum Pflücken und Essen dieser Früchte, weil Sie diese Handlungen dank Ihres Spiegelsystems miterleben. Zweitens aktivieren Sie visuelle Repräsentationen der Situation – des Waldes und dieser besonderen Frucht. Drittens aktivieren Sie Gehirnregionen, mit deren Hilfe Sie das positive Ergebnis des Verhaltens mitempfinden.[49, 57] Im Spiegel der gemeinsamen Schaltkreise erleben Sie jetzt also das ganze Dreieck des individuellen Lernens: Ihre (simulierte) Handlung, Ihre (simulierte) Zufriedenheit und die Situation nebst der besonderen Frucht. Sie brauchen also keinen besonderen Mechanismus für das soziale Lernen, denn Ihr archaischer Mechanismus für individuelles Lernen bekommt jetzt stellvertretend alle Informationen, die Sie lernen müssen. Infolgedessen werden Sie den Verzehr dieser Frucht mit dieser besonderen Situation verknüpfen und lernen, die Frucht zu essen.

Wenn Sie andererseits sehen, wie Ihr Freund eine rote Schote isst, rot im Gesicht wird, sie ausspuckt und in seinem Gesichtsausdruck Furcht und Schmerz erkennen lässt, erzeugen Ihre gemeinsamen Schaltkreise ein ganz anderes Lerndreieck. Die Handlung Essen und die Situation Wald und rote Schote assoziieren Sie mit dem negativen Ergebnis Schmerz. Infolgedessen werden Sie sich zwar an das Ereignis erinnern, doch das negative stellvertretende Ergebnis wird den Dopaminspiegel senken, sodass die Verknüpfung zwischen Schoten und Essen geschwächt wird. Während also das für Handlungen zuständige Spiegelsystem beim Essen der Frucht und der Schote ähnlich reagiert, verändern die gemeinsamen Schaltkreise die Lernsequenz nachhaltig. Die Verbindung zweier gemeinsamer Schaltkreise, des einen für Handlungen und des anderen für Gefühle, verwandelt ein Basissystem individuellen Lernens, das wir mit allen anderen Tieren gemeinsam haben, in ein äußerst effektives System stellvertretenden sozialen Lernens.

Da wir, wenn wir von emotionalen Situationen oder Handlungen lesen, eine ähnliche Gruppe von Schaltkreisen aktivieren wie beim Anblick solcher Situationen, kann auch die Lektüre einer Geschichte über jemanden, der Schoten isst und den brennenden Schmerz scharfer Chilis spürt, ebenfalls eine wirksame stellvertretende Lernerfahrung sein.[26, 124] Im Licht der neu entdeckten gemeinsamen Schaltkreise wird stellvertretendes Lernen zum Lernen durch Versuch und Irrtum, wobei Versuch und Irrtum in den motorischen Programmen und Belohnungsmechanismen des Beobachters gespiegelt werden.

Konsequenzen für den Unterricht: öffentliches Bestrafen und Belohnen

Lehrer haben die pädagogischen Methoden im Laufe der Jahrtausende vervollkommnet. Die Lehrmethoden, die sie anhand ihrer Erfahrungen entwickelten, haben einen Großteil der Ratschläge vorweggenommen, die sich aus der Entdeckung gemeinsamer Schaltkreise ableiten lassen.

Eine häufige Unterrichtspraxis ist der Gruppenunterricht. Eine Gruppe von zwanzig Schülern sitzt zusammen und sieht zu, wie der Lehrer eine bestimmte Technik vorführt, sagen wir, den Fosbury-Flop. Dann fordert er den ersten Schüler zum Springen auf und wird ihn anschließend vor allen Klassenkameraden für einen erfolgreichen Sprung loben. Auf diese Weise haben alle Mitschüler diese Technik noch einmal beobachten und den Erfolg ihres Kameraden stellvertretend miterleben können. Wenn einer der Schüler in der Zwischenzeit etwas Verbotenes getan hat, etwa die Rückwand der Turnhalle hinaufgeklettert ist, führt der Lehrer ihn nicht in einen anderen Raum, sondern schilt ihn vor allen anderen Schülern. Die öffentliche Bestrafung wird nicht nur das Verhalten des Schülers verändern, sondern auch seinen Kameraden eine stellvertretende Warnung sein, sich genauso zu verhalten. Beide Verfahrensweisen entsprechen exakt dem, was nach der Entdeckung der gemeinsamen Schaltkreise geraten erscheint. Zu erleben, was andere Menschen tun, ist in Verbindung mit dem Erfolg oder Misserfolg, den sie damit haben, eine wertvolle Lernerfahrung.

Gemeinsame Schaltkreise liefern uns einen deutlichen und wichtigen Hinweis darauf, wie mit Sicherheitsmaßnahmen zu verfahren ist. An vielen Arbeitsplätzen dienen diese Maßnahmen dazu, uns vor seltenen Unfällen zu schützen. Das Tragen von Schutzhelmen auf Baustellen ist lästig, weil sie heiß und hinderlich sind. Da die Wahrscheinlichkeit, dass einem etwas auf den Kopf fällt, gering ist, verzichten viele Arbeiter auf den Helm. Die Vorführung eines eindringlichen Films, der zeigt, wie ein schwerer Gegenstand auf einen Arbeiter fällt, der daraufhin an den Rollstuhl gefesselt ist und der Familie nicht mehr als Haupternährer zur Verfügung steht, kann eine sehr unangenehme stellvertretende Erfahrung sein, die jedoch die gemeinsamen Schaltkreise stark aktivieren wird. Die Bauarbeiter dürften in Zukunft weit eher bereit sein, ihre Helme zu tragen.

Wie wir am Beispiel des Schmerzes gesehen haben, beeinflusst die Beziehung, in der die Beteiligten zueinander stehen, in hohem Maße, wie sehr sie die Gefühle anderer mitempfinden.[67] Insbesondere bei Männern kann der Anblick von anderen, die Schmerzen erleiden, durchaus angenehme Empfindungen auslösen, wenn sich diese Personen zuvor unfair verhalten haben. Für den Unterricht bedeutet dies, dass die Schüler – wenn stellvertretende Belohnung und Bestrafung wirksam sein sollen – unbedingt positive Gefühle füreinander haben müssen. Ist das nicht der Fall, könnte der Anblick eines Mitschülers, der bestraft wird, kein geeignetes Lerndreieck entstehen lassen, da das Belohnungserlebnis angesichts der Bestrafung des anderen die Verknüpfung zwischen dem Verhalten und der Situation verstärken könnte. Umgekehrt kann der Anblick eines Jungen, der für seine gute Hausarbeit gelobt wird, sehr negative Gefühle bei seinen Mitschülern auslösen, wenn sie untereinander in starkem Konkurrenzverhältnis stehen.

Maßnahmen zur Steigerung des »Teamgeistes« in der Klasse würden wahrscheinlich dem stellvertretenden Lernen der Schüler unmittelbar zugutekommen – abgesehen davon, dass Schule und Unterricht sich dann für alle Beteiligten sehr viel angenehmer darstellen würden.

In traditionellen Lernumgebungen sind sich die meisten Lehrer dieser Problematik vollkommen bewusst, daher können gemeinsame Schaltkreise im Wesentlichen nur deutlich machen, warum diese Methoden klappen. Beim Fernlernen mag die Situation anders sein. Lernprogramme im Internet sind nicht unbedingt dazu geeignet, den Schülern oder Studenten zu ermöglichen, die Lernerfahrungen anderer Studenten mitzuerleben. In diesen Bereichen sollte uns diese Entdeckung der gemeinsamen Schaltkreise unbedingt daran erinnern, dass die Möglichkeit, die Lernerfahrungen anderer Studenten unmittelbar zu erleben, ein wichtiger Teil des Lernprozesses sein kann.

KAPITEL ELF

Empathische Ethik

Stellen Sie sich vor, Sie fahren von der Arbeit heim und sehen am Straßenrand einen Mann, der eine blutverschmierte Hand auf sein verletztes Bein presst. Er stöhnt vor Schmerzen und ruft verzweifelt um Hilfe. Außer Ihnen ist niemand da. Sie denken an die Sauerei, die das Blut in Ihrem Auto anrichtet, und an die zweihundert Euro, die die Reinigung der Sitze kostet. Werden Sie ihn am Straßenrand sitzen lassen, um Ihre Lederpolster zu retten? Natürlich nicht. Wie würden Sie einen Menschen, der sich in dieser Situation entschlösse, nicht zu helfen, auf einer Skala von 0 bis 10 einstufen, wobei 0 ein moralisches Ungeheuer, 5 Otto Normalverbraucher und 10 Mutter Teresa wäre?

Oder malen Sie sich aus, Sie kämen nach Hause und fänden den Brief einer angesehenen Hilfsorganisation vor, in dem Sie um 200 Euro gebeten werden, von denen Lebensmittel und Medikamente für hungernde Menschen in Afrika besorgt werden sollen. Gerade haben Sie im öffentlich-rechtlichen Rundfunk gehört, dass diese Organisation absolut vertrauenswürdig ist. Spenden Sie die 200 Euro? Einige vielleicht, doch die meisten von uns täten es wahrscheinlich nicht. Und wie würden Sie einen Menschen auf derselben Zehn-Punkte-Skala einstufen, der sich entschiede, die zweihundert Euro zu spenden?

Überall auf der Welt würden die meisten Menschen den Protagonisten im ersten Beispiel schlechter bewerten als im zweiten Beispiel. Doch stellt sich bei genauerem Hinsehen die Frage: Warum eigentlich? Im ersten Fall meinen wir, es sei wichtiger, dem armen Kerl zu helfen, als die zweihundert Euro für die Reinigung unserer Ledersitze zu sparen. Das ist doch selbstverständlich. Und im zweiten Fall? Geht es nicht auch dort darum, zweihundert Euro gegen die Rettung eines Lebens abzuwägen? Der einzige echte Unterschied liegt darin, dass wir in der ersten Situation das hilfsbedürftige Opfer direkt vor uns haben, während der notleidende Mensch in der zweiten Situation weit weg ist.

Sie könnten einwenden: »Bei diesen Hilfsorganisationen weiß man doch nie, wo das Geld hingeht.« Nun haben Sie aber gerade in einem seriösen Radiosender gehört, dass diese spezielle Organisation äußerst vertrauenswürdig ist. »Na gut, trotzdem ist es nicht dasselbe. Wenn ich dem Burschen am Straßenrand nicht helfe, verliert er vielleicht sein Bein, während die Menschen in Afrika woanders Hilfe bekommen.« Wirklich? Die Wahrscheinlichkeit, dass jemand dem armen Kerl an der Straße hilft, ist genauso groß – oder besser, genauso gering – wie die Chance, dass andere Leute genügend Geld für die Menschen in Afrika spenden, um ihren Beitrag nicht zur Entscheidung über Leben und Tod eines von ihnen werden zu lassen.

Wenn man diesen Standpunkt so beharrlich vertritt, kommt irgendwann der Punkt, an dem die meisten Leute nicht mehr argumentieren, sondern einfach so etwas sagen wie: »Ich weiß nicht, aber irgendwie habe ich dabei ein anderes *Gefühl*.« Oder Sie stimmen mir verstandesmäßig zu, doch das nächste Mal, wenn die Welthungerhilfe Ihnen einen Brief schickt, werfen Sie ihn wieder ohne sonderliche Gewissensbisse in den Papierkorb. Warum empfinden wir diese beiden Geschichten als so verschieden?

Lange Zeit war Ethik ein Spezialgebiet der Philosophen. Von den antiken griechischen Philosophen bis zu Kant waren sich die meisten Vertreter der Zunft einig, dass eine moralische Entscheidungen ein Akt bewusster Reflexion sein sollte und sein muss. Ethik ist das objektive Abwägen von Pro und Contra, Gut und Schlecht, Nutzen und Schaden auf der Waage der Justitia. Um ethisch zu sein, müssen Sie klar und nüchtern denken. Gefühle können diesen Prozess nur verschleiern.

Wenn wir uns diesen rationalistischen Standpunkt zu eigen machen und wenn die Menschen die einzige Art wären, die mit der Fähigkeit zu kühlem, logischem Denken begabt ist, dann hät ten wir vielleicht ein Monopol auf Ethik. Tiere können keinen Sinn für Gut und Böse haben, weil sie nicht denken können. Wir bilden uns alle gern ein, einzigartig zu sein. Wenn man bedenkt, wie schwer es manchmal ist, das Richtige zu tun, hilft vielleicht der Glaube, dass wir uns damit in beispiellose moralische Höhen erheben. Doch heute bekommen wir von Psychologie und Neurowissenschaft eine ganz andere Botschaft zu hören. Möglicherweise sind gemeinsame Schaltkreise viel wirkungsvoller als der Intellekt, wenn es um moralische Fragen geht. Ob es richtig oder falsch ist, Menschen Leiden zu verursachen, entscheiden wir nicht in erster Linie mit dem Verstand, sondern mit dem Gefühl.

Ethik hat mehr mit Fühlen als mit Denken zu tun

Psychologen wie Joshua Greene von der Harvard University oder wie Jonathan Haidt von der University of Virginia sind zu dem Schluss gekommen, dass bewusstes Denken nicht der Ursprung moralischer Entscheidungen ist. Wenn wir dem armen Kerl am Straßenrand helfen, aber nicht bereit sind, Geld für die Menschen in Afrika zu spenden, dann liegt es nicht daran, dass wir darüber nachgedacht hätten und zu dem Schluss gekommen wären, dass es die bestmögliche Entscheidung sei. Wir *fühlen* uns vielmehr gezwungen, so zu handeln. Wenn uns dann jemand fragt, warum wir uns so und nicht anders entschieden haben, beginnen wir Gründe zu erfinden, die wir sprachlich vermitteln können.

Betrachten wir die Geschichte von Julie und Mark, einem Bruder und einer Schwester, die die Nacht allein auf einer Hütte verbringen und es für eine interessante und lustige Idee halten, miteinander zu schlafen. Obwohl Julie schon die Pille nimmt, benutzt Mark obendrein noch ein Kondom, um ganz sicherzugehen. Beide genießen es, beschließen aber, ihr Abenteuer nicht zu wiederholen. Sie behalten diese Nacht als ihr besonderes Geheimnis in Erinnerung, wodurch ihre Beziehung noch enger wird. Was halten Sie davon? Taten sie recht daran, miteinander zu schlafen?

Die meisten Menschen, die diese Geschichte hören, sagen sofort, die Geschwister hätten nicht miteinander schlafen dürfen. Doch fragt man sie nach den Gründen, tun sie sich mit der Antwort schwer. Es werden Argumente vorgebracht wie »na ja, wenn Geschwister Kinder haben, können sie behindert sein.« Doch wie groß ist das Risiko, wenn sich beide vorsehen? Manche machen geltend, die Geschwister könnten durch das Erlebnis traumatisiert worden sein, doch das wird in der Geschichte ausdrücklich ausgeschlossen. Früher oder später geben die Leute es auf und erklären: »Ich weiß nicht, ich kann es nicht erklären, ich weiß nur, dass es falsch ist.«[125]

Das moralische Empfinden für richtig und falsch scheint weder aus der Vernunft zu erwachsen noch von ihr abzuhängen, denn sonst müsste die Widerlegung unserer Gründe unsere Einstellung zu dem Problem grundlegend verändern – was nicht der Fall ist. Die Auseinandersetzung mit den verstandesmäßigen Gründen anderer ändert nur sehr selten etwas an deren Entscheidungen. Irgendwie »fühlen« wir einfach, dass etwas richtig oder falsch ist. Natürlich sind unsere moralischen Entscheidungen nicht völlig unzugänglich für Vernunftgründe. Stellen Sie sich beispielsweise vor, Ihr Freund Dave erzählt Ihnen, er betrüge seine Freundin Beatrice. Nun ist Beatrice aber ebenfalls eine gute Freundin von Ihnen. Beatrice fragt Sie, ob Sie glauben, dass Dave sie betrügt – ein unangenehmes Dilemma. Entweder missbrauchen Sie Daves Vertrauen, oder Sie belügen Beatrice. Wenn Sie Zeit haben, greifen Sie wahrscheinlich zum Telefon und bitten einen dritten Freund um Rat. Der macht Sie vielleicht auf andere Aspekte der Geschichte aufmerksam, wodurch neue und andere Bauchgefühle geweckt werden könnten. Zuvor nährte sich ihr Bauchgefühl vielleicht von dem Gedanken, wie einem wohl zumute wäre, wenn man herausfände, dass der eigene Freund einen betrügt, doch nun fragt Ihr Freund am Telefon: »Wäre es dir nicht lieber, Bescheid zu wissen, wenn du Beatrice wärst?« Das könnte Ihre Gefühle verändern. Feststeht jedenfalls, dass *Gefühle* die primären Triebkräfte unseres Verhaltens sind. Nur wenn das Gespräch mit Freunden unsere *Gefühle* verändert, kann es zu einer grundlegenden Veränderung unserer Entscheidung führen. Aus dieser Erkenntnis lässt sich ein einfacher Rat ableiten: Wenn Sie die Einstellung von Menschen zu einer moralischen Frage – etwa ob Abtreibung gut oder schlecht ist – verändern wollen, hat es wenig Zweck, ihnen mit einem Katalog wissenschaftlicher Gründe zu kommen. Stattdessen müssen Sie ihnen das Problem aus einer Perspektive vor Augen führen, die mit anderen Gefühlen verknüpft ist, um ihre *emotionale Haltung* zu diesem Problem zu verändern.

Ethik ist also weniger moralisches *Denken* als moralisches *Fühlen*. Bauchgefühle sind die zuständigen Richter im Gerichtshof der Moral. Das lässt jedoch die Frage offen, *warum* wir manche moralische Gefühle haben. Wenn Tiere, einschließlich uns Menschen, das Ergebnis des Ausleseprinzips »Überleben des Tüchtigsten« sind, wie der britische Nationalökonom Herbert Spencer im 19. Jahrhundert behauptete, stellt sich doch die Frage, warum sie sich angesichts des blutenden Menschen am Straßenrand überhaupt unbehaglich *fühlen*.

Gemeinsame Schaltkreise sind unsere moralische Stimme

Wie in den vorhergehenden Kapiteln gesehen, wirken die gemeinsamen Schaltkreise für Handlungen, Emotionen und Empfindungen zusammen, um uns die Handlungen, Emotionen und Empfindungen anderer miterleben zu lassen. Wenn wir uns noch einmal dem Beispiel des Mannes am Straßenrand zuwenden, so stellen wir fest, dass wir ohne gemeinsame Schaltkreise vor einer einfachen Entscheidung stünden. Helfen wir ihm, so haben wir überall auf den Sitzen Blut. Wir kennen die Gefahren von Hepatitis C, HIV und so fort, und der Gedanke, dass unsere Kinder später auf diesen Sitzen spielen könnten, macht uns krank. Was bekämen wir dafür? Vielleicht ein Dankeschön, viel eher aber wohl lange Fragebögen im Krankenhaus oder vielleicht sogar die Gefahr, dass er im Auto stirbt und dass wir des Mordes verdächtigt werden. Wenn wir ihm andererseits nicht helfen, wird niemand je davon erfahren, und wir könnten rechtzeitig zum Abendessen zu Hause sein! Wenn das keine leichte Entscheidung ist!

Unter Einbeziehung der gemeinsamen Schaltkreise wird die Gleichung etwas komplizierter. Wenn wir ihm helfen, ermöglichen uns der Anblick seines erleichterten Gesichts und der dankbare Ton seiner Stimme, das herzerhebende Gefühl des Vertrauens in die Menschlichkeit mitzuempfinden, das sich bei Menschen regt, denen Hilfe zuteil wird. Helfen wir ihm nicht, werden wir noch lange an dem Schmerz leiden, den wir beim Anblick seines blutenden Beins und der Erinnerung daran empfinden. Unter Mitwirkung der gemeinsamen Schaltkreise könnte unsere Entscheidung anders ausfallen.

Gemeinsame Schaltkreise veranlassen Sie, die missliche Lage anderer Menschen zu berücksichtigen, aber das bedeutet nicht zwangsläufig, dass sie wirklich ein entscheidender Faktor bei moralischen Entscheidungen sind. Allerdings lassen zahlreiche bildgebende Studien darauf schließen. Wie oben gezeigt, aktiviert der Anblick der Gefühle anderer – sei es Ekel, Glück oder Schmerz – dieselben Regionen der Insel, die feuern, während wir ähnliche Gefühle erleben, und genau diese Regionen werden auch aktiv, wenn wir von Notsituationen anderer Menschen lesen.[26] Wir wissen allerdings nicht, ob dieses Areal auch bei unseren eigenen moralischen Entscheidungen eine Rolle spielt.

Dieser Frage gingen Joshua Green und seine Kollegen nach, indem sie die Gehirnaktivität von Versuchspersonen untersuchten, die schwierige moralische Entscheidungen trafen.[126] Sie gaben ihren Teilnehmern Szenarien folgender Art zu lesen: »Feindliche Soldaten haben Ihr Dorf eingenommen und sollen laut Befehl alle verbliebenen Zivilisten töten. Sie haben sich mit einigen anderen Dorfbewohnern in den Keller eines großen Hauses geflüchtet. Oben hören Sie die Stimmen von Soldaten, die das Haus nach Wertsachen durchsuchen. Ihr Baby beginnt laut zu schreien, daher halten Sie ihm den Mund zu, damit es Sie nicht verrät. Wenn Sie die Hand wegnehmen, wird sein Weinen die Aufmerksamkeit der Soldaten erregen, die Sie, Ihr Kind und die anderen im Keller versteckten Menschen umbringen werden. Um sich selbst und die anderen zu retten, müssen Sie Ihr Kind ersticken. Halten Sie es für richtig, Ihr Kind zu ersticken, um sich und die anderen Dorfbewohner zu retten?« Die Forscher stellten fest, dass die Menschen lange brauchten, um zu entscheiden, was in dieser Situation zu tun sei. Dabei zeigte sich, dass genau dieselbe Region der Insel, die beim Mitempfinden der Gefühle anderer eine wichtige Rolle spielt, auch an dieser Entscheidungsfindung beteiligt war.

Hier mögen Sie einwenden, dass gemeinsame Schaltkreise vielleicht dafür sorgen, dass wir den Schmerz anderer mitempfinden, dass aber die Entscheidung, anderen zu helfen oder nicht zu helfen, von ganz anderen Aspekten abhängen müsse. Hätten wir, wenn wir anderen helfen würden, nur den Zweck im Auge, den Schmerz abzustellen, den wir beim Anblick des Leidens anderer stellvertretend empfinden, wäre die geleistete Hilfe nichts anderes als eine versteckte Form des Egoismus. Wir würden anderen nicht infolge einer selbstlosen und moralischen Regung der Großzügigkeit helfen, sondern lediglich, um das stellvertretende Leid, das das Leiden anderer in uns wachruft, egoistisch zu beenden.

Wie aus einer Studie des Sozialpsychologen Daniel Batson und seiner Kollegen an der University of Kansas hervorgeht, beruhen unsere moralischen Gefühle tatsächlich zum Teil auf der Abneigung, das Leiden anderer Menschen mitzuempfinden. Die Forscher ließen ihre Versuchsteilnehmer beobachten, wie ein anderer Proband – angeblich im Rahmen eines Lernexperiments – schmerzhafte Elektroschocks erhielt. Die Hälfte der Teilnehmer wusste, dass sie sich die ganze Sitzung von zwölf Elektroschocks ansehen mussten. Der anderen Hälfte hatte man gesagt, der Teilnehmer bekomme zwölf Schocks verabreicht, sie brauchten sich aber nur zwei anzusehen.

Nach den ersten beiden Schocks wurden die Beobachter gefragt, ob sie einverstanden wären, dem anderen zu helfen, indem sie sich an dessen Stelle begäben, und wenn ja, wie viele Schocks sie bereit wären hinzunehmen. Falls die Teilnehmer ihre Hilfe aus partiell egoistischen Gründen anboten, war von denen, die alle zehn noch verbleibenden Durchgänge ansehen mussten, zu erwarten, dass sie mehr stellvertretenden Schmerz empfinden und daher größere Hilfsbereitschaft zeigen würden. Wurde diese jedoch von weniger eigennützigen Motiven bestimmt, musste auch das bloße Wissen, dass der andere weitere zehn Elektroschocks erhalten würde, zu gleicher Hilfsbereitschaft führen. Die Ergebnisse waren nicht eindeutig. Versuchspersonen, die eigentlich sofort gehen konnten, beschlossen, trotzdem zu bleiben und ungefähr ein Drittel der Elektroschocks des anderen zu übernehmen, was beweist, dass Hilfsbereitschaft auch durch Mitgefühl ohne Aussicht auf künftiges stellvertretendes Leiden ausgelöst werden kann. Doch die Teilnehmer, die bleiben mussten, entschieden, bis zu 60 Prozent mehr Elektroschocks auf sich zu nehmen – Schlussfolgerung: Je mehr stellvertretend erlebten Schmerz die Menschen erwarten, desto größer ist ihre Hilfsbereitschaft.

Nicht alle Menschen sind gleich empathisch. Empathie-Skalen wie Davis' Fragebogen messen solche Unterschiede.[14] Menschen, die in der Skala für persönliche Betroffenheit einen höheren Wert erreichen, aktivieren ihre eigenen Emotionen stärker, wenn sie die anderer Menschen beobachten, was vermuten lässt, dass sie eher bereit sind, anderen zu helfen. Das ist tatsächlich der Fall, doch diese Korrelation verändert sich mit dem Alter. Schon Säuglinge erleben das Leid anderer mit: Ganze Säle mit Neugeborenen beginnen zu schreien, wenn einer von ihnen schreit, als erlitten sie alle die gleiche Pein. Hilfeverhalten (Hilfsbereitschaft) beginnt jedoch erst später, sobald wir verstehen, dass die miterlebte Empfindung nicht unser eigener Schmerz, sondern der eines anderen ist und dass sich dieser stellvertretende Schmerz lindern lässt, indem man dem anderen hilft. Auf Empathie-Skalen zeigt sich das im Übergang von persönlicher Betroffenheit, das heißt vom unbehaglichen Gefühl beim Anblick des Leids anderer, zu einer reiferen empathischen Anteilnahme, das heißt dem Bedürfnis, angesichts der Notlage anderer Menschen zu helfen.

Mitleid bei Tieren

Wenn gemeinsame Schaltkreise tatsächlich die Grundlage für Ethik und unsere Anteilnahme für andere sind, dann legt der Umstand, dass Tiere Spiegelneuronen besitzen, den Gedanken nahe, dass sie zumindest irgendeine Form der Ethik besitzen – eine Vermutung, die die Forschung bestätigt hat.

Stellen Sie sich vor, Sie sitzen in einer Gefängniszelle und sind hungrig. Zwei Ketten hängen von der Decke. Wenn Sie an einer von ihnen ziehen, bekommen Sie von einer Abgabevorrichtung ein kleines Stück Brot. Da Sie hungrig sind, ziehen sie immer wieder an der Kette, um sich etwas zu essen zu verschaffen. Doch dann verändert sich etwas. Jedes Mal, wenn Sie an einer bestimmten Kette ziehen, beginnt jemand in der Nachbarzelle zu schreien. Hören Sie also auf, diese Kette zu benutzen? Die meisten von uns würden es tun. Schließlich sind wir human und stolz darauf. Der Psychiater und Psychoanalytiker Jules Masserman und seine Mitarbeiter an der Medizinischen Hochschule der Northwestern University stellten fest, dass Affen sich nicht anders verhalten.[127] Praktisch alle Tiere blieben lieber hungrig, als an einer Kette zu ziehen, die ihnen Nahrung geliefert, aber auch einem anderen Affen Leid zugefügt hätte. Einige Affen mieden die Kette zwölf Tage lang vollständig, nachdem sie ein einziges Mal erlebt hatten, dass sie damit einem anderen Affen Schmerzen verursachten. Da in dem Experiment die Trennwand zwischen den beiden Affen durchsichtig war, konnte der den Elektroschock erleidende Affe sehen, wer an der Kette zog. Hörte der andere Affe einfach deshalb auf, an der Kette zu ziehen, weil er Vergeltung fürchtete? Nein. Makaken leben in einer sehr hierarchischen Welt, in der kleinere Affen keine größeren angreifen. Doch es spielte keine Rolle, ob die Affen, die die Elektroschocks erhielten, kleiner oder größer waren als der Affe, der an den Ketten zog. *Entscheidend* war, wie gut die Affen einander kannten. Waren sie Käfiggenossen, ging es ihnen noch mehr gegen den Strich, einander Schmerzen zuzufügen, auch wenn das Opfer der Elektroschocks zu klein war, um Vergeltung zu üben. Wie Menschen scheint es Affen leidzutun, andere zu misshandeln – besonders wenn sie sich kennen.

Hüten wir uns davor, diese Ergebnisse überzubewerten. In den Jahren, als ich mit Makaken arbeitete, habe ich gesehen, wie sie sich schrecklich verletzten, sich sogar im Kampf ganze Finger abbissen. Sie sind aggressive Tiere und zu äußerster Gewaltanwendung bereit, um die soziale Leiter hochzuklettern. Die Studie zeigt aber, dass diese Affen über echte empathische Gefühle und moralische Empfindungen verfügen, mögen diese auch mit brutaler Aggressivität einhergehen – so wie Menschen, nach einem Arbeitstag als Wache in einem Konzentrationslager, am Abend liebevoll und einfühlsam mit ihren Kindern umgehen können.

Es mag ja ganz nett sein, nicht an einer Kette zu ziehen, wenn man noch eine andere hat, für die man sich entscheiden kann, aber Menschen, so könnten Sie vorbringen, riskieren ihr Leben für andere! Das würde doch ganz gewiss kein Tier tun. Die englische Primatologin Jane Goodall, die fast fünfunddreißig Jahre mit Schimpansen in Tansania lebte und ihre Erinnerungen in dem Buch *Ein Herz für Schimpansen** veröffentlichte, weiß zu berichten, dass Schimpansen genauso heldenhaft wie Menschen sein können. »Auch wenn Schimpansen eine Gefahr meistens zugunsten von Familienmitgliedern auf sich nehmen, gibt es Beispiele dafür, dass einzelne auch Verletzungen oder ihr Leben riskiert haben, um einem nichtverwandten Geführten beizustehen. [Der Schimpanse] Evered trotzte einmal bei einer Jagd der Wut erwachsener Pavianmännchen, um den kreischenden jungen Mustard zu retten, den die Paviane an den Boden gedrückt festhielten … Schimpansen können nicht schwimmen, und wenn sie in tiefes Wasser fallen … Ein erwachsenes Männchen starb, als es ein Kleinkind retten wollte, das seine unfähige Mutter hatte ins Wasser fallen lassen« (S. 244).

Wie eine faszinierende und überraschende Entdeckung zeigt, lassen sogar Ratten – diese kleinen Tiere, bei denen wir höchst selten an Moral und Tugend denken – Anzeichen für Empathie

---

* Reinbek, Rowohlt, 1991.

mit anderen Ratten erkennen. In unserem Labor verabreich-
ten wir einer Ratte, die wir den Demonstrator nannten, einen
sehr leichten elektrischen Schlag. Der verursacht keinen echten
Schmerz (ich habe meine Hand in die Vorrichtung gehalten, um
sicher zu sein), aber es ist ein ungewöhnliches Prickeln, das den
Demonstrator sichtlich erschreckt. Dabei beobachteten wir, dass
eine zweite Ratte erstarrte, wenn sie die Schreckreaktion des Demonstrators sah. Die Schreckstarre, das heißt, die vollkommene
Einstellung von Bewegungen, ist das Verhalten von Ratten in
Notsituationen, um eine Entdeckung durch Fressfeinde zu verhindern. Doch in diesem Fall erstarrt der Zeuge nicht um seiner
selbst willen, sondern infolge des Schrecks eines anderen. Dabei kommt es zu dieser Reaktion nur dann, wenn der Zeuge den
Demonstrator gut kennt – genau wie viele Affen und Menschen
mehr Empathie für Menschen zeigen, die sie gut kennen und die
sie zur eigenen Gruppe rechnen. Ratten bieten also offensichtlich
die Möglichkeit, Empathie bei Tieren zu studieren. In Chicago
wiesen Jean Decety und sein Team sogar nach, dass eine Ratte,
die beobachtet, wie eine andere in einer Falle sitzt, sich bemüht,
ihre Artgenossin zu befreien. Daraus folgt, dass eine Notsitua-
tion, die von einer Zeugin stellvertretend erlebt wird, offenbar als
Motiv für prosoziales Verhalten dienen kann.

Moralische Gefühle und Lernen

Während der Entwicklung sind unsere moralischen Empfindungen gewaltigen Veränderungen unterworfen. Es ist durchaus
möglich, dass wir unseren Freunden als Kleinkinder Spielzeug
stibitzen. Wenn wir dann sehen, wie unser Freund weint und unsere Eltern ärgerlich sind, bereuen wir unsere Taten, aber dann
ist der Schaden bereits angerichtet. Im Erwachsenenalter genügt
schon der bloße Gedanke, unseren Partner zu betrügen, um
uns Schuldgefühle einzuflößen. Was ist da geschehen? Psychologen bezeichnen das als die Verinnerlichung von Werten: Wenn
unsere Eltern über bestimmte Verhaltensweisen von uns ärger-

lich sind, »verinnerlichen« wir ihre Werte und entwickeln selbst negative Gefühle gegenüber diesem Verhalten. Das Konzept der gemeinsamen Schaltkreise in einem lernenden Gehirn kann uns helfen, die Verinnerlichung moralischer Werte zu verstehen.

Wie wir im Zusammenhang mit dem Lernen durch Beobachtung gesehen haben, verwenden alle höheren Organismen den Lernmechanismus »operante Konditionierung«, bei dem das Ergebnis einer Handlung darüber entscheidet, ob wir sie in Zukunft wiederholen oder vermeiden. Dieser effektive individuelle Lernmechanismus hat an sich keine soziale Funktion. Doch in Verbindung mit gemeinsamen Schaltkreisen wird er zu einem Instrument der Sozialisation. Wenn wir unserem Freund das Spielzeug stibitzen, ihn dadurch zum Weinen bringen und unsere Eltern verärgern, empfinden wir ihren Kummer und Ärger mit – Gefühle, die wir mit dem Stehlen verknüpfen. Infolgedessen werden wir fortan beim Stehlen ein schlechtes Gewissen haben und seltener stehlen. Wenn wir dagegen einen weinenden Freund trösten, empfinden wir seine Dankbarkeit mit und entwickeln folglich positivere Gefühle für diese Handlungsweise. Die Entscheidung, zu stehlen oder nicht zu stehlen, wird zunehmend von den Gefühlen bestimmt, die wir mit ihr zu assoziieren gelernt haben – Gefühle, die jetzt der Handlung vorangehen und sie verhindern können. Wir müssen nun nicht mehr warten, um festzustellen, was unsere Handlungen bei anderen bewirken. Aus diesem Grund können wir die moralische Sozialisation unserer Kinder beschleunigen, indem wir ihnen klarmachen, welche Gefühle sie anderen Menschen durch ihr Verhalten einflößen.

Das evolutionäre Rätsel: Warum nehmen egoistische Gene Rücksicht auf andere?

Die gemeinsamen Schaltkreise helfen uns, unsere moralischen Gefühle besser zu verstehen. Sie sorgen dafür, dass anderen helfen bedeutet, sich selbst zu helfen und sich gut zu fühlen, weil wir die Freude der anderen miterleben, während anderen schaden heißt, sich selbst zu schaden und sich schlecht zu fühlen, weil wir das Leid der anderen mitempfinden. Biologen sprechen in diesem Zusammenhang von der *proximaten* (unmittelbaren) Ursache moralischer Empfindungen, das heißt dem Faktor, der sie im Hier und Jetzt verursacht. Eine ganz andere Frage ist, wie sich unsere moralischen Gefühle im Laufe der unermesslichen evolutionären Zeiträume entwickelt haben, also die Frage nach der *ultimaten* (mittelbaren) Ursache. Da ging es um die Frage, warum die Evolution Tiere hervorgebracht hat, die füreinander sorgen, da das doch Energieverschwendung zu sein scheint in einer Welt, in der das Prinzip vom Überleben des Fittesten herrscht.

Eltern sorgen für ihre Kinder. Bei Tieren heißt das, auf eine Menge Nahrung zu verzichten und das eigene Leben aufs Spiel zu setzen. Für Menschen bedeutet es schlaflose Nächte und hohe Ausbildungskosten. Allerdings lässt sich diese Großzügigkeit leicht erklären. Wenn ein Gen elterliche Fürsorge fördert, erben die Kinder dieses Gen in 50 Prozent der Fälle (da die Hälfte der Gene vom anderen Elternteil stammt). Wenn das Gen dafür sorgt, dass für diese Kinder gut gesorgt wird, fördert es also sich selbst – in Gestalt seiner Kopien in den Kindern. Ein Erfolgsrezept für die natürliche (darwinistische) Selektion besteht folglich darin, für seine Kinder zu sorgen. Allerdings erklärt das nicht, warum wir im Beispiel vom Anfang dieses Kapitels dem armen Kerl am Straßenrand helfen möchten.

Lange Zeit konnten die Evolutionsbiologen nicht verstehen, warum irgendein Tier in einer solchen Situation einem anderen helfen sollte. Dann verfiel man auf das Prinzip der *Gegenseitigkeit*. Für solitäre Tiere wie Katzen ist es ziemlich nutzlos, anderen Katzen zu helfen, wenn diese nicht mit ihnen verwandt sind. Anders ist die Situation für einen Affen, der in einer sozialen Gruppe lebt. Affen kommen in der freien Natur sehr schlecht zurecht, wenn sie von ihrer Gruppe getrennt werden. In sozialen Gruppen werden Moral und Empathie zu Überlebensstrategien. Stellen Sie sich zwei verschiedene Affengruppen vor. Die eine Gruppe besitzt ein Gen, das die Tiere veranlasst, Leid und Freude der anderen Gruppenmitglieder mitzuempfinden (das heißt, sie haben gemeinsame Schaltkreise); die andere Gruppe besitzt kein solches Gen. Nun stellen Sie sich vor, dass ein Raubtier in die beiden Gruppen einfällt. In der ersten gelingt es dem Räuber vielleicht, einen der Affen zu fassen, doch dessen Schreie werden die anderen Tiere veranlassen, ihm zu Hilfe zu eilen. Gemeinsam können sie den Räuber in die Flucht schlagen, und alle überleben. Hier ist der Begriff der Gegenseitigkeit von Bedeutung, denn die Helfer mögen heute Nachteile in Kauf nehmen müssen – das Raubtier könnte sie verletzen, während sie helfen –, doch morgen werden sie vielleicht selbst zu Opfern und genießen dann den Vorteil, dass andere ihnen zu Hilfe kommen. Die Hilfe, die ein Affe leistet, ist von indirektem Nutzen – das Tier verschafft sich die Möglichkeit, die Hilfe von anderen zurückzubekommen.

Im Laufe der Zeit können die Vorteile des Helfens die Nachteile überwiegen. Zwar mögen alle Tiere kleine Kratzer und Beulen abbekommen, aber keines stirbt. In der anderen Gruppe isoliert der Fressfeind einen der Affen, während die anderen einfach davonlaufen. Das zahlt sich für die Ausreißer zwar kurzfristig aus, denn solange der Räuber seine Beute frisst, greift er keinen anderen Affen an, doch langfristig könnten auch sie an die Reihe kommen, und niemand wird zu ihrer Verteidigung da sein.

Bei näherer Betrachtung scheint die Argumentation nicht zu stimmen. Die Gruppe als Ganze würde zwar von einem solchen altruistischen Gen profitieren – doch Gruppen haben im Gegensatz zu Individuen keine Gene. Würde sich bei einem einzelnen Affen in der zweiten, egoistischen Gruppe ein empathisches Gen ausbilden, würde er anderen zu Hilfe kommen und sein Leben aufs Spiel setzen, ohne jemals seinerseits Hilfe zu bekommen. Wie kann dann die Entwicklung von Altruismus beginnen?

Der erste wichtige Faktor ist, dass die meisten modernen Primaten matrilokal sind, das heißt, dass die Männchen aus der Gruppe vertrieben werden und sich benachbarten Gruppen anschließen, während die Weibchen bleiben. Infolgedessen sind die meisten, wenn auch nicht alle, Weibchen direkte Blutsverwandte. Bei den Männchen stellt sich die Situation etwas anders dar, denn die dominanten Männchen mögen zwar viele Kinder haben, nicht jedoch die Neuankömmlinge. Insgesamt ist der Verwandtschaftsgrad der anderen Männchen mit der Gruppe geringer als der der Weibchen.

Da erscheint ein gewisser Unterschied im Altruismus unvermeidlich. Wenn ein Affenweibchen ein anderes Tier aus ihrer Gruppe rettet, ist die Wahrscheinlichkeit sehr hoch, dass dieser Affe eine Kopie des altruistischen Gens besitzt: Das zu Hilfe eilende Weibchen fördert also seine eigenen Gene. Die Wahrscheinlichkeit, dass das Gruppenmitglied das Gen hat, ist allerdings geringer, als wenn es seinen eigenen Kindern hilft, daher wird es für die Gruppenmitglieder weniger tun als für die eigenen Kinder, aber mehr für die Gruppenmitglieder als für die Mitglieder benachbarter Gruppen.

Ich glaube, dass unser aller Großzügigkeit ein solches Gefälle aufweist. Wir sind bereit, fast alles für unsere Kinder und nächsten Verwandten zu tun, weniger für den armen Kerl am Straßenrand und noch weniger für die Menschen auf fernen Kontinenten. Entfernung ist entscheidend. Möglicherweise hat unser Widerstreben, für anonyme Kinder in Afrika zu spenden, etwas mit diesen einfachen Verwandtschaftsgesetzen zu tun.

Ein Männchen hat jedoch größere Schwierigkeiten zu erkennen, ob ein anderes Männchen der Gruppe mit ihm verwandt ist. Wenn es in eine neue Gruppe kommt (weil es aus seiner vertrieben wurde), hat es weniger mit den Gruppenmitgliedern gemein als ein Weibchen. Sich so generell altruistisch zu verhalten wie ein Weibchen, würde daher bedeuten, auch einem Tier zu helfen, das kein Blutsverwandter ist. Daraus ergibt sich, dass unser Affe nicht für alle die gleiche Empathie empfindet. Anderen zu helfen, bringt nur dann Nutzen, wenn er Hilfe zurückbekommt, daher sollte er nur denen helfen, die ihm geholfen haben oder helfen werden, und nicht denen, die ihm in der Vergangenheit die Hilfe verweigert haben. So betrachtet, dient der Mechanismus nicht mehr der Förderung der eigenen Gene, sondern erhöht die Wahrscheinlichkeit auf Hilfe in der Zukunft. Eine solche Strategie ist auf ein hohes Maß an Verstandestätigkeit angewiesen. Man muss sich merken, wer gut und wer schlecht ist und wer einem in der Vergangenheit geholfen hat. Noch schwieriger: Im Idealfall müsste man auch denen helfen, die einem morgen helfen werden (obwohl man das doch noch nicht weiß), denn wenn sie die Regel verwenden, die man selber verwendet, helfen sie einem nicht, wenn sie sich nicht erinnern können, dass man ihnen zuvor geholfen hat. Man muss sich also nicht nur merken, wer einem selbst geholfen *hat*, sondern auch erraten, wer einem helfen *wird*. Daher kann nicht überraschen, dass es sich bei den Tieren, die nennenswerte Anstrengungen unternehmen, um Artgenossen zu helfen, nicht um Schnecken oder Frösche handelt, sondern um intelligentere, soziale Tiere wie Menschen, Menschenaffen, Tieraffen, Delphine, Fledermäuse und Elefanten. Nicht weil sie klug genug sind, um rational entscheiden zu können, was gut und was schlecht ist, sondern weil ihre Gehirne ihnen erlauben, Individuen zu erkennen und zu erinnern, wer was getan hat.

Genau diese Geschlechterdifferenz – die Männchen sind heikler in der Auswahl derer, für die sie Empathie aufbringen – hat sich in Tania Singers Experiment gezeigt.[67] Wenn wir sehen, wie jemand, der sich uns gegenüber als großzügig erwiesen hat, Elektroschocks erhält, fühlen wir uns alle veranlasst, seine Schmerzen mitzuempfinden und möglicherweise auch Hilfe zu leisten. Doch der Anblick eines als unfair erkannten Menschen, der die gleichen Elektroschocks erhält, aktiviert bei Frauen Empathie und bei Männern Lustzentren. Tatsächlich scheint dieses selektive, von der Fairness des anderen abhängige Empathie-Verhalten nicht auf Menschen beschränkt zu sein. Menschenaffen sind grundsätzlich bereit, ihr Futter mit anderen zu teilen, doch geben sie den Tieren mehr, von denen sie in der Vergangenheit welches erhalten haben.[XVII]

Jemandem nur deshalb zu helfen, weil er uns einmal helfen könnte oder geholfen hat – das hört sich sehr berechnend an. Ist das wirklich das, was uns durch den Kopf geht, wenn wir den armen Kerl blutend am Straßenrand sitzen sehen? Geht das dem Affen durch den Kopf, wenn er nicht an der Kette zieht? Nein, wir empfinden einfach den Schmerz mit, und das veranlasst uns zu helfen. Der ultimate, evolutionäre Grund für ein Verhalten unterscheidet sich vom proximaten Grund.

Allgemein gesprochen, sind es Emotionen, Gemütsbewegungen, die uns in Bewegung setzen. Die Evolution richtet es so ein, dass diese Emotionen unser Verhalten steuern. Wir trinken Wasser, essen, schlafen und haben Sex, weil wir uns dabei gut fühlen. Gleiches gilt für Empathie und unser moralisches Empfinden. Affen – und vermutlich die meisten Menschen – verzichten nicht aus Berechnung darauf, anderen Leid zuzufügen – weil sie hoffen, so erfolgreicher zu sein –, sondern weil sie sich damit auch selbst Leid zufügen würden. In dem Bruchteil einer Sekunde, die einem Menschenaffen für die Entscheidung bleibt, ob er bei der Verteidigung eines Freundes helfen soll, wird er wohl kaum darüber nachdenken, wie wahrscheinlich es ist, dass der andere sich eines Tages revanchieren wird. Er fühlt eine Welle von Mitgefühl für das Opfer und Wut auf die Aggressoren, die für dieses miterlebte Leid verantwortlich sind. Emotion ist Berechnung vonseiten der Evolution.

In den achtziger Jahren beschlossen der Politologe Robert Axelrod und der Evolutionsbiologe William D. Hamilton, beide von der Michigan University, einen Wettbewerb auszuschreiben. Jeder Beitrag war ein Computerprogramm, das gegen andere Programme ein bestimmtes Spiel spielte – jenes Gefangenendilemma, das wir in Tania Singers Experiment kennengelernt haben. Dabei entscheidet jeder Spieler, ob er kooperiert oder den anderen verrät. Wenn beide Programme für Kooperation optieren, erhält jedes 3 Punkte. Wenn eines kooperiert und das andere verrät, bekommt das erste 0 und das zweite 5 Punkte. Wenn sich beide für Verrat entscheiden, erhält jedes 1 Punkt.

Das Spiel ähnelt vielen Fällen menschlicher Kooperation. Wenn zwei Partner im Geschäftsleben kooperieren, dann sind sie erfolgreicher als alleine, müssen aber den Gewinn teilen. Wenn der eine sein Geld ins Geschäft steckt und der andere sich damit davon macht, dann verliert der eine alles, und der andere gewinnt alles, ohne dem Ertrag halbieren zu müssen. Die Computerprogrammierer hatten die Aufgabe, einfache Strategien für dieses Spiel zu finden.

Überraschenderweise schnitt von den vielen an dem Wettbewerb teilnehmenden Programmen die relativ einfache Tit-for-Tat-Strategie (»Wie du mir, so ich dir«) am besten ab. Beim ersten Durchgang kooperiert dieses Programm stets. Wenn der Gegner kooperiert, kooperiert es im Gegenzug, wenn der Gegner verrät, verrät es im Gegenzug. Diese Strategie war erfolgreicher als eine Strategie ständigen Verrats. Besonders überraschend: Tit-for-Tat schnitt gut ab, obwohl viele Programme im Wettbewerb ziemlich hinterlistig waren und Verrat übten, wann immer sie konnten. Aus diesem Programmierer-Contest können wir lernen, dass sich selbst in der rauen Welt feindseliger Computerprogramme die Bereitschaft auszahlt, beim ersten Zusammentreffen zu kooperieren, und dass die Entscheidung zu kooperieren, wenn jemand in vorhergehenden Durchgängen mit einem kooperiert hat, von Vorteil ist.

Gemeinsame Schaltkreise und moralische Empfindungen könnten also Maßnahmen sein, unser Gehirn auf die Tit-for-Tat-Strategie zu programmieren. Bei der ersten Begegnung werde ich Ihre Gefühle mitempfinden, und das wird mich veranlassen, Ihnen zu helfen. Wenn Sie sich revanchieren, helfen wir einander weiterhin, weil wir uns gut fühlen, wenn wir die Freude derer mitempfinden, denen wir helfen, und uns schlecht fühlen, wenn wir das Leid derer erleben, die wir im Stich lassen. Doch wenn Sie mich im Stich lassen, verändern sich meine Gefühle, und ich werde Ihr Leid nicht mehr mitempfinden, sondern bestrebt sein, mich zu rächen. Dieser Auge-um-Auge-Instinkt schützt uns davor, ständig der Dumme zu sein.

Psychopathie – die dunkle Seite der Moral

Psychopathen faszinieren und schrecken uns. Wenn wir sehen, wie Hannibal Lector die FBI-Agentin Clarice in dem Film *Das Schweigen der Lämmer* manipuliert, sind wir, ob wir es wollen oder nicht, gefesselt von der Mischung aus Intelligenz und Kaltblütigkeit, die dieses Hollywoodporträt eines Psychopathen verkörpert. Gleichzeitig sind wir nervös und furchtsam, weil wir spüren, dass unter Hannibals oberflächlicher Kultiviertheit die Fähigkeit zu schrecklichen Verbrechen schlummert.

Menschen wie Hannibal Lector sind faszinierend. Einerseits scheinen sie gerissen, machiavellistische Manipulatoren der menschlichen Seele zu sein. Andererseits lassen die schrecklichen Untaten, die sie unbarmherzig begehen, darauf schließen, dass es ihnen gänzlich an Empathie fehlt. Daher müssen wir uns fragen, was die Psychopathie tatsächlich kennzeichnet, warum es ihr an Empathie mangelt und warum die sozialen Fertigkeiten des Psychopathen so losgelöst von seinem Empathiemangel zu sein scheinen. Sobald wir das herausgefunden haben, könnten wir nicht nur helfen, die Gesellschaft vor gefährlichen Psychopathen zu schützen, sondern uns auch um ein besseres Verständnis der Moral und der besonderen Selektivität gemeinsamer Schaltkreise für faire Menschen bemühen.

Eine Checkliste zur Erkennung von Psychopathen

Psychopathen gibt es nicht nur in Hollywoodthrillern. Ein großer Teil der Kriminellen innerhalb und außerhalb unserer Gefängnisse sind Psychopathen. Zwar verüben nur wenige so bizarre Verbrechen wie Hannibal Lector, doch die meisten von ihnen verbinden ein Talent zur Manipulation mit einem Mangel an Reue. Wörtlich ist *Psychopathie* zusammengesetzt aus griechisch *psyché* (»Seele«) und *páthos* (»Leiden«), doch die meisten Fachleute bezeichnen mit dem Begriff Menschen, die, ohne den Kontakt mit der Wirklichkeit verloren zu haben, anderen ohne das geringste Gefühl der Schuld oder der Empathie Schaden zufügen. Häufig spricht man statt von Psychopathie auch von Soziopathie, um die soziale Dimension dieser Störung hervorzuheben.

In den letzten Jahrzehnten haben Psychologen und Psychiater die Psychopathie-Diagnose formalisiert, indem sie eine Reihe von Kriterien entwickelten, mit denen wir Psychopathen von gewöhnlichen Kriminellen und anderen Menschen mit psychischen Störungen unterscheiden können. Vor allem Robert D. Hare, emeritierter Professor für Psychologie an der University of British Columbia, hat einen Großteil seiner beruflichen Laufbahn auf die Entwicklung einer Psychopathie-Checkliste verwandt, die Klinikern weltweit die Möglichkeit gibt, Psychopathie verlässlich zu diagnostizieren und zu quantifizieren.[128] Nach diesem Katalog zeichnet sich der typische Psychopath durch eine Kombination von vier Merkmalgruppen aus, darunter ein verstörender Mangel an Empathie.[XVIII]

Psychopathen sind geschickte und großartige Lügner

Psychopathen ähneln dem Klischee eines gerissenen Gebrauchtwagenhändlers. Sie sind äußerst redegewandt, haben aber ein sehr gestörtes Verhältnis zur Wahrheit. Wenn sie bei einer Lüge ertappt werden, schalten sie ohne das geringste Anzeichen von Verlegenheit auf die nächste Version um. Sie überschätzen sich und ihre Fähigkeiten, woraus sie übertriebene Ansprüche ableiten, darunter die Überzeugung, sie dürften sich nehmen, was sie wollten, und stünden über dem Gesetz.

Ein Aspekt, der Psychopathen so erfolgreich und faszinierend macht, ist ihre Fähigkeit, Menschen zu bestricken und zu manipulieren. Psychopathen scheinen sehr schnell zu entdecken, worauf jemand »anspricht«, und sich dieses Wissen geschickt zunutze zu machen. Beispielsweise lief Ted Bundy, der amerikanische Serienkiller, der den Mord an neunundzwanzig Frauen gestanden hat, mit überflüssigen Krücken herum, um sich einen harmlosen Anstrich zu geben. Sobald er beobachtet hatte, dass eine Frau bereit schien, ihm zu helfen, ließ er seine Einkaufstüte neben seinem Auto fallen, und wenn die Frau herbeilief, um ihm beim Aufheben zu helfen, schlug er ihr mit ebenden Krücken auf den Kopf, mit denen er ihr Vertrauen eingeflößt hatte, hob sie in den Wagen und fuhr davon, um sie zu missbrauchen und umzubringen. Die Fähigkeit, kaltblütige Pläne zu schmieden, um andere zu manipulieren und zu hintergehen, ist das größte Talent des Psychopathen.

Soziopathen haben eine impulsive und parasitäre Lebensweise

Außerdem ähneln Psychopathen Kleinkindern, weil ihnen offenbar die Verhaltenskontrollen fehlen, die sich Erwachsene selbst auferlegen. Wenn ein kleines Kind einen Stapel Kekse sieht, von denen es weiß, dass es sie nicht essen darf, wird die Verlockung wahrscheinlich größer sein als die Selbstbeherrschung. Fragt man das Kind später, warum es sie gegessen hat, dürfte die Antwort auf eine Aussage wie »weil mir danach war« hinauslaufen. Soziopathen kommen über dieses Stadium nie hinaus.

Der Soziopath versäumt es auch, die Zukunft zu planen, um seine Ziele zu erreichen. Er möchte vielleicht Pilot werden, hält es aber nicht für nötig, die einzelnen Schritte zu planen, eine Flugschule zu besuchen und so fort, sondern fälscht die Zeugnisse, verhält sich, als wäre er Pilot, und erschwindelt sich auf diese Weise eine Anstellung – ganz so wie Leonardo di Caprio in dem Film *Catch Me If You Can*. Wie Parasiten nehmen sie mit, was das Leben ihnen bietet. Fröhlich ziehen sie mit einer Frau zusammen, lassen sie die Rechnungen bezahlen und Gefühle investieren, ohne ihr gegenüber die geringsten Verpflichtungen einzugehen.

Psychopathen haben eine Geschichte antisozialen Verhaltens

Die Vergangenheit des Psychopathen ist oft seit seiner Kindheit eine Geschichte von Opfern – Menschen, die er durch sein Verhalten verletzt hat. Künftige Psychopathen lügen und betrügen im Kindesalter öfter als ihre Altersgenossen. Sie stehlen, legen Brände, stören den Unterricht, nehmen Drogen und fallen durch Vandalismus auf. Häufig neigen sie auch mehr als andere Kinder ihres Alters zur Tierquälerei.

Als Erwachsene halten Psychopathen die Regeln und Gesetze der Gesellschaft für lästige und unsinnige Hindernisse auf dem Weg zu ihren Zielen, und sie verhalten sich, als wenn diese Regeln nicht für sie gelten würden. Infolgedessen haben Psychopathen in der Regel ein langes Strafregister, wobei sie im Gegensatz zu den meisten anderen Kriminellen, die ein Spezialgebiet haben (beispielsweise Bankraub), höchst unterschiedliche Vorstrafen aufweisen – Diebstahl, Sexualdelikte und Körperverletzung. Einige Psychopathen scheinen ihr Verhalten hinreichend steuern zu können, um das Gefängnis zu vermeiden, bewegen sich aber in einer gesetzlichen Grauzone, indem sie zweifelhafte, leichtsinnige Geschäfte tätigen, oder sie traumatisieren Ehepartner und andere Familienmitglieder.

Nicht einfühlen, denken!

Warum manipulieren und verletzen Psychopathen andere Menschen? Warum missachten sie die Regeln und Gesetze der Gesellschaft? Ich glaube, dass die Antwort mit den gemeinsamen Schaltkreisen zusammenhängt. Erinnern Sie sich noch an Vorfälle, wo Sie anderen Leid zugefügten – vielleicht einen schwächeren Klassenkameraden schikaniert, einem Insekt die Flügel ausgerissen, eine Freundin »abserviert« haben? Was empfinden Sie? Die meisten Menschen haben ein unangenehmes Gefühl, in dem das Leid anklingt, das wir zugefügt haben. Entscheidend ist, dass diese unangenehme Empfindung in uns den Wunsch weckt, wir hätten anders gehandelt, und uns davon abhält, dergleichen zu widerholen. Tatsächlich können wir Kinder am besten lehren, anderen nicht wehzutun oder sie zu kränken, indem wir ihre empathische Betroffenheit verstärken und sie darauf aufmerksam machen, was sie anderen antun.[129] Mit Hilfe dieser empathischen Anteilnahme lernen die meisten normalen Kinder rasch, dass Regelverletzungen, die Menschen Leid zufügen (etwa »Man schlägt andere nicht«), schlimmer sind und einer ganz anderen Kategorie angehören als solche, die niemanden kränken (etwa »Man spricht nicht mit vollem Mund«).

Psychopathen scheinen gegen solche Einflüsse relativ immun zu sein und können sich das Unrecht, dass sie anderen zugefügt haben, mit erschreckender Gleichgültigkeit ins Gedächtnis rufen. »Er hatte sich das doch selbst zuzuschreiben«, sagte einer der von Hare interviewten Strafgefangenen, der einen Mann im Streit um eine Kneipenzeche ermordet hatte. »Jeder konnte sehen, dass ich an dem Abend in einer üblen Laune war. Warum hat er mich gepiesackt?«, fuhr er fort. »Jedenfalls hat der Bursche nicht gelitten. Ein Messerstich in eine Arterie ist die leichteste Art zu gehen«[130] (S. 36). Anderen schweren Schaden zuzufügen, ist für sie eine ebenso triviale Regelverletzung wie für uns andere, mit vollem Mund zu sprechen. Für sie ist Mord eher der Bruch einer *konventionellen* als einer *moralischen* Regel. Das unterscheidet Psychopathen von uns und von nicht-psychopathischen Kriminellen. Zwar sind wir alle fähig, andere Menschen zu kränken oder zu schädigen, doch in der Regel werden wir uns deswegen schuldig fühlen. Psychopathen nicht. »Schuld? … Eine Illusion … und sehr ungesund«, meinte Ted Bundy.[131]

Der mangelnde Sinn des Psychopathen für Betroffenheit ist nicht auf seine Wahrnehmung anderer beschränkt. Er spricht von seinen negativen Emotionen abstrakt und oberflächlich, als seien ihm die Wörter bekannt, als wüsste er aber nicht recht, welche Gefühle normalerweise mit ihnen verknüpft sind. Die meisten Menschen erleben, wenn sie Angst haben, eine Fülle von Körperempfindungen: Die Hände werden feucht, die Herzfrequenz steigt, der Magen krampft sich zusammen. Bei Psychopathen sind diese physiologischen Reaktionen lange nicht so ausgeprägt.[132, 133] »Wenn ich eine Bank ausraube«, sagte er, »merke ich, dass der Mensch an der Kasse zittert oder nicht mehr sprechen kann. Eine Kassiererin hat über das ganze Geld gekotzt. Sie muss ziemlich fertig gewesen sein, aber ich weiß nicht, wieso«,[130] (Hare, S. 47).

Die emotionale Welt des Psychopathen scheint von den Grundtrieben eines Löwen beherrscht – Gier, Hunger und Enttäuschung –, und nicht von Furcht, Wut, Glück, Ekel, Überraschung und Traurigkeit, die für das Gefühlsleben der meisten erwachsenen Menschen charakteristisch sind.

Sie kennen keine Furcht

Aus dem Blickwinkel der gemeinsamen Schaltkreise spricht vieles dafür, dass es eine Kausalbeziehung zwischen der Oberflächlichkeit der Psychopathen und ihrem Empathiedefizit gibt. Wie Inselläsionen zeigen, kann die Fähigkeit, Gefühle zu empfinden, eine notwendige Voraussetzung für das Mitempfinden der Gefühle anderer sein.[52, 53] Wenn ein Psychopath die Betroffenheit nicht so intensiv empfindet wie die meisten von uns, fehlt seinen gemeinsamen Schaltkreisen genau die Stimme, in der die Betroffenheit anderer Menschen nachklingt.

Einer von Hares Interviewpartnern mit hohen Werten auf der Psychopathie-Checkliste, hat diese Verbindung von Gefühl und Empathie anschaulich zum Ausdruck gebracht: »[Meine Opfer] haben Angst, oder? Aber ich verstehe es nicht wirklich. Ich habe schon selbst Angst gehabt, ich fand das nicht unangenehm«[130] (S. 39). Wie kann Furcht nicht unangenehm sein? Dieser Psychopath hat das Gefühl offensichtlich nie erlebt. Er hat gelernt, das Wort »Furcht« im richtigen Zusammenhang zu verwenden (wenn beispielsweise ein Revolver auf seinen Kopf gerichtet ist), verfügt aber nicht über die physiologischen und affektiven Konnotationen, die es für die anderen Menschen so unangenehm macht. Die gemeinsamen Schaltkreise in seinem Gehirn können nichts mit dem Gesichts- und Verhaltensausdruck seiner Opfer assoziieren, daher bleiben deren Reaktionen nichtssagend und leer für den Psychopathen.

Die schwarze Kunst, an andere ohne Empathie zu denken

Psychopathen verstehen sich geschickt darauf, andere Menschen zu beeinflussen und zu benutzen. Im Gegensatz zu Autisten, für die die Geistesverfassung anderer Menschen ein Rätsel bleibt, scheint es für Psychopathen leicht zu sein, das Gefühlsleben anderer logisch zu analysieren, um ihr Verhalten vorherzusagen und zu manipulieren. Viele Soziopathen machen sich über ihre Mitmenschen lustig: Man könne sie ausnützen, weil sie sich einfach *zu leicht* manipulieren ließen.

Doch der Umstand, dass Psychopathen keine Betroffenheitsgefühle kennen, ist natürlich äußerst praktisch, denn selbst Betroffenheit zu empfinden oder die Betroffenheit anderer empathisch mitzuerleben, ist aufreibend – und der Verfolgung der eigenen Ziele häufig nicht eben dienlich.

Wenn ein bösartiger Wissenschaftler in einem Science-Fiction-Film einen vollkommenen Verbrecher erschaffen sollte, würde er sicherlich ein Geschöpf herstellen, das die Handlungen, Ziele, Bedürfnisse und Gefühle anderer verstandesmäßig erfassen könnte und gleichzeitig die Fähigkeit besäße, die Empfänglichkeit für die eigene Betroffenheit und die Betroffenheit anderer abzuschalten, so wie Data in *Star Trek* seinen Emotionschip an- und abschalten konnte. Jetzt könnte das Geschöpf mit Hilfe seiner kalten Intelligenz andere manipulieren und seine Gefühle ausklammern, wenn sie seinen kriminellen Absichten im Wege stünden. Die Fähigkeit, andere zu betrügen und auszunutzen, wäre frei von allen Einschränkungen des Gewissens, und ein kaltblütiger, gerissener Psychopath wäre geboren.[130]

Die meisten Menschen würden sich wahrscheinlich über die Fähigkeit freuen, Gefühle wie Furcht und Schuld zumindest zeitweise abschalten zu können. Doch das geht nicht. Moralisch sind wir nicht durch unsere *Fähigkeit*, empathisch zu sein, sondern durch unsere *Unfähigkeit*, die Empathie zum Schweigen zu bringen. Ein künstlicher Mensch, der als Verbrecher konstruiert wäre, würde sich von uns darin unterscheiden, dass er fest schlafen könnte, nachdem er jemanden getötet hat.

Natürlich werden echte Psychopathen nicht von diabolischen Wissenschaftlern konstruiert. Doch dank diesem Gedankenexperiment können wir besser verstehen, wie eine Kombination aus Intelligenz und einem Mangel an Gefühl und Empathie ein leistungsfähiges Doppelmerkmal wäre, das die Evolution begünstigen würde, wenn es darum ginge, Menschen zu entwickeln, die vom Verbrechen leben. So betrachtet, können wir einem der Psychopathen aus unserer Studie nur zustimmen, wenn er sagt: »Ich denke, mein hoher Psychopathie-Wert ist eine Begabung, keine Krankheit.« Das Experiment verdeutlicht auch einen entscheidenden Unterschied zwischen Autismus und Psychopathie: Autisten haben Defizite in Hinblick auf ihre Empathie sowie auf ihre Fähigkeit, sich in die Gedanken- und Gefühlswelt anderer hineinzuversetzen, während Psychopathen in der Lage sind, ihre Empathie abzustellen, ohne deshalb ihre Fähigkeit zu beeinträchtigen, die Geistesverfassung anderer logisch zu erfassen.

In Tania Singers Studie empfanden Frauen den Schmerz eines anderen Versuchsteilnehmers mit, als wäre stellvertretendes Leiden ein automatischer Prozess für sie, während Männer dieses Mitleiden offenbar unterdrücken konnten, wenn sich der andere ihnen gegenüber unfair verhalten hatte.[119] Viele Männer passen ihre Empathie auch an hierarchische Beziehungen an. Ein Spitzenmanager empfindet mehr Empathie, wenn er einen anderen Manager feuert, als wenn er einen Arbeiter entlässt. Dieser Unterschied könnte darauf zurückgehen, dass Gleichgestellte weit eher in der Lage sind, sich zu revanchieren. In diesem Zusammenhang sind die Überlegenheitsgefühle von Psychopathen vielleicht die extreme Ausformung einer normalen Tendenz, nicht allen Menschen die gleiche Empathie entgegenzubringen, wozu auch der Umstand passt, dass Psychopathie häufiger bei Männern als bei Frauen beobachtet wird.[134]

Eine umfangreiche Zwillingsstudie zeigt, dass bei eineiigen Zwillingen schon im Alter von sieben Jahren ein Kind, dessen Zwillingsgeschwister einen Mangel an Empathie für Betroffenheit aufweist, eine viel höhere Wahrscheinlichkeit für das gleiche

Defizit besitzt als ein entsprechender zweieiiger Zwilling. Daraus ergibt sich der Schluss, dass die Gene – und nicht die Umwelt, die eineiige und zweieiige Zwillinge in gleichem Maße teilen – dieses psychopathische Merkmal vermitteln.[132] Das Vorliegen einer genetischen Veranlagung zur Psychopathie gibt der Evolution unglücklicherweise die Möglichkeit, die Individuen zu selektieren, denen es am besten gelingt, ihre moralischen Empfindungen zu unterdrücken und andere nach Belieben auszunutzen.

In Zusammenarbeit mit dem holländischen Justizministerium haben meine Doktoranden Harma Meffert, Valeria Gazzola und ich untersucht, ob Psychopathen ihre gemeinsamen Schaltkreise in geringerem Maße aktivieren, während sie die Betroffenheit anderer beobachten.

Freigang für Patient 13

Als Patient 13 an diesem Morgen in der S.-van-Mesdag-Klinik, einer mittelalterlich aussehenden Festung bei Groningen, geweckt wird, weiß er, dass heute der Tag der Tage ist. Im Laufe des letzten Monats hat ihn Harma Meffert mehrfach in seiner hochgesicherten forensischen Klinik aufgesucht, um ihn zu fragen, ob er bereit sei, an unserem Experiment teilzunehmen. Als ein Täter, der wegen eines Gewaltverbrechens verurteilt wurde und den höchstmöglichen Wert (40) auf der PCL-R, der Revidierten Psychopathie-Checkliste, erreicht hat, gehört Patient 13 genau zu den Psychopathen, die wir scannen wollen. Irgendetwas in seinem Inneren veranlasst ihn, Menschen Gewalt anzutun, ohne Schuldgefühle zu empfinden, und wir möchten herausfinden, was das ist. Patient 13 gefällt die aufmerksame und höfliche Art, in der Harma ihn fragt, ob er noch immer zur Teilnahme gewillt sei. Wenn er in dieser Weise um einen Gefallen gebeten wird, fühlt er sich wichtig; eine willkommene Abwechslung gegenüber den Befehlen, denen er sich normalerweise fügen muss. Um mögliche Fluchtpläne zu unterbinden, weiß Patient 13 nur, dass er irgendwann in unser Forschungszentrum gefahren wird, nicht aber den genauen Tag. Eine Stunde nach dem Wecken klettert Patient 13 auf dem Parkplatz unseres Instituts schwerfällig – er hat Holzstäbe in der Hose, die ihn am Weglaufen hindern sollen – aus dem gepanzerten Kleinbus. »Schade, dass die Aufmerksamkeit nicht ein bisschen größer ist«, sagt er lächelnd. Mit fesch gestutztem Bart und Haar und seiner ordentlichen Kleidung zeigt er, dass er um einen guten Eindruck auf andere bemüht ist. Die drei kräftigen Wachen an seiner Seite in ihren Sweatshirts sehen wie Trainer und nicht wie Vollzugsbeamte aus, und Patient 13 scheint fast stolz auf sein Gefolge zu sein. Seine Begleiter tragen keine Waffen: Die Holzstäbe scheinen Sicherheit genug zu bieten. Metallgeschosse wären auch gefährlich in der Umgebung des MRT-Scanners. Sobald sich die schwere Tür des Scanners hinter Patient 13 geschlossen hatte, gibt es sowieso kein Entkommen mehr für ihn. In der ersten Hälfte des Experiments messen wir seine Hirnaktivität, während er Filmsequenzen sieht, in denen die Hände zweier Menschen interagieren. In einem der Filme fügt eine Hand der anderen Schmerzen zu, indem sie einen Finger verdreht. In anderen streicheln die Hände einander liebevoll. In wieder anderen sucht eine Hand die andere, doch diese reagiert mit einer barschen wegstoßenden Bewegung. Unsere normalen Kontrollteilnehmer berichteten, der Anblick dieser Filme löse bei ihnen empathische Gefühle aus: stellvertretende Betroffenheit, wenn das Opfer das Leid der Zurückweisung erfahre, und empathische Freude, wenn liebevolle Zärtlichkeiten ausgetauscht würden. Außerdem zeigten die Gehirne dieser gesunden Teilnehmer die Aktivität in den prämotorischen, somatosensorischen und emotionalen Gehirnregionen, die zu erwarten war, wenn sie die Gefühle miterlebten, die das Verhalten der Schauspieler in den Filmen suggerierte. Wir wollten wissen, ob das Gehirn von Psychopathen anders reagiert. Wie die Bezeichnung sagt, ist Patient 13 der dreizehnte von einundzwanzig psychopathischen Individuen, die wir auf diese Weise messen. Er ist höflich, fast charmant, hat aber ein sadistisches Vergnügen daran, uns nach seiner Pfeife tanzen zu lassen. »Könnte ich noch mal auf die Toilette gehen?«, fragt er. Harma schaut die Wachen an. Die zucken die Achseln. Ihn aus dem Scanner und wieder hineinzulotsen, kostet uns weitere zwanzig Minuten, aber wir haben keine Wahl. Als wir ihn aus dem Scanner führen, zeigt er noch immer sein stereotypes Lächeln. Er genießt die Rollenumkehrung: Er befiehlt, und wir springen. Im zweiten Teil des Experiments, nach seiner Rückkehr von der Toilette, geht Harma in den Scanner-Raum und lässt Patient 13 ähnliche Erfahrungen durchleben, wie sie die Kontrollpersonen im Film gesehen haben. Mit seiner Zustimmung schlägt sie ihm auf die Hand, damit er einen leichten Schmerz empfindet, stößt seine Hand weg, damit er sich zurückgewiesen fühlt, und streichelt die Hand sanft. Nach dem Experiment waren die meisten Psychopathen unbeeindruckt von dem Experiment: »Es war blöd, langweilig«, sagte einer später zu Alisson Abbott, meiner Lieblingsjournalistin bei der Zeitschrift *Nature*, in der über meine Studie berichtet wurde. Psychopathen begreifen nicht, dass unsere kleinen Filmchen irgendetwas mit der brutalen Gewalt zu tun haben, die so unselig häufig in ihrem Leben auftaucht. Trotzdem erwies sich das Experiment als Erfolg. Während die Psychopathen die Filmsequenzen sehen, aktivieren sie die Hirnregionen, die an der Ausführung eigener Handlungen und der Empfindung eigener Leiden und Freuden beteiligt sind – unter anderem SI, SII, Insel und prämotorischen Kortex –, in geringerem Maße als altersangeglichene Kontrollpersonen ohne psychopathische Merkmale. Interessanterweise war ihre Hirnaktivität in diesen Regionen zwar auch etwas reduziert, während sie ähnliche Zustände erlebten – als Harma sie im Scanner schlug oder streichelte –, doch der Unterschied bei diesen unmittelbaren Erfahrungen war nicht so groß wie beim Anblick von Freud und Leid anderer. Daher zeigen unsere Ergebnisse, dass ein Mangel an Empathie bei dem, was andere Menschen tun und fühlen, tatsächlich ein wesentlicher Aspekt der Psychopathie sein könnte. Es fällt auf, dass die Antworten, die unsere psychopathischen Versuchspersonen beim Interpersonal Reactivity Index (IRI) von Davis (vgl. Anhang S. 287 f.) gaben, im Gegensatz zu den Ergebnissen der Gehirn-Scans den Eindruck erweckten, wir hätten es mit unschuldigen Lämmern zu tun, die so empathisch sind wie Sie und ich. Es ist bekannt, dass Psychopathen gerissen sind und Fragebogen so beantworten, wie es ihrer Meinung nach für eine frühzeitige Entlassung am günstigsten ist. Doch die funktionelle Bildgebung des Gehirns offenbart, was die schriftlichen Antworten verheimlichen.

Könnte man unser Experiment, da es doch aufschlussreicher als Fragebogen zu sein scheint, nicht auch vor Gericht verwenden, um festzustellen, ob ein Angeklagter ein Psychopath ist oder nicht? Gegenwärtig wäre das unmöglich. fMRT ist ein sehr indirektes Maß für Gehirnaktivität. Wie in den Kapiteln zuvor gesehen, verändert neuronale Aktivität den Blutfluss, der seinerseits das Magnetfeld des Scanners um eine Winzigkeit verändert. Doch abgesehen von der Reaktion des Gehirns auf unsere Reize beeinflussen noch viele andere Faktoren die fMRT-Messung – Gehirntemperatur, Atmung, Kopfbewegungen, sogar Tagträumen und vieles mehr. Alle diese Einflüsse erzeugen ein Rauschen, das häufig die tatsächlich durch die Reize ausgelöste Hirnaktivität eines einzelnen Teilnehmers überlagert. Wie man einem Gesprächspartner auf einer lauten Party einen Satz durch häufige Wiederholung schließlich doch noch verständlich machen kann, lässt sich das Rauschen im Scanner überwinden, indem man die Hirnaktivität vieler Patienten misst und die Ergebnisse mittelt. Mit fMRT vermögen wir zu messen, dass das psychopathische Gehirn im Durchschnitt weniger empathisch ist als das unsere, aber wir können nicht mit der Zuverlässigkeit, die vor Gericht verlangt wird, angeben, ob ein einzelner Patient psychopathisch ist oder nicht. Viele Forschungszentren, einschließlich des Netherlands Institute for Neuroscience in Amsterdam, an dem meine Forschungsgruppe und ich demnächst unsere Arbeit fortsetzen werden, investieren daher in neuere Scanner-Generationen, die eine rauschärmere Messung der Gehirnaktivität ermöglichen. Eines unserer Ziele für die Arbeit mit diesen neuen Scannern wird die Diagnose psychischer Störungen bei einzelnen Personen sein. Bis dahin wird die PCL-R, die auf Vorstrafenregister und psychiatrischer Einschätzung beruht, das zuverlässigste Instrument zur Beurteilung der psychopathischen

Charakterstruktur eines Individuums bleiben. fMRT-Experimente wie die unseren dienen nicht der Diagnose von Patienten, sondern liefern nur Erkenntnisse über die Geistesverfasssung von bereits diagnostizierten Patientengruppen.

Therapien scheinen sich bislang enttäuschend gering – wenn überhaupt – auf die Rückfallwahrscheinlichkeit von Psychopathen auszuwirken. Pharmaka helfen offenbar überhaupt nicht, und Psychopathen, die Verhaltenstherapien unterzogen wurden, scheinen sogar häufiger rückfällig zu werden als Psychopathen ohne Therapien. Von dem Befund, dass Psychopathen eine verringerte Aktivität in gemeinsamen Schaltkreisen erkennen lassen, erhoffen wir uns Anregungen zu neuen Therapien. Zu diesem Zweck suchen wir gegenwärtig nach geeigneten Tiermodellen für Empathie-Studien, in denen wir herausfinden wollen, wie sich gemeinsame Schaltkreise beeinflussen lassen.

Moralische Schutzschilde

Das Talent der Psychopathen, ihre Empathie zum Schweigen zu bringen, hat weitreichende und destabilisierende Auswirkungen auf die Gesellschaft. Wenn wir alle in gleichem Maße empathisch und von unseren moralischen Empfindungen bestimmt wären, könnten wir einander vorbehaltlos und glücklich vertrauen. Leider hätte in einer solchen Welt eine Mutation, die ihrem Träger ermöglichte, seine Empathie abzuschalten, allzu leichtes Spiel. Um uns selbst vor Ausbeutung zu schützen, haben wir moralische Schutzschilde entwickelt – unter anderem das Recht.

Unsere Intuition sagt uns, dass wir, wenn wir anderen Menschen Leid antun, uns selbst Leid zufügen, und unsere Gesetze und Ethik institutionalisieren und verstärken dieses Gefühl. Wie alle natürlichen Sprachen bestimmte universelle Merkmale gemein haben, so bekennen sich auch alle Weltreligionen, die mehr als 80 Prozent der Weltbevölkerung erfassen, zu der gleichen Goldenen Regel. Jede Religion formuliert diese Regel etwas anders. Jesus sagt: »Alles nun, was ihr wollt, dass euch die Leute tun sollen, das tut ihr ihnen auch. Das ist das Gesetz und die Propheten« (Matthäus 7,12); der Prophet Mohammed lehrt: »Keiner von euch ist gläubig, bis er für seinen Bruder wünscht, was er für sich selbst wünscht« (13. Hadit im Buch »An-Nawawi: Vierzig Hadite«); im *Mahabharata* heißt es: »Man soll niemals einem Anderen antun, was man für das eigene Selbst als verletzend betrachtet. Dies, im Kern, ist die Regel aller Rechtschaffenheit« (Mahabharata 5, 1517); Buddha sagt: »Verletze nicht andere auf Wegen, die dir selbst als verletzend erscheinen« (Udanavarga, 5,18); und Rabbi Hillel fasst die ganze Thora wie folgt zusammen: »Was dir nicht lieb ist, das tue auch deinem Nächsten nicht. Das ist die ganze Thora, und alles andere ist nur ihre Auslegung, geh und lerne sie« (Talmud, Shabbat 31a).

Doch sie alle stimmen auf fast unheimliche Weise in ihrer Kernbotschaft überein: Behandle andere, wie du behandelt werden möchtest.

Die Universalität bestimmter Sprachregeln verrät uns etwas über das Gehirn – dass nämlich alle menschlichen Gehirne aufgrund ihrer Verdrahtung das Erlernen dieser Regeln erleichtern und dass nicht-menschliche Gehirne große Schwierigkeiten damit haben.[135] Die Universalität der Empathie als Grundlage von Ethik und Religiosität teilt uns etwas Ähnliches mit. Das menschliche Gehirn ist für Empathie verdrahtet, daher ist der Umstand, dass allen erfolgreichen Religionen diese Goldene Regel gemeinsam ist, kein Zufall. Da sich in ihr eine Funktion unseres Gehirns manifestiert, sind Religionen, die sie in den Mittelpunkt ihrer Lehre stellen, leichter zu akzeptieren und eher mit unserem Denken zu vereinbaren als Religionen, bei denen das nicht der Fall ist.

> *Was du nicht willst, dass man dir tu',*
> *das füg auch keinem anderen zu*

Wie ideal ethische Gesetze sich mit den gemeinsamen Schaltkreisen verflechten, zeigt sich besonders deutlich an einem wichtigen Detail der Goldenen Regel. Die neuronalen Aktivitätsmuster, die sich aus den gemeinsamen Schaltkreisen ergeben, entsprechen nicht genau dem, was dem anderen zustößt, sondern dem, was wir an seiner Stelle gefühlt hätten. Wir haben das vor allem am Beispiel des Handelns gesehen.[19, 90] Infolgedessen teilen uns die gemeinsamen Schaltkreise nicht direkt mit, welchen Wert die Handlung für den anderen hat, sondern veranlassen uns zu der Überlegung, welchen Wert sie für uns hätte, wenn wir an seiner Stelle wären. Wir alle wissen, welche Auswirkungen dieser feine Unterschied auf die Resultate unseres gutgemeinten Verhaltens haben kann. Häufig sind wir versucht, den Menschen zu geben, wonach es uns selbst verlangt, und sind dann manchmal enttäuscht, wenn wir feststellen, dass sie etwas anderes vorziehen.

Diese egozentrische Wahrnehmungsverzerrung gemeinsamer Schaltkreise schlägt sich sehr auffällig in der Goldenen Regel der Ethik nieder, die uns nicht rät, anderen zuzufügen, was gut für *sie* ist, sondern, was wir wünschen, *dass sie uns täten*. Der Umstand, dass so viele weise Männer die Regel derart subjektiv formuliert haben, spricht für die These, dass die Goldene Regel an einen in die gleiche Richtung weisenden, angeborenen neuronalen Mechanismus appelliert: die gemeinsamen Schaltkreise.

Gesetze gibt es wegen Betrügern und Psychopathen

Die Goldene Regel sagt uns auch etwas über die Grenzen der intuitiven Ethik. Wenn unsere Gehirne so hochmoralisch wären, wozu bräuchten wir dann explizite Goldene Regeln? Die Antwort ist kompliziert. Erstens können gemeinsame Schaltkreise von unserer Aufmerksamkeit beeinflusst werden. Wenn wir absichtlich vermeiden, die negativen Folgen unseres Verhaltens zu berücksichtigen, erhalten unsere gemeinsamen Schaltkreise wenig Belege für Leid, das wir mitempfinden können. Wenn wir gezielt nach den Konsequenzen unseres Verhaltens Ausschau halten, bekommen die gemeinsamen Schaltkreise mehr Nahrung für ihre Anteilnahme. Unter anderem hält uns die Goldene Regel dazu an, auf die sozialen Folgen unseres Verhaltens zu achten und solcherart den Einfluss gemeinsamer Schaltkreise zu verstärken und uns zu ethisch bewussteren Wesen zu machen. Auf diese Weise tragen viele Religionen zu moralischem Verhalten und Kooperation in ihren Gesellschaften bei. Der Umstand, dass sich heute mehr als 80 Prozent der Weltbevölkerung zur Goldenen Regel bekennen, ist dem Wohlergehen und der Stabilität unserer Gesellschaften zuträglich.

Im Übrigen bewirkt die Goldene Regel mehr, als nur unsere Aufmerksamkeit auf andere Menschen zu lenken. In den meisten Gesellschaften hat sich die Goldene Regel im Recht niedergeschlagen, weshalb offizielle Repräsentanten des Staates wie Richter und Polizeibeamte die Übertretung dieser Gesetze ahnden.

Solche Bestrafung ist manchmal unabdingbar, weil wir, wenn unser Wohlergehen davon abhängt, dass wir anderen Menschen Schaden zufügen, den Standpunkt anderer zugunsten unseres eigenen vernachlässigen müssen. Ein armer Mann, der Brot stiehlt, um seine hungrigen Kinder zu ernähren, kann zwar die Betroffenheit des Bäckers nachempfinden, wird dieses Gefühl aber angesichts der dringenden Bedürfnisse seiner Kinder unterdrücken. Der Wettbewerb um begrenzte Ressourcen in einer Gesellschaft schafft genau diese Bedingungen und Gesetze, die uns davon abhalten, die Bedürfnisse anderer Menschen zu missachten, indem sie uns Strafen androhen für den Fall, dass wir die Interessen anderer verletzen, sorgen für den Zusammenhalt in realen Gesellschaften, in denen die Kraft gemeinsamer Schaltkreise selten ausreicht.

Nicht zuletzt bleibt die Psychopathie ein wichtiger Grund für ethische Gesetze und Strafen. Nach einer allgemeinen evolutionären Tendenz fördert jedes System einen kleinen Prozentsatz von Betrügern, die das ganze System zum Zusammenbruch bringen können, wenn sie nicht in Schach gehalten werden. Die meisten von uns verhalten sich ethisch, indem sie die Rechte anderer Menschen achten. In dieser Situation wird psychopathisches Betrügen zu einem erstaunlich einträglichen Geschäft. Wie würden Sie sich verhalten, wenn eine Frau zu Ihnen an die Tür käme, Sie bitten würde, ein paar Euro zu spenden, um Waisen-

kindern in der Dritten Welt zu helfen, und Ihnen Fotos von traurig und hungrig aussehenden Kindern zeigte? Sie würden dieser
Person vertrauen. Sie würden Empathie für die armen Waisen-
kinder empfinden, und Sie würden den Wunsch verspüren zu
helfen – denn was sind schließlich ein paar Euro für Sie im Vergleich zu der einen Woche Nahrung, die der Betrag für die Kinder bedeutet? Also spenden Sie das Geld. In vielen Fällen kommt
es tatsächlich den Waisenkindern zugute, doch die Leichtigkeit,
mit der man den Menschen mit dieser Methode Geld entlocken
kann, hat zur Folge, dass es manchmal auch direkt in die Tasche
eines Schwindlers wandert. Das ist ein relativ harmloses Beispiel, doch stellen Sie sich vor, welchen Schaden ein betrügeri-
scher Angestellter in einer Lebensversicherungsgesellschaft an-
richten kann. Er könnte sich mit der Alterssicherung Hunderter
hart arbeitender Menschen aus dem Staub machen. Wenn das
oft genug geschieht, würden die Menschen aufhören, Versiche-
rungsgesellschaften zu trauen, und das gesamte Pensions- und
Krankenversicherungssystem würde zusammenbrechen. Das
hätte den raschen Niedergang unserer Marktwirtschaften und
letztlich Chaos zur Folge. Psychopathen sind für ethische Individuen, was Löwen für ihre Beutetiere sind. Löwen können nur
existieren, weil es Beutetiere gibt, und doch gefährden sie jede
Art, von der sie sich ernähren. Wenn Psychopathen zu zahlreich
werden, gefährden sie ebendie Atmosphäre des Vertrauens, auf
die sie angewiesen sind. Leider wird das nicht nur ihnen schaden, sondern auch den ehrlichen Menschen, die sich im Interesse
der Zusammenarbeit fair verhalten. Die Biologie zeigt uns, dass
Betrug in jedem System leider unausweichlich ist, daher müssen wir vermutlich die Psychopathie als unvermeidlich hinnehmen – als den Anpassungsmechanismus einer Minderheit, die
sich die Vorteile ethischer Regeln zunutze macht, ohne sich an
sie zu halten.

Da Zusammenarbeit der Schlüssel zum Erfolg unserer Art ist,
haben sich zwei wichtige Mechanismen entwickelt, um die Versuchung zum Betrug einzudämmen. Erstens hat die genetische
Evolution dafür gesorgt, dass zumindest Männer Freude daran

haben, Menschen zu bestrafen, die gegen die Goldene Regel verstoßen.[67] Diese Freude könnte uns spontan motivieren, Schwindler zu bestrafen, was den Nutzen des Betrügens beeinträchtigen und damit die Vorteile der Zusammenarbeit bewahren könnte. Joseph Henrich von der Emory University in Atlanta hat vor Kurzem zusammen mit einer internationalen Gruppe von Forschern überzeugende Belege für diese These gefunden. Das Team untersuchte fünfzehn verschiedene Kulturen – von städtischen afrikanischen, amerikanischen und asiatischen Gesellschaften bis zu isolierten Kleinkulturen auf den tropischen Inseln Ozaniens, in den Regenwäldern Südamerikas und in der afrikanischen Savanne. Die Forscher stellten fest, dass es in allen diesen Kulturen Menschen gab, die bereit waren, für die Bestrafung einer unfairen Person Geld zu bezahlen.[136] Eine so universelle Bereitschaft, unfaire Gesellschaftsmitglieder zu bestrafen, lässt darauf schließen, dass die meisten Menschen weltweit einen genetischen Anpassungsmechanismus gemeinsam haben, der fairer Zusammenarbeit förderlich ist.

Zweitens verlassen wir uns in den meisten Gesellschaften nicht nur darauf, dass Mitbürger schon die Menschen bestrafen werden, die die Goldene Regel verletzen. Wir setzen auch Polizeibeamte und Richter ein und zahlen Steuern zu ihrer Finanzierung, damit diese mächtigen Institutionen die Personen bestrafen, die unsere Gesetze übertreten.

Bei ethischen Individuen wirken Gesetze und altruistische Bestrafung im gleichen Sinn wie gemeinsame Schaltkreise. Zusammen sorgen sie dafür, dass ein intuitiv ethisches Individuum die Folgen berücksichtigt, die seine Taten für andere haben. Für einen psychopathischen Menschen ist die Angst vor Bestrafung möglicherweise der einzige Faktor, der ihn daran hindert, anderen Schaden zuzufügen. Gesetze lassen sich also als notwendige Maßnahmen verstehen, um die Kooperation zu stabilisieren und uns vor den Raubtieren des Vertrauens zu schützen.

Sind Spiegelneuronen gut oder schlecht?

Als ich darüber nachzudenken begann, wie wir die soziale Welt um uns her verstehen, sah ich ein Problem darin, dass ich hier, in meinem Gehirn und meinem Körper, bin und ihr anderen alle dort draußen in der Welt seid, meinem unmittelbaren Zugriff entzogen. Wie kann ich eine Vorstellung von euch haben? Euch verstehen? Meine Sicht auf die menschliche Natur war typisch westlich – die eines solipsistischen Individuums.

Die Entdeckung der gemeinsamen Schaltkreise verändert unsere Vorstellungen von der menschlichen Natur. Wir sind nicht vollkommen getrennt von den Menschen um uns her. Viele Hirnareale, die einmal als Bollwerke der Individualität galten, erweisen sich als Schauplätze unserer sozialen Natur. Wie sich zeigt, wird in den motorischen Regionen, in denen wir unsere nächsten Handlungen planen – diese Domänen des freien Willens und individueller Verantwortlichkeit –, unser eigener Wille mit den Handlungen und Absichten anderer Menschen vermischt. Die Insel, in der wir den emotionalen Zustand unseres eigenen Körpers spüren, spiegelt auch die Emotionen anderer, als wären sie ansteckend wie die Vogelgrippe. Das somatosensorische System, das traditionell der »Propriozeption« zugerechnet wird, der Wahrnehmung des Selbst, repräsentiert auch den Zustand anderer Körper. In all diesen gemeinsamen Schaltkreisen, gibt es neben Neuronen, die ausschließlich für das Selbst zuständig sind, auch solche, die sowohl auf uns selbst als auch auf andere reagieren.

Wie viel von uns ist also rein privat? Wie viele körperliche Fertigkeiten sind ganz allein die meinen? Gemeinsame Schaltkreise komplizieren diese Frage und verwischen die Unterschiede, weil in dem Augenblick, da ich Sie etwas tun sehe, Ihre Handlungen zu den meinen werden. Sobald ich Ihren Schmerz sehe, empfinde ich ihn mit. Sind diese Handlungen und Schmerzen ganz allein die Ihren? Sind sie meine? Die Grenze zwischen Individuen wird durch die neuronale Aktivität dieser Systeme aufgeweicht. Ein wenig von Ihnen wird Ich, und ein wenig von mir wird Sie.

Überall in diesem Buch habe ich zu zeigen versucht, wie sehr die gemeinsamen Schaltkreise jeden Aspekt unseres sozialen Lebens durchdringen, wie sehr sie Verstehen, Lernen und Sprache erleichtern. Mehr noch, wir haben gesehen, dass angesichts der Fähigkeit unseres Gehirns, Assoziationen durch hebbsche Prozesse zu lernen (»Was zusammen feuert, vernetzt sich«), gemeinsame Schaltkreise eine fast unvermeidliche Eigenschaft des menschlichen Gehirns zu sein scheinen. Wir sind in tiefster Seele und unausweichlich soziale Wesen. Unsere Gesellschaften, unsere Kultur, unser Wissen, unsere Technologie und unsere Sprache – alles, was uns zu Recht stolz sein lässt auf unser Menschsein, scheint eine logische Konsequenz dieser Gehirnarchitektur zu sein, die uns die Geistesverfassung anderer Menschen miterleben lässt.

Durch die Verbindung von Spiegelneuronen und gemeinsamen Schaltkreisen mit der Moral können wir besser die innere Stimme vernehmen, die uns sagt, dass anderen zu schaden, schlecht ist. Die Annahme, Spiegelneuronen seien an sich gut oder schlecht, ist zu einfach. Unsere Entscheidung, eine Handlung auszuführen oder nicht, ist ein Balanceakt zwischen dem Nutzen, den uns diese Tat bringen wird, und den stellvertretenden Konsequenzen, die uns die gemeinsamen Schaltkreise erleben lassen. Wenn wir den Verletzten am Straßenrand erblicken, veranlassen uns stellvertretende Gefühle, ihm zu helfen, selbst wenn die Aussicht auf ruinierte Autositze in uns den Wunsch weckt, einfach weiterzufahren. In diesem Fall motivieren uns gemeinsame Schaltkreise, das »Richtige« zu tun – zu helfen. Ein Werbefachmann, der den Zigarettenkonsum steigert, indem er das stellvertretende Verlangen verstärkt durch den Anblick des Marlborough Man, der sich eine Zigarette anzündet, während er in den Sonnenuntergang reitet, verwendet die gemeinsamen Schaltkreise für eine nicht ganz so edle Sache. Affen, die sich ihrer gemeinsamen Schaltkreise bedienen, um das nächste Manöver ihrer Beute vorherzusehen, benutzen ihre Spiegelneuronen, um ein Lebewesen zu töten. Spiegelneuronen sind, wie alle Dinge in der Natur, weder gut noch schlecht.

Die Entdeckung der Spiegelneuronen hat weitreichende Konsequenzen für unser Moralverständnis. Wir wissen heute, dass Empathie fest in unserem Gehirn verankert ist und dass sie die Grundlage unserer natürlichen Ethik und den Kern unserer ethischen Gesetze verkörpert. Im Bezugssystem der Evolution zeigt uns die Entdeckung der Spiegelneuronen, dass Fairness und Verwandtschaftsbeziehungen vermutlich das Ausmaß unserer Empathie beeinflussen. Insofern ist es verständlich, dass wir für den Burschen in unserer Nachbarschaft mehr Anteilnahme aufbringen als für Kinder im fernen Afrika. Im Hinblick auf unsere Biologie und unsere gemeinsamen Schaltkreise hat die Volksweisheit recht: Aus den Augen, aus dem Sinn.

Manch einer mag denken, das gebe uns das Recht, auf Anteilnahme und Hilfe zu verzichten – das sei moralisch, weil es natürlich sei. Keineswegs. Was *ist*, kann niemals bestimmen, was sein *soll*. Die Evolution hat unsere Gehirne zu einer Zeit geprägt, als weit entfernte Menschen sich für erwiesene Gefallen nicht revanchieren konnten. Heute leben wir in einer Welt, in der eine Interkontinentalrakete alles menschliche Leben auf der anderen Seite des Globus in wenigen Stunden vernichten kann. Das Ziel der Neurowissenschaft kann nicht sein, uns zu sagen, was gut oder schlecht ist, sondern uns die Kräfte verständlich zu machen, die unsere moralischen Intuitionen und Empfindungen beeinflussen, und uns dadurch auf die Stärken und Schwächen aufmerksam zu machen, die zu fühlen wir geneigt sind. Durch Vergleich dieser Neigungen mit dem, was wir als geistige Wesen für gut oder schlecht halten, können wir entscheiden, welche Gesetze wirksam sind, weil sie sich an natürlichen Tendenzen orientieren, und welche es nicht sind. So lässt sich auch herausfinden, wo wir verstärkt durch Erziehung nachhelfen müssen. Neurowissenschaftler können den Leuten in Hilfsorganisationen klarmachen, dass sie unsere Spendenbereitschaft nur erhöhen können, indem sie unsere Empathie wecken, sodass wir uns den Menschen in Afrika so nahe fühlen wie unserem Nachbarn. Der Appell an unseren Verstand ist gut, doch der an unsere Gefühle könnte wirksamer sein.

Eines Tages, wenn wir die neuronale Maschinerie der Empathie in allen Einzelheiten vermessen haben – ein Prozess, der mit der Entdeckung der gemeinsamen Schaltkreise begann –, werden wir vielleicht in der Lage sein, Gräueltaten, wie sie von Menschen wie Ted Bundy verübt werden, zu verstehen und vielleicht sogar zu verhindern. Im 18. Jahrhundert schrieb Immanuel Kant in der *Kritik der praktischen Vernunft*: »Zwei Dinge erfüllen das Gemüth mit immer neuer und zunehmender Bewunderung und Ehrfurcht, je öfter und anhaltender sich das Nachdenken damit beschäftigt: der bestirnte Himmel über mir und das moralische Gesetz in mir.«* Heute wissen wir, dass seine Ehrfurcht auch die moralischen Gesetze in unseren Primaten-Vettern hätte einschließen sollen. Doch bei aller Bewunderung für unsere moralischen Empfindungen, allem Stolz darauf, wie »gut« wir sind, sollten wir nicht vergessen, was sich so deutlich an Tier- und Menschenaffen zeigt: dass moralische Gesetze und Empfindungen einträchtig mit brutaler Mordgier und Gewalttätigkeit existieren können.

* Akademie-Ausgabe, Bd. 5, S. 161

Danksagung

Ich verdanke dieses Buch zwei Menschen: meiner Frau Valeria und meinem Freund Bas.

Das vorliegende Buch beschreibt, wie die Menschen um uns her ein Teil von uns werden. Valeria vermittelt mir dieses Gefühl in jedem Augenblick meines Lebens. In unserem Privatleben sind ihr Lächeln und ihr Leid die meinen, und die meinen sind die ihren. In unserem Berufsleben arbeiten wir nahtlos zusammen, indem wir unsere Anstrengungen in solchem Maße vereinen und ergänzen, dass die Entdeckungen, die ich in diesem Buch vorlege, weder meine noch ihre sind: Es sind unsere gemeinsamen. Sie ist sowohl die Muse, die mich zur Erforschung der Empathie inspiriert, als auch der wissenschaftliche Prozess, durch den Empathie zur Wissenschaft wird.

Doch dieses Buch ist mehr als Wissenschaft. Bas Kast und ich studierten gemeinsam Psychologie und Biologie in Deutschland und Boston. Bei so mancher Flasche gutem Bordeaux vertieften wir in leidenschaftlichen Debatten unsere Liebe zur Wissenschaft. Nach Abschluss unseres Studiums widmete ich mich der wissenschaftlichen Forschung, während er einer der klügsten und begabtesten Wissenschaftsautoren Deutschlands wurde. Sein Beispiel zeigte mir, wie wertvoll populärwissenschaftliche Bücher sein können. Der Gedanke an ihn bewog mich zuzusagen, als John Brockman anfragte, ob ich ein Buch über Spiegelneuronen schreiben wolle. In den folgenden Jahren war es Bas, der mir jedes Mal, wenn ich beim Schreiben ins Stocken kam, eine neue Richtung zeigte und mir wieder zu Zuversicht und Begeisterung verhalf. Er verwandelte die erste Fassung dieses Buchs in ein lesbares Manuskript. All das werde ich ihm nie vergessen.

Ferner möchte ich meinen Agenten John Brockman und Katinka Matson danken, weil sie mich gedrängt haben, unsere Forschungsergebnisse in einem Buch für die breite Öffentlichkeit darzulegen. Ich danke Anne Perrett und Amanda Cushman, meiner Lektorin bei Dana Press, für die Geduld, mit der sie jede Textzeile durchgegangen sind.

Schließlich möchte ich allen Kollegen danken, die meine Forschung ermöglichten: meinem Doktorvater David Perrett, weil er mich gelehrt hat, dass Wissenschaft Ehrlichkeit ist und die Fähigkeit, auf die Forschungsdaten und die Gedanken anderer zu hören; Giacomo Rizzolatti und Vittorio Gallese, meinen Mentoren in Parma, die mich zu meiner Arbeit über Spiegelneuronen angeregt haben; den vielen jungen Wissenschaftlern, die während meiner Jahre in St. Andrews und Parma mit mir zusammengearbeitet haben, und den früheren, gegenwärtigen und künftigen Mitgliedern unseres Social Brain Laboratory in den Niederlanden.

ANHANG

Areale des empathischen Gehirns

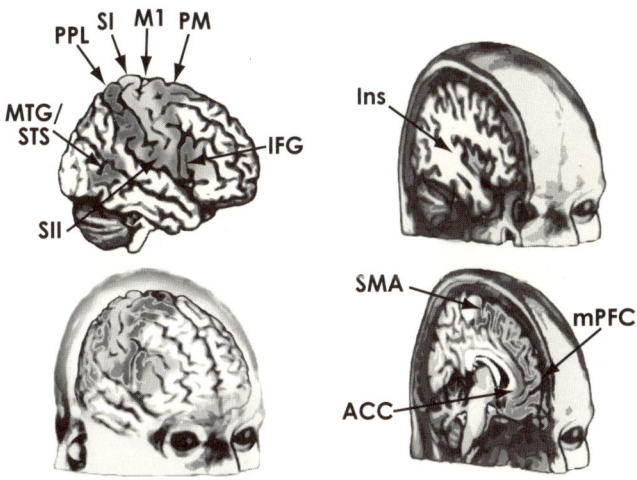

Erläuterung der Abkürzungen:

ACC (anteriorer cingulärer Kortex): verknüpft Emotionen und Handlungen

IFG (inferiorer frontaler Gyrus): programmiert komplexe Handlungen und Sprache

Ins (Insel): erkennt innere Körperzustände und und steuert viszerale Reaktionen. Emotionen

M1 (primär motorischer Kortex): steuert Muskeln

mPFC (medialer präfrontaler Kortex): sorgt für die kognitive Verarbeitung von Zuständen des Selbst und anderer

PM (prämotorischer Kortex): plant Handeln

PPL (posteriorer Parietallappen): integriert Information von allen Sinnesorganen und programmiert Antwortverhalten

SI/SII (primär/sekundär somatosensorischer Kortex): erkennt Tasterlebnisse und Lage unseres Körpers (Propriozeption)

SMA (supplementäres motorisches Areal): plant und steuert Handlungen

V1 (primär visueller Kortex/primäre Sehrinde): entdeckt einfache Merkmale in den von der Netzhaut gesendeten Informationen

Temp.vis. (temporaler visueller Kortex): übermittelt die einfachen, von V1 entdeckten visuellen Merkmale (sowie Informationen aus auditorischen Kortexarealen) an Neuronen, die auf die Wahrnehmung sozial relevanter Erscheinungen reagieren – Gesichter, Handlungen etc.

Interpersonal Reactivity Index von Davis

Die folgenden Aussagen fragen nach Ihren Gedanken und Gefühlen in einer Vielzahl von Situationen. Geben Sie bei jeder Feststellung an, wie genau Sie sich beschrieben fühlen, indem Sie den entsprechenden Buchstaben aus der Skala oben auf der Seite auswählen: A, B, C, D oder E. Wenn Sie sich entschieden haben, notieren Sie auf einem Extrazettel den Buchstaben zusammen mit der Zahl der Feststellung. Lesen Sie sich jede Aussage sorgfältig durch, bevor Sie antworten. Seien Sie bei Ihren Angaben so ehrlich wie möglich. Ignorieren Sie zunächst die Buchstaben und Minuszeichen in Klammern hinter den einzelnen Punkten. Sie dienen später zur Auswertung der Skala.

(Mit * gekennzeichnete Aussagen sind aus dem Saarbrücker Persönlichkeitsfragebogen zur Empathie von Christoph Paulus übernommen worden. Dabei handelt es sich um eine Eindeutschung des Interpersonal Reactivity Index.)

Antwortskala:
A: Beschreibt mich nicht
B:
C:
D:
E: Beschreibt mich sehr gut

1. Ich habe ziemlich regelmäßig Tagträume und Fantasien über Dinge, die mir passieren könnten. (FT)

2. Ich empfinde warmherzige Gefühle für Leute, denen es weniger gut geht als mir.* (EE)

3. Manchmal fällt es mir schwer, die Dinge vom Standpunkt des anderen zu betrachten. (PÜ) (–)

4. Hin und wieder tun mir Menschen sehr leid, wenn sie Probleme haben. (EE) (–)

5. Die Gefühle einer Person in einem Roman kann ich mir oft sehr gut vorstellen.* (FT)

6. In Notfallsituationen fühle ich mich ängstlich und unbehaglich.* (PB)

7. Ich bleibe gewöhnlich objektiv, wenn ich einen Film oder ein Theaterstück sehe, und lasse mich meistens nicht vollkommen von ihm gefangen nehmen. (FT) (–)

8. Ich versuche, bei einem Streit zuerst beide Seiten zu verstehen, bevor ich eine Entscheidung treffe.* (PÜ)

9. Wenn ich sehe, wie jemand ausgenutzt wird, glaube ich, ihn schützen zu müssen.* (EE)

10. Ich fühle mich hilflos, wenn ich inmitten einer sehr emotionsgeladenen Situation bin.* (PB)

11. Manchmal versuche ich meine Freunde besser zu verstehen, indem ich mir vorstelle, wie die Dinge aus ihrer Perspektive aussehen. (PÜ)

12. Ich bin nur selten von einem guten Buch oder Film sehr gefesselt. (FT) (–)

13. Wenn ich sehe, wie jemand verletzt wird, bleibe ich in der Regel ruhig. (PB) (−)

14. Gewöhnlich geht mir das Unglück anderer Menschen nicht sehr nahe. (EE) (−)

15. Wenn ich sicher bin, recht zu haben, verschwende ich meine Zeit nicht damit, mir die Argumente anderer Leute anzuhören. (PÜ) (−)

16. Nachdem ich einen Film gesehen habe, fühle ich mich so, als ob ich eine der Personen aus diesem Film sei.* (FT)

17. In einer gespannten emotionalen Situation zu sein, beängstigt mich.* (PB)

18. Wenn ich sehe, dass jemand ungerecht behandelt wird, habe ich manchmal nicht viel Mitleid mit ihm. (EE) (−)

19. Gewöhnlich verhalte ich mich ziemlich umsichtig in Notsituationen. (PB) (−)

20. Mich berühren Dinge sehr, die ich nur beobachte.* (EE)

21. Ich glaube, jedes Problem hat zwei Seiten, und versuche deshalb, beide zu berücksichtigen.* (PÜ)

22. Ich würde mich selbst als eine ziemlich weichherzige Person bezeichnen.* (EE)

23. Wenn ich einen guten Film sehe, kann ich mich sehr leicht in die Hauptperson hineinversetzen.* (FT)

24. In heiklen Situationen neige ich dazu, die Kontrolle über mich zu verlieren.* (PB)

25. Wenn mir das Verhalten eines anderen komisch vorkommt, versuche ich mich für eine Weile in seine Lage zu versetzen.* (PÜ)

E – 4

26. Wenn ich eine interessante Geschichte oder ein gutes Buch lese, versuche ich mir vorzustellen, wie ich mich fühlen würde, wenn mir die Ereignisse passieren würden.* (FT)

E – 4

27. Wenn ich sehe, dass jemand in einem Notfall dringend Hilfe braucht, macht mich das völlig fertig. (PB)

D – 3

28. Bevor ich jemanden kritisiere, versuche ich mir vorzustellen, wie ich mich an seiner Stelle fühlen würde.* (PÜ)

C – 2

Um nun Ihren Test auszuwerten, müssen Sie Ihre Antworten in Zahlen umwandeln. Neben jeder Aussage sehen Sie in Klammern zwei Großbuchstaben. Sie geben die Unterskalen an, zu denen die betreffende Aussage gehört.

PÜ = Perspektivenübernahme — *25*
FT = Fantasie (Identifikation) — *28*
EE = Emotionale Einfühlung (Empathie) — *23*
PB = Persönliche Betroffenheit — *17*

Das Minuszeichen, das in Klammern hinter einigen Aussagen steht, zeigt an, dass die Aussagen in umgekehrter Reihenfolge gewertet werden sollen. Sie müssen also zwei verschiedene Wertungssystem verwenden, je nachdem ob der Aussage ein (–) beigefügt ist oder nicht:

	Ohne ›(–)‹	Mit ›(–)‹
A	0	4
B	1	3
C	2	2
D	3	1
E	4	0

Sie können Ihren Teilwert für jede Unterskala errechnen, indem Sie die Zahlen addieren, die Sie bei der Umwandlung Ihrer Antworten auf alle Aussagen einer bestimmten Unterskala erhalten haben. Wenn Sie beispielsweise bei der Perspektivenübernahme die Werte für die Aussagen 3, 8, 11, 15, 21, 25 und 28 zusammenzählen, müssen Sie auf die umgekehrte Bewertung von 3 und 15 achten. Ihr Wert für die Perspektivenübernahme kann dann zwischen 0 und 28 liegen, wobei 28 zeigt, dass Sie Ihren Angaben zufolge sehr stark und oft zur Perspektivenübernahme neigen, während 0 besagt, dass es sehr geringfügig und selten geschieht. Entsprechend müssen Sie mit den anderen drei Unterskalen verfahren.

Jetzt haben Sie den Wert für jede der vier Skalen errechnet. Diese Skalen messen einander ergänzende Aspekte Ihrer Reaktionsweise auf andere Menschen. Die Skala »Perspektivenübernahme« bewertet Ihre Neigung, spontan den psychologischen Standpunkt anderer Personen einzunehmen. Die Fantasie-Skala misst Ihre Bereitschaft, sich in die Gefühle und Handlungen fiktiver Personen aus Büchern, Filmen und Theaterstücken zu versetzen. Die beiden anderen Unterskalen erfassen typische emotionale Reaktionen. Die Empathie-Skala misst Ihre auf andere ausgerichteten *(other-oriented)* Gefühle: Mitleid und Anteilnahme für Menschen, die Unglück haben, während die Skala »Persönliche Betroffenheit« Gefühle erfasst, die auf Sie selbst gerichtet sind *(self-oriented)*: persönliche Angst und Beklommenheit in heiklen zwischenmenschlichen Situationen.

Im Durchschnitt erzielen Frauen auf allen vier Unterskalen höhere Werte. Tabelle S1 gibt die Mittelwerte für eine Stichprobe von mehr als fünfhundert Collegestudenten und -studentinnen an. Wenn Ihre Ergebnisse höher sind als die Mittelwerte für Ihr Geschlecht, sind Sie relativ empathisch, liegen Ihre Ergebnisse niedriger, sind Sie im Vergleich wenig empathisch auf dieser besonderen Unterskala des Fragebogens.

	Frauen	Männer
PÜ	18,75	15,73
FT	17,96	16,78
EE	21,67	19,04
PB	12,28	9,46

Tabelle S1. Durchschnittswerte für Männer und Frauen beim IRI.[14]

Das soziale Gehirn

Abkürzung	Name	Funktion für das Selbst
ACC	anteriorer cingulärer Kortex	verknüpft Emotionen und Handlungen
IFG	inferiorer frontaler Gyrus	programmiert komplexe Handlungen und Sprache
Ins	Insel	erkennt den inneren Zustand des Körpers und steuert viszerale Reaktionen, Emotionen
M1	primär motorischer Kortex	steuert Muskeln
MPFC	medialer präfrontaler Kortex	sorgt für kognitive Verarbeitung von Zuständen des Selbst und anderer
PM	prämotorischer Kortex	plant Handeln
PPL	posteriorer Parietallappen	integriert Informationen von allen Sinnesorganen und programmiert Antwortverhalten
SI/SII	primär/sekundär somatosensorischer Kortex	erkennt Tasterlebnisse und Lage unseres Körpers (Propriozeption)
SMA	supplementäres motorisches Areal	plant und steuert Handlungen
V1	primär visueller Kortex (primäre Sehrinde)	entdeckt einfache Merkmale in den von der Netzhaut gesendeten Informationen
Temp.vis.	temporaler visueller Kortex	übermittelt die einfachen, von V1 entdeckten visuellen Merkmale (und Informationen aus auditorischen Kortexarealen) an Neuronen, die auf die Wahrnehmung sozial relevanter Erscheinungen reagieren – Gesichter, Handlungen etc.

Literatur

(Arabische Hochzahlen im Text verweisen auf das anschließende Literatur-
verzeichnis, römische Hochzahlen auf die darauf folgenden Anmerkungen)

1. Graziano, M. S., Taylor, C. S., und Moore, T., »Complex movements evoked by microstimulation of precentral cortex«, *Neuron*, **34** (5), 2002, S. 841.
2. Fried, I., et al., »Functional organization of human supplemen-
   tary motor cortex studied by electrical stimulation«, *J. Neurosci.*,
   11 (11), 1991, S. 3656.
3. Umilta, M. A., et al., »I know what you are doing, A neurophy-
   siological study«, *Neuron*, **31** (1), 2001, S. 155.
4. Fadiga, L., Fogassi, L., Pavesi, G., und Rizzolatti, G., »Motor facilitation during action observation: a magnetic stimulation
   study«, *J. Neurophysiol.*, **73** (6), 1995, S. 2608.
5. Grafton, S. T., Arbib, M. A., Fadiga, L., und Rizzolatti, G., »Localization of grasp representations in humans by positron emission tomography, 2. Observation compared with imagination«,
   Experimental brain research. Experimentelle Hirnforschung **112**
   (1), 1996, 103.
6. Iacoboni, M., et al., »Cortical mechanisms of human imitation«,
   Science (New York), **286** (5449), 1999, S. 2526.
7. Brass, M., Bekkering, H., Wohlschlager, A., und Prinz, W.,
   »Compatibility between observed and executed finger movements: comparing symbolic, spatial, and imitative cues«, *Brain
   Cogn.*, **44** (2), 2000, S. 124.
8. Aziz-Zadeh, L., et al., »Left hemisphere motor facilitation in response to manual action sounds«, *The European journal of neuroscience*, **19** (9), 2004, S. 2609.

9. Gazzola, V., Aziz-Zadeh, L., und Keysers, C., »Empathy and the somatotopic auditory mirror system in humans«, *Curr. Biol.*, **16** (18), 2006, S. 1824.

10. Mukamel, R. et al., »Single-Neuron Responses in Humans during Execution and Observation of Actions«, *Curr. Biol.*, 2010.

11. Keysers, C., und Gazzola, V., »Social Neuroscience: Mirror Neurons Recorded in Humans«, *Curr. Biol.*, **20** (8), 2010, S. R353.

12. Hietanen, J. K., und Perrett, D. I., »Motion sensitive cells in the macaque superior temporal polysensory area, I. Lack of response to the sight of the animal's own limb movement«, *Experimental brain research. Experimentelle Hirnforschung*, **93** (1), 1993, S. 117.

13. Blakemore, S. J., Frith, C. D., und Wolpert, D. M., »Spatio-temporal prediction modulates the perception of self-produced stimuli«, *Journal of cognitive neuroscience*, **11** (5), 1999, S. 551.

14. Davis, M. H., »A multidimensional approach to individual differences in empathy«, *Catalog of Selected Documents in Psychology*, **10** (4), 1980, S. 1.

15. Davis, M. H., »Measuring individual differences in empathy: Evidence for a multidimensional approach«, *Journal of Personality and Social Psychology*, **44**, 1983, S. 113.

16. Desimone, R., Visual attention mediated by biased competition in extrastriate visual cortex. *Philosophical transactions of the Royal Society of London*, **353** (1373), 1245 (1998).

17. Bangert, M., et al., »Shared networks for auditory and motor processing in professional pianists: evidence from fMRI conjunction«, *NeuroImage*, **30** (3), 2006, S. 917.

18. Calvo-Merino, B., et al., »Seeing or doing? Influence of visual and motor familiarity in action observation«, *Curr. Biol.*, **16** (19), 2006, S. 1905.

19. Gazzola, V., Rizzolatti, G., Wicker, B., und Keysers, C., »The anthropomorphic brain: the mirror neuron system responds to human and robotic actions«, *NeuroImage*, **35** (4), 2007, S. 1674.

20. Buccino, G., et al., »Neural circuits involved in the recognition of actions performed by nonconspecifics: an FMRI study«, *Journal of cognitive neuroscience*, **16** (1), 2004, S. 114.

21. Rijntjes, M., et al., »A blueprint for movement: functional and anatomical representations in the human motor system«, *J. Neurosci.*, **19** (18), 1999, S. 8043.

22. Meltzoff, A. N., und Moore, M. K., »Imitation of facial and manual gestures by human neonates«, *Science* (New York), **198** (4312), 1997, S. 74.

23. Thorpe, W., *Learning and instict in animals*, London, Methuen, 1956.

24. Gallese, V., Fadiga, L., Fogassi, L., und Rizzolatti, G., »Action recognition in the premotor cortex«, *Brain*, **119** (Part 2), 1996, S. 593.

25. Subiaul, F., Cantlon, J. F., Holloway, R. L., und Terrace, H. S., »Cognitive imitation in rhesus macaques«, *Science* (New York), **305** (5682), 407 (2004).

26. Jabbi, M., Bastiaansen, J., und Keysers, C., »A common anterior insula representation of disgust observation, experience and imagination shows divergent functional connectivity pathways«, *PLoS ONE*, **3** (8), 2008, S. e2939.

27. Jacob, F., »Evolution and tinkering«, *Science* (New York), **196** (4295), 1877, S. 1161.

28. Central-Intelligence-Agency, *The 2008 World Factbook*, Directorate of Intelligence, 2008.

29. Pinker, S., *The Language Instinct*, London, Pinguin Press, 1994. Dt.: *Der Sprachinstinkt*, München, Droemer Knaur, 1998.

30. Senghas, A., Kita, S., und Ozyurek, A., »Children creating core properties of language: evidence from an emerging sign language in Nicaragua«, *Science* (New York), **305** (5691), 2004, S. 1779; Chomsky, N., *Aspects of the Theory of Syntax«*, Cambridge, MIT Press, 1965). Dt.: *Aspekte der Syntax-Theorie*, Berlin, Akad.-Verl., 1970.

31. Shubin, N., *Your Inner Fish*, New York, Patheon Books, 2008. Dt.: Der Fisch in uns, Eine Reise durch die 3,5 Milliarden Jahre alte Geschichte unseres Körpers, Frankfurt am Main, Fischer-Taschenbuch, 2009.

32. Csibra, G., und Gergely, G., »Natural pedagogy«, *Trends in cognitive sciences*, **13** (4), 2009, S. 148.

33. Vargha-Khadem, F., Gadian, D. G., Copp, A., und Mishkin, M., »FOXP2 and the neuroanatomy of speech and language«, *Nature reviews*, **6** (2), 2005, S. 131.

34. Watkins, K. E., Dronkers, N. F., und Vargha-Khadem, F., »Behavioural analysis of an inherited speech and language disor-

der: comparison with acquired aphasia«, *Brain*, **125** (Pt 3), 452 (2002).

35. Bookheimer, S., »Functional MRI of language: new approaches to understanding the cortical organization of semantic processing«, *Annual review of neuroscience*, **25**, 2002, S. 151.

36. Marshall-Pescini, S. und Whiten, A., »Social learning of nutcracking behavior in East African sanctuary-living chimpanzees (Pan troglodytes schweinfurthii)«, *J. Comp. Psychol.*, **122** (2), 2009, S. 186.

37. Wilson, S. M., Saygin, A. P., Sereno, M. I., und Iacoboni, M., »Listening to speech activates motor areas involved in speech production«, *Nature neuroscience*, 7 (7), 2004, S. 701.

38. Keysers, C., et al., »Audiovisual mirror neurons and action recognition«, *Experimental brain research. Experimentelle Hirnforschung*, **153** (4), 2003, S. 628; Kohler, E. et al., »Hearing sounds, understanding actions: action representation in mirror neurons«, *Science* (New York), **297** (5582), 2002, S. 846.

39. Fadiga, L., Craighero, L., Buccino, G., und Rizzolatti, G., »Speech listening specifically modulates the excitability of tongue muscles: a TMS study«, *The European journal of neuroscience*, **15** (2), 2002, S. 399.

40. Meister, I. G., et al., »The essential role of premotor cortex in speech perception«, *Curr. Biol.*, **17** (19), 2007, S. 1692.

41. Kuhl, P. K., und Miller, J. D., »Speech perception by the chinchilla: voiced-voiceless distinction in alveolar plosive consonants«, *Science* (New York), **190** (4209), 1975, S. 69.

42. Hauk, O., Johnsrude, I., und Pulvermuller, F., »Somatotopic representation of action words in human motor and premotor cortex«, *Neuron*, **41** (2), 2004, S. 301.

43. Rizzolatti, G., et al., »Functional organization of inferior area 6 in the macaque monkey, II. Area F5 and the control of distal movements«, *Experimental brain research. Experimentelle Hirnforschung*, **71** (3), 1988, S. 491.

44. Damasio, A. R., *Looking for Spinoza: Joy, Sorrow and the Feeling Brain*, New York, Hartcourt, 2003. Dt.: *Der Spinoza-Effekt, Wie Gefühle unser Leben bestimmen*, München, List, 2003.

45. Hatfield, E., Cacioppo, J. T., und Rapson, R. L., *Emotional contagion*, New York, Cambridge University Press, 1993.

46. James, W., »What is an Emotion?«, *Mind*, **9**, 1884, S. 188.

47. Rogers, C. R., »The necessary and sufficient conditions of therapeutic personality change«, *J. Consult. Psychol.*, **21**, 1957, S. 95.

48. Penfield, W., und Faulk, M. E., Jr., »The insula; further observations on its function«, *Brain*, **78** (4), 1955, S. 445.

49. Wicker, B., et al., »Both of us disgusted in my insula: the common neural basis of seeing and feeling disgust«, *Neuron*, **40** (3), 2003, S. 655.

50. Keysers, C., und Gazzola, V., »Towards a unifying neural theory of social cognition«, *Progress in brain research*, **156**, 2006, S. 379.

51. Keysers, C., und Gazzola, V., »Expanding the mirror: vicarious activity for actions, emotions, and sensations«, *Curr. Opin. Neurobiol.*, **19** (6), 2009, S. 666.

52. Calder, A. J., et al., »Impaired recognition and experience of disgust following brain injury«, *Nature neuroscience*, **3** (11), 2000, S. 1077.

53. Adolphs, R., Tranel, D., und Damasio, A. R., »Dissociable neural systems for recognizing emotions«, *Brain Cogn.*, **52** (1), 2003, S. 61.

54. Adolphs, R., Tranel, D., Koenigs, M., und Damasio, A. R., »Preferring one taste over another without recognizing either«, *Nature neuroscience*, **8** (7), 2005, S. 860.

55. Mesulam, M. M., und Mufson, E. J., »Insula of the old world monkey, III: Efferent cortical output and comments on function«, *J. Comp. Neurol.*, **212** (1), 1982, S. 38.

56. Singer, T., et al., »Empathy for pain involves the affective but not sensory components of pain«, *Science* (New York), **303** (5661), 2004, S. 1157.

57. Jabbi, M., Swart, M., und Keysers, C., »Empathy for positive and negative emotions in the gustatory cortex«, *NeuroImage*, **34** (4), 2007, S. 1744.

58. Morecraft, R. J., Stilwell-Morecraft, K. S., und Rossing, W. R., »The motor cortex and facial expression: new insights from neuroscience«, *Neurologist*, **10** (5), 2004, S. 235.

59. van der Gaag, C., Minderaa, R., und Keysers, C., Facial expressions: what the mirror neuron system can and cannot tell us«, *Social Neuroscience*, **2**, 179 (2007).

60. Adolphs, R., et al., »A role for somatosensory cortices in the visual recognition of emotion as revealed by three-dimensional lesion mapping«, *J. Neurosci.*, **20** (7), 2000, S. 2683.

61. Beilock, S. L., und Holt, L. E., »Embodied preference judgments: can likeability be driven by the motor system?«, *Psychol. Sci.*, **18** (1), 2007, S. 51.

62. Jabbi, M., und Keysers, C., »Inferior frontal gyrus activity triggers anterior insula response to emotional facial expressions«, *Emotion*, **8** (6), 2008, S. 775.

63. Lanzetta, J. T., und Englis, B. G., »Expectations of cooperation and competition and their effects on observers' vicarious emotional responses«, *J. Pers. Soc. Psychol.*, **56**, 1989, S. 543.

64. Hess, U., und Blairy, S., »Facial mimicry and emotional contagion to dynamic emotional facial expressions and their influence on decoding accuracy«, *Int. J. Psychophysiol.*, **40** (2), 2001, S. 129.

65. Smith, A., Theorie der ethischen Gefühle, Hamburg, Meiner, 2010, S. 6.

66. Banissy, M. J., und Ward, J., »Mirror-touch synesthesia is linked with empathy«, *Nature Neuroscience*, **10** (7), 2007, S. 815.

67. Singer, T., et al., »Empathic neural responses are modulated by the perceived fairness of others«, *Nature*, **439** (7075), 2006, S. 466.

68. Gilligan, C., *In a different voice*, Cambridge, Harvard University Press, 1982. Dt.: *Die andere Stimme, Lebenskonflikte und Moral der Frau*, München, dtv, 1996.

69. Gazzola, V., und Keysers, C., »The observation and execution of actions share motor and somatosensory voxels in all tested subjects: single-subject analyses of unsmoothed fMRI data«, *Cereb. Cortex*, **19,** (6), 2009, S. 1239.

70 Keysers, C., Kaas, J. H., und Gazzola, V., »Somatosensation in social perception«, *Nature Reviews*, **11** (6), 2010, S. 417.

71. Hebb, D., *The organisation of behaviour*, New York, Wiley, 1949.

72. Bi, G., und Poo, M., »Synaptic modification by correlated activity: Hebb's postulate revisited«, *Annual Review of Neuroscience*, **24**, 2001, S. 139.

73. Stent, G. S., »A physiological mechanism for Hebb's postulate of learning. Proceedings of the National«, *Academy of Sciences of the United States of America*, **70** (4), 1973, S. 997.

74. Keysers, C., und Perrett, D. I., »Demystifying social cognition: a Hebbian perspective«, *Trends in cognitive sciences*, **8** (11), 2004, S. 501.

75. Heyes, C., »Causes and consequences of imitation. Trends in cognitive sciences«, **5** (6), 2001, S. 253.

76. Perrett, D. I., et al., »Viewer-centred and object-centred coding of heads in the macaque temporal cortex«, *Experimental brain research. Experimentelle Hirnforschung*, **86** (1), 1991, S. 159.

77. von Hofsten, C., »An action perspective on motor development, Trends in cognitive sciences«, **8** (6), 2004, S. 266.

78. Brass, M., und Heyes, C., »Imitation: is cognitive neuroscience solving the correspondence problem?«, *Trends in cognitive sciences*, **9** (10), 2005, S. 489.

79. Blakemore, S. J., Wolpert, D., und Frith, C., »Why can't you tickle yourself?«, *Neuroreport*, **11** (11), 2000, S. R11; Wolpert, D. M., und Miall, R. C., »Forward Models for Physiological Motor Control«, *Neural. Netw.,* **9** (8), 1996, S. 1265.

80. Sommerville, J. A., Woodward, A. L., und Needham, A., »Action experience alters 3-month-old infants' perception of others' actions«, *Cognition*, **96** (1), 2005, S. B1.

81. Woodward, A. L., »Infants selectively encode the goal object of an actor's reach«, *Cognition*, **69** (1), 1998. S. 1.

82. Barraclough, N. E., et al., »Integration of visual and auditory information by superior temporal sulcus neurons responsive to the sight of actions«, *Journal of Cognitive Neuroscience*, **17** (3), 2005, S. 377.

83. Keysers, C., et al., »A touching sight: SII/PV activation during the observation and experience of touch«, *Neuron*, **42** (2), 2004, S. 335.

84. Blakemore, S. J., et al., »Somatosensory activations during the observation of touch and a case of vision-touch synaesthesia«, *Brain*, **128** (Part 7), 2005, S. 1571.

85. Botvinick, M., und Cohen, J., »Rubber hands ›feel‹ touch that eyes see«, *Nature*, **391** (6669), 1998, S. 756.

86. Meltzoff, A. N., und Borton, R. W., »Intermodal matching by human neonates«, *Nature*, **282** (5737), 1979, S. 403.

87. Anisfeld, M., »Only tongue protrusion modeling is matched by neonates«, *Dev. Rev.*, **16** (2), 1996, S. 149.

88. Ekman, P., Sorenson, E. R., und Friesen, W. V., »Pancultural elements in facial displays of emotion«, *Science* (New York), **164** (875), 1969, S. 86.

89. Tarabulsy, G. M., Tessier, R., und Kappas, A., »Contingency detection and the contingent organization of behavior in interactions: implications for socioemotional development in infancy«, *Psychological Bulletin*, **120** (1), 1996, S. 25.

90. Gazzola, V., et al., »Aplasics Born without Hands Mirror the Goal of Hand Actions with Their Feet«, *Curr. Biol.*, **17** (14), 2007, S. 1235.

91 Lahav, A., Saltzman, E., und Schlaug, G., »Action Representation of Sound: Audiomotor Recognition Network While Listening to Newly Acquired Actions«, *J. Neurosci.*, **27** (2), 2007, S. 308.

92 Thioux, M., Stark, D. E., Klaiman, C., und Schultz, R. T., »The day of the week when you were born in 700 ms: calendar computation in an Autistic savant«, *Journal of experimental psychology*, **32** (5), 2006, S. 1155.

93 Klin, A., et al., »Visual fixation patterns during viewing of naturalistic social situations as predictors of social competence in individuals with autism«, *Archives of general psychiatry*, **59** (9), 2002, S. 809.

94. Dapretto, M., et al., »Understanding emotions in others: mirror neuron dysfunction in children with autism spectrum disorders«, *Nature neuroscience*, **9** (1), 2006, S. 28; Iacoboni, M., und Dapretto, M., »The mirror neuron system and the consequences of its dysfunction«, *Nature reviews*, **7** (12), 2006, S. 942.

95. Oberman, L. M., et al., »EEG evidence for mirror neuron dysfunction in autism spectrum disorders«, *Brain research,* **24** (2), 2005, S. 190.

96. Williams, J. H., et al., »Neural mechanisms of imitation and ›mirror neuron‹ functioning in autistic spectrum disorder«, *Neuropsychologia*, **44** (4), 2006, S. 610.

97. Williams, J. H., Whiten, A., und Singh, T., »A systematic review of action imitation in autistic spectrum disorder«, *Journal of autism and developmental disorders*, **34** (3), 2004, S. 285.

98. Avikainen, S., et al., »Impaired mirror-image imitation in Asper-

ger and high-functioning autistic subjects«, *Curr. Biol.*, **13** (4), 2003, S. 339.

99. Hamilton, A. F., Brindley, R. M., und Frith, U., »Imitation and action understanding in autistic spectrum disorders: how valid is the hypothesis of a deficit in the mirror neuron system?«, *Neuropsychologia*, **45** (8), 2007, S. 1859.

100. McIntosh, D. N., Reichmann-Decker, A., Winkielman, P., und Wilbarger, J. L., »When the social mirror breaks: deficits in automatic, but not voluntary, mimicry of emotional facial expressions in autism«, *Developmental Science*, **9** (3), 2006, S. 295.

101. Bekkering, H., Wohlschlager, A., und Gattis, M., »Imitation of gestures in children is goal-directed«, *The Quarterly journal of experimental psychology*, **53** (1), 2000, S. 153.

102. Rogers, S. J., Bennetto, L., McEvoy, R., und Pennington, B. F., »Imitation and pantomime in high-functioning adolescents with autism spectrum disorders«, *Child development*, **67** (5), 1996, S. 2060; Vanvuchelen, M., Roeyers, H., und De Weerdt, W., »Nature of motor imitation problems in school-aged boys with autism: A motor or a cognitive problem?«, *Autism*, **11** (3), 2007 S. 225; Vanvuchelen, M., Roeyers, H., und De Weerdt, W., »Nature of motor imitation problems in school-aged males with autism: how congruent are the error types?«, *Developmental medicine and child neurology*, **49** (1), 2007, S. 6.

103. Avikainen, S., Kulomaki, T., und Hari, R., »Normal movement reading in Asperger subjects«, *Neuroreport*, **10** (17), 1999, S. 3467; Dinstein, I., et al., »Normal movement selectivity in autism«, *Neuron*, **66** (3), S. 461.

104. Sudhof, Thomas C., »Neuroligins and neurexins link synaptic function to cognitive disease«, *Nature*, **455** (7215), 2008, S. 903.

105. Cherkassky, V. L., Kana, R. K., Keller, T. A., und Just, M. A., »Functional connectivity in a baseline resting-state network in autism«, *Neuroreport*, **17** (16), 2006, S. 1687; Just, M. A., et al., »Functional and anatomical cortical underconnectivity in autism: evidence from an fMRI study of an executive function task and corpus callosum morphometry«, *Cereb. Cortex*, **17** (4), 2007, S. 951; Courchesne, E., et al., »Unusual brain growth patterns in early life in patients with autistic disorder: An MRI study«, *Neurology*, **57** (2), 2001, S. 245.

106. Kuhl, P. K., Coffey-Corina, S., Padden, D., und Dawson, G., »Links between social and linguistic processing of speech in preschool children with autism: behavioral and electrophysiological measures«, *Dev. Sci.*, **8** (1), 2005, S. F1.

107. Adolphs, R., and Spezio, M., »Role of the amygdala in processing visual social stimuli«, *Progress in brain research*, **156**, 363 (2006).

108. Ingersoll, B., und Schreibman, L., »Teaching reciprocal imitation skills to young children with autism using a naturalistic behavioral approach: effects on language, pretend play, and joint attention«, *Journal of autism and developmental disorders*, **36** (4), 2006, S. 487.

109. Ingersoll, B., und Gergans, S., »The effect of a parent-implemented imitation intervention on spontaneous imitation skills in young children with autism«, *Research in developmental disabilities*, **28** (2), 2007, S. 163.

110. Kast, B., *Die Liebe und wie sich Leidenschaft erklärt,* Frankfurt am Main, Fischer, 2004.

111. Buss, D. M., und Barnes, M., »Preferences in human mate selection«, *Journal of Personality and Social Psychology*, **50** (3), 1986, S. 559.

112. Weisfeld, G. E., Russell, R. J. H., Weisfeld, C. C., und Wells, P. A., »Correlates of Satisfaction in British marriages«, *Ethology and Sociobiology*, **13** (2), 1992, S. 125.

113. Ferrari, P. F., Gallese, V., Rizzolatti, G., und Fogassi, L., »Mirror neurons responding to the observation of ingestive and communicative mouth actions in the monkey ventral premotor cortex«, *The European journal of neuroscience*, **17** (8), 2003, S. 1703.

114. Keysers, C., und Gazzola, V., »Integrating simulation and theory of mind: from self to social cognition«, *Trends in cognitive sciences*, **11** (5), 2007, S. 194.

115. Critchley, H. D., et al., »Neural systems supporting interoceptive awareness«, *Nature neuroscience*, **7** (2), 2004, S. 189.

116. Berthoz, S., et al., »Effect of impaired recognition and expression of emotions on frontocingulate cortices: an fMRI study of men with alexithymia«, *The American journal of psychiatry*, **159** (6), 2002, S. 961.

117. Mitchell, J. P., Macrae, C. N., und Banaji, M. R., »Dissociable

medial prefrontal contributions to judgments of similar and dissimilar others«, *Neuron*, **50** (4), 2006, S. 655.

118. Mitchell, J. P., »Activity in Right Temporo-Parietal Junction is Not Selective for Theory-of-Mind«, *Cereb. Cortex*, 2007.

119. Singer, T., »The neuronal basis and ontogeny of empathy and mind reading: review of literature and implications for future research«, *Neuroscience and biobehavioral reviews*, **30** (6), 2006, S. 855.

120. Feinman, S., et al., *Social Referencing and the Social Construction of Reality in Infancy*, hg. v. S. Feinman, New York, Plenum Press, 1992.

121. Perner, J., Leekam, S. R., und Wimmer, H., »2-Year-Olds Difficulty with False Belief – the Case for a Conceptual Deficit«, *British Journal of Developmental Psychology*, **5**, 1987, S. 125.

122. Baroncohen, S., Leslie, A. M., und Frith, U., »Does the Autistic-Child Have a Theory of Mind?«, *Cognition,* **21** (1), 1985, S. 37.

123. Kast, B., *Wie der Bauch dem Kopf beim Denken hilft*, Frankfurt am Main, Fischer, 2007.

124. Aziz-Zadeh, L., Wilson, S. M., Rizzolatti, G., und Iacoboni, M., »Congruent embodied representations for visually presented actions and linguistic phrases describing actions«, *Curr. Biol.*, **16** (18), 2006, S. 1818.

125. Haidt, J., »The emotional dog and its rational tail: a social intuitionist approach to moral judgment«, *Psychol. Rev.*, **108** (4), 2001, S. 814.

126. Greene, J. D., et al., »The neural bases of cognitive conflict and control in moral judgment«, *Neuron*, **44** (2), 2004, S. 389.

127. Masserman, J. H., Wechkin, S., und Terris, W., »›Altruistic‹ Behavior in Rhesus Monkeys«, *The American journal of psychiatry*, **121**, 1964, S. 584.

128. Hare, R. D., *Manual for the Hare Psychopathy Checklist-Revisited*, 2nd ed., Toronto, Multi-Health Systems, 2003.

129. Hoffman, M. L., »Discipline and Internalization«, *Developmental Psychology*, **30** (1), 1994, S. 26.

130. Hare, R. D., *Without Conscience: The Disturbing World of the Psychopath Amongst Us*, New York, Pocket Books, 1993. Dt.: *Gewissenlos, Die Psychopathen unter uns*, Wien, Springer, 2005.

131. Michaud, S. G., und Aynesworth, H., *Ted Bundy, Conversations with a Killer*, New York, New American Library, 1989.
132. Blair, R. J., »The emergence of psychopathy: implications for the neuropsychological approach to developmental disorders«, *Cognition*, **101** (2), 2006, S. 414.
133. Kiehl, K. A., »A cognitive neuroscience perspective on psychopathy: evidence for paralimbic system dysfunction«, *Psychiatry research*, **142** (2–3), 2006, S. 107.
134. Dolan, Mairead, und Völlm, Birgit, »Antisocial personality disorder and psychopathy in women: A literature review on the reliability and validity of assessment instruments«, *International Journal of Law and Psychiatry*, **32** (1), 2.
135. Chomsky, N., »Verbal-behavior – Skinner, B. F.«, *Language*, **35** (1), 1959, S. 26.
136. Henrich, J., et al., »Costly punishment across human societies«, *Science* (New York), **312** (5781), 2006, S. 1767.

Anmerkungen

I   Es sei angemerkt, dass eine Minderheit von Philosophen und Forschern schon früher behauptet hat, wir verstünden das Verhalten anderer, indem wir es auf unser eigenes Verhalten bezögen, doch die Entdeckung der Spiegelneuronen brachte insofern einen grundlegenden Wandel, als sie bewies, dass diese These auch für das Gehirn gilt.

II   Es gibt Hunderte von Experimenten zum menschlichen Spiegelsystem. Zwei für dieses Buch auszusuchen, war schwierig. Viele andere Studien hätten hier Berücksichtigung verdient, wenn der Platz es zugelassen hätte. Unter ihnen waren besonders wegweisend: 1995 zeigten Luciano Fadiga[4] und seine Kollegen (Fadiga, L., Fogassi, L., Pavesi, G., und Rizzolatti, G., »Motor facilitation during action observation: a magnetic stimulation study«, *J. Neurophysiol.*, **73** (6), 1995, S. 2608), dass der Anblick einer Handlung die Erregbarkeit jener Region des primär motorischen Kortex steigert, die für die Ausführung dieser Handlung zuständig ist.

III 1996 bewiesen Scott Grafton und seine Kollegen[5] (Grafton, S. T., Arbib, M. A., Fadiga, L., und Rizzolatti, G., »Localization of grasp representations in humans by positron emission tomography, 2. Observation compared with imagination«, *Experimental brain research. Experimentelle Hirnforschung*, **112** (1), 1996, S. 103), dass während der Ausführung von Handbewegungen und beim Anblick entsprechender Handlungen ähnliche prämotorische und parietale Areale – vor allem in der linken Hemisphäre – aktiv sind. 1999 fanden Marco Iacoboni und seine Kollegen[6] (Iacoboni, M., et al., »Cortical mechanisms of human imitation«, *Science*, 286, (5449), 1999,

S. 2526) Anhaltspunkte dafür, dass bei Nachahmung die Beobachtung und die Ausführung bestimmter Handlungen im ventralen prämotorischen Kortex interagieren. 2000 konnten Marcel Brass und seine Kollegen[7] (Brass, M., Bekkering, H., Wohlschlager, A., und Prinz, W., »Compatibility between observed and executed finger movements: comparing symbolic, spatial, and imitative cues«, *Brain. Cogn.*, **44** (2), 2000, S. 124) nachweisen, dass der Anblick einer bestimmten Handlung die Ausführung dieser Handlung beschleunigt und die Ausführung einer inkompatiblen Handlung verlangsamt.

IV   Eine eingehende Erörterung der Grammatik würde den Rahmen dieses Buchs sprengen, doch selbst denen, für die der Grammatikunterricht immer nur ein langweiliger und mühseliger Teil des Lehrplans war, kann ich die Lektüre von Steven Pinkers spannendem Buch *Der Sprachinstinkt*[29] (Pinker, S., *Der Sprachinstinkt*, München, Droemer Knaur, 1998) ans Herz legen.

V   »Gefangenendilemma« heißt das Spiel seiner ursprünglichen Form wegen. Zwei Komplizen sitzen wegen eines Verbrechens in Untersuchungshaft. In getrennten Zellen wird jedem Häftling ein Handel vorgeschlagen: Wenn er gegen seinen Komplizen aussagt, sein Komplize jedoch nicht gegen ihn, kommt er frei, während sein Freund zehn Jahre absitzen muss. Wenn keiner redet, bekommen beide sechs Monate wegen Mangels an Beweisen (Kooperationsvariante), und wenn beide gegeneinander aussagen, erhält jeder fünf Jahre. Das Dilemma besteht darin, dass die Häftlinge entscheiden müssen, ohne zu wissen, ob ihr Komplize reden wird.

VI   Tatsächlich hat Hebb das etwas anders formuliert: »Wenn ein Axon der Zelle A der Zelle B nahe genug ist, um sie zu erregen, und wiederholt oder ständig an ihrer Erregung teilnimmt, so finden in einer oder in beiden Zellen Wachstumsprozesse oder Stoffwechselveränderungen statt, die bewirken, dass sich As Effizienz als eine der an Bs Erregung mitwirkenden Zellen erhöht«[71] (Hebb, D., *The Organisation of Behavior*, New York, Wiley, 1949).

VII   Da ich nur das Grundprinzip erläutern möchte, gehe ich nicht ausdrücklich auf den parietalen Kortex ein, doch um F5 zu erreichen, geht die Information immer durch den parietalen Kortex.

VIII   Die Vorstellung, dass Spiegelneuronen kein System zum Verständnis anderer seien, sondern eine Folge von Hebb'schem Lernen in einem System, das in erster Linie für die Kontrolle unseres eigenen Handelns zuständig sei, ähnelt dem ASL-Modell von Cecilia Heyes[75] (Heyes, C., »Causes and consequences of imitation«, *Trends in cognitive sciences*, 5, (6), 2001, S. 253).[78] (Brass, M. and Heyes, C., »Imitation: is cognitive neuroscience solving the correspondence problem?«, *Trends in cognitive sciences*, 9 (10), 2005, S. 489.)

IX   Auf anderen Forschungsgebieten wird diese Methode – die sensorischen Konsequenzen von Handlungen vorherzusagen, um den visuellen Input zu überprüfen – häufig als »Vorwärtsmodellierung« bezeichnet[79] (Blakemore, S. J., Wolpert, D., und Frith, C., »Why can't you tickle yourself?«, *Neuroreport*, **11** (11), 2000, S. R11)

X   Das Experiment wurde an 15 Babys durchgeführt, die zunächst die Handlungen sahen, und an 15 Kindern, die zunächst die Erfahrung mit den Kletthandschuhen machten. Alison und Anne sind fiktiv. Ich habe sie für diese Beschreibung erfunden, aber sie sind typisch für das Verhalten der beiden Versuchsgruppen.

XI   Ich danke Marco del Giudice und Valeria Manera dafür, dass sie meine Aufmerksamkeit auf dieses Experiment lenkten und mir halfen, eine klarere Vorstellung vom Hebb'schen Lernen zu gewinnen.

XII   In ihrem ASL-Modell unterscheidet Cecilia Heyes sorgfältig zwischen den beiden Assoziationsarten[78] (Brass, M., und Heyes, C., »Imitation: is cognitive neuroscience solving the correspondence problem?«, *Trends in cognitive sciences*, **9** (10), 2005, S. 489.): Die Verknüpfung zwischen dem Geräusch und dem Anblick von Handlungen sind Assoziationen innerhalb des sensorischen Bereichs und werden als »horizontale« Assoziationen bezeichnet. Diejenigen zwischen dem Geräusch und der Ausführung von Lall-Verhalten überschreiten Repräsentationsebenen und werden als vertikal bezeichnet.

XIII   Dieser Mechanismus setzt nicht voraus, dass der Reiz das Verhalten des Kindes spiegelt; selbst ein System, das jedes Mal einen Laut erzeugt, wenn sich das Kind bewegt, wird dessen Aufmerksamkeit erregen.

XIV   Ich werde die Bezeichnung »Autismus« als Kurzform für den genaueren, aber umständlichen Terminus »Autismus-Spektrum-Störung« verwenden. In den Fällen, in denen ich den Autismus im engeren Sinne meine, werde ich von »eigentlichem Autismus« sprechen.

XV   Affekteinstimmung heißt, dass man sich im Gleichklang mit jemandem befindet, mit ihm empathisch verbunden ist.

XVI   Möglicherweise ist an diesem Umschalten eine Gehirnregion beteiligt, von der wir wissen, dass sie eine entscheidende Rolle spielt, wenn Menschen ihre Aufmerksamkeit von einem Reiz auf einen anderen lenken: der temporoparietale Übergang[118] (Mitchell, J. P., »Activity in Right Temporo-Parietal Junction is Not Selective for Theory-of-Mind«, *Cereb Cortex,* 2007).

XVII   Das Verschenken von Nahrung ist bei Menschenaffen ein indirekter Prozess: Statt ihre Nahrung wirklich wegzugeben, dulden sie einfach, dass ein anderes Tier von ihr frisst.

XVIII   In seinem Buch *Without Conscience* (Dt.: *Gewissenlos. Die Psychopathen unter uns*, Springer, Wien, 2005) liefert Robert Hare eine sehr eingehende Beschreibung von Psychopathen und belegt mit einer Fülle von Zitaten psychopathische Denkweisen. Allen, die mehr über diese Störung erfahren möchten, kann ich dieses Buch nur wärmstens empfehlen.

Register